Ernährungspsychologie

Ernährungs-psychologie

Eine Einführung

von

Volker Pudel
und Joachim Westenhöfer

Hogrefe
Verlag für Psychologie
Göttingen · Toronto · Zürich

Druck- und Bindearbeiten: Dieterichsche Universitätsbuchdruckerei
W. Fr. Kaestner GmbH & Co. KG, D-3400 Göttingen-Rosdorf

Printed in Germany

Auf säurefreiem Papier gedruckt

ISBN 3-8017-0397-5

Inhalt

Vorwort

Guten Lese-Appetit, liebe Leserin und lieber Leser,

der Appetit kommt beim Essen – oder beim Lesen. Allerdings, Streß *schlägt auf den Magen,* doch die Liebe geht *auch durch den Magen.* Unsere Sprache reflektiert in übertragenem Sinne fortlaufend Erlebnisbereiche des Essens. Da ist die Rede vom *süßen* Leben, das nun wahrlich nicht nach Saccharose schmeckt; vom Menschen, der *sauer* ist, obschon er sich nicht mit Essig parfümiert hat; das *Salz in der Suppe* ist wird häufig bei Rednern vermißt, die gar nicht über Essen reden; die *bittere* Pille des Lebens apostrophieren manche, ohne jeden Geschmackseindruck auf der Zunge.

Essen und Trinken beherrschen unser Leben – zu einem großen Teil. Der Mensch *ist,* wie er *ißt* – sagt man, oder schreibt man es anders: Der Mensch *ißt,* wie er *ist*? Oder *ißt* er, wie er *ißt*?

Die Ernährungswissenschaft zählt Kalorien, Mikro- und Makronährstoffe; sie erforscht sie und weiß heute recht genau, wie sich der Mensch ernähren müßte. Er tut es aber nicht! Oder vielleicht doch? Sind die Ratschläge der Ernährungswissenschaft gar nicht so gut, wie sie oft verkauft werden? Muß sich der Mensch daran halten? Soll er? Kann er?

Nichts in der Welt ist einfacher als zu fordern, daß alle Menschen Normalgewicht halten und 1000 mg Kalzium essen – Tag für Tag. Ernährung ist die eine Seite der Nahrungsaufnahme, beim *Essen* wird jedoch die *Ernährung* vergessen. Das aber ist das spannende Gebiet der Ernährungspsychologie.

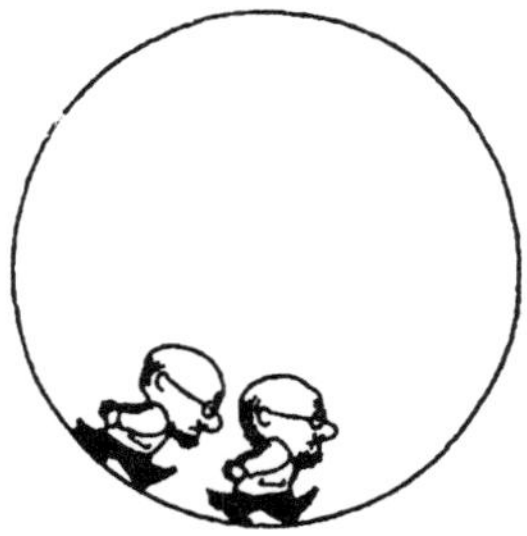

Wir, die Autoren, hoffen, daß wir Ihnen eine lesenswerte Einführung in die Psychologie des Essens geben können. Wir hoffen auch, daß wir uns nicht im Kreise bewegen, sondern Fortschritte auf der Erkenntnisspirale gemacht haben. Denn häufig sieht es so aus, als sei die Forschung nach Jahren endlich wieder dort angekommen, von wo aus sie startete.

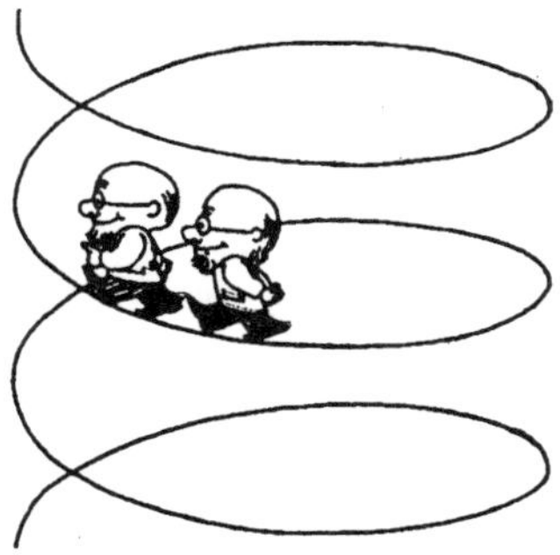

Entdecken Sie Lücken, möchten Sie mehr wissen, haben Sie Anregungen, Kommentare – egal, was auch immer, schreiben Sie uns, damit die 2. Auflage besser wird: 3400 Göttingen, von-Siebold-Str. 5, da erreichen Sie uns.

In diesem Sinne, guten Appetit!

Göttingen, im August 1991

Volker Pudel
Joachim Westenhöfer

1

Ernährungspsychologie – Perspektive einer Verhaltenswissenschaft vom Essen und Trinken

Die Psychologie als naturwissenschaftlich orientierte Verhaltenswissenschaft ist – vor allem in den westlichen Industrienationen – vor eine neue Aufgabe gestellt worden: Sie soll das Ernährungsverhalten der Menschen *erklären* und *verändern*.

Die klassische Ernährungswissenschaft im engeren Sinne (wie Ernährungsphysiologie, Ernährungs- und Sozialmedizin, aber auch Epidemiologie und Diätetik) haben durch ihre grundlegenden Erkenntnisse der letzten Jahrzehnte einen fundierten Anforderungskatalog erstellt, der beschreibt, welchen Bedingungen die menschliche Ernährung genügen müßte, um die biologischen Funktionen des Organismus zu optimieren – soweit dies durch Ernährungsregime und Nährstoffdosierung möglich ist.

Die Ernährungswissenschaft weiß, wie sich ein Mensch ernähren muß. Dennoch wird beobachtet:

Der Mensch ißt anders als er sich ernähren sollte.

1.1 Situationsbeschreibung

An die Ernährungspsychologie wird eine sehr ähnliche Aufgabe herangetragen wie an die übergreifende, sich auch in jüngster Zeit rasch entwickelnde Gesundheitspsychologie, deren Gegenstand "*vor allem in der Bestimmung und Veränderung von Verhaltensweisen und Kognitionen (liegt), die mit Krankheitsrisiken verbunden sind oder die der Gesundheitsförderung und Krankheitsbewältigung dienen*" (Schwarzer 1990).

Die Ernährungspsychologie deckt insofern einen Teil der Gesundheitspsychologie ab, als das Ernährungsverhalten einen wichtigen Bereich gesundheitsbezogenen Verhaltens ausmacht, den der Mensch selbst gestalten kann. Darüberhinausgehend sind aber von der Ernährungspsychologie auch noch andere Fragestellungen zu bearbeiten, die über den Aufgabenbereich der Gesundheitspsychologie hinausgehen, wie im weiteren auch aufgezeigt wird.

Das breite Nahrungsangebot in den Industrienationen seinerseits bietet durch beachtliche Innovationen in der Lebensmittelproduktion und -technologie sowie durch eine hohe Sicherheit aufgrund gesetzlicher Regelungen theoretisch wie praktisch für den Bürger die Möglichkeit, den Forderungen der Ernährungswissenschaft weitgehend nachzukommen, wie sie z.B. in den *Empfehlungen über die Nährstoffzufuhr* (DGE 1986) oder den *10 Regeln für eine vollwertige Ernährung* der Deutschen Gesellschaft für Ernährung (*Lexikon*) beschrieben sind. Es ist demnach weder die objektive Ernährungssituation noch das konkrete Lebensmittelangebot, die unausweichlich zu den Ernährungsproblemen der Industrienationen führen müssen.

Lexikon

Deutsche Gesellschaft für Ernährung e.V.

Die Deutsche Gesellschaft für Ernährung (DGE) ist ein eingetragener Verein, der sich seit über 30 Jahren um die Ernährung in der Bundesrepublik Deutschland bemüht. Die DGE verfolgt satzungsmäßig zwei Ziele:
a) die ernährungswissenschaftlichen Forschungsergebnisse aller einschlägigen Disziplinen zu sammeln und auszuwerten;
b) durch Anleitung zur richtigen und vollwertigen Ernährung dazu beizutragen, Gesundheit und Leistungsfähigkeit der Bevölkerung zu erhalten oder wiederherzustellen.
Die DGE ist eine unabhängige Gesellschaft, die sich ausschließlich durch staatliche Mittel oder Eigeneinnahmen finanziert.

Der zunächst auf den großen Fortschritten der Ernährungswissenschaft und Lebensmittelproduktion basierende Optimismus wurde durch einen zunehmend gesteigerten Pessimismus abgelöst: Epidemiologen und Ernährungsmediziner mußten feststellen, wie wenig die wissenschaftlich begründeten Botschaften über eine vollwertige Ernährung das tatsächliche Ernährungsverhalten der Bevölkerung beeinflußten. Die ernährungsabhängigen Erkrankungen nahmen zu, die Todesfälle durch Herz-Kreislauf-Erkrankungen führen bis heute mit 52 % die bundesdeutsche Statistik an. Der Anteil der Übergewichtigen bleibt relativ konstant. Die Botschaften der Ernährungsberichte der Deutschen Gesellschaft für Ernährung wiederholen mit inständiger Hartnäckigkeit im Vier-Jahres-Rhythmus: *Die Deutschen essen zuviel, zu fett, zu süß, zu salzig und zu ballaststoffarm.*

Tausende von Ernährungsfachkräften (Diplom-Oekotrophologen) wurden an Fach- und Hochschulen ausgebildet und in der Praxis eingesetzt. Millionen von Broschüren sind aufgelegt und verteilt worden. Statistisch gesehen besitzt jede deutsche Familie mehr als eine Ernährungsbroschüre allein von der Deutschen Gesellschaft für Ernährung. Intensive Diskussionen über Kohlenhydrate, Fett und Eiweiß, über Vollwertkost, Vollwerternährung und vollwertige Ernährung (*Lexikon*) wurden geführt, in den letzten Jahren dominant ergänzt durch Problematisierung der Schadstoffgehalte und Umweltkontaminanten in den Lebensmitteln sowie über ökologische Konsequenzen der Lebensmittelproduktion. Hunderte von Diäten boten sich als *Helfer* für Gewichtsprobleme an. Das Ernährungs*bewußtsein* der Deutschen stieg, ohne daß sich jedoch das Ernährungs*verhalten* nachhaltig geändert hat.

Lexikon

Vollwert oder wertvoll?

Nur "*Insider*" verstehen die Unterschiede zwischen Vollwertkost, Vollwerternährung und vollwertiger Ernährung. Der Begriff *Vollwertkost* wird seit Jahren von dem Lahnsteiner Arzt Dr. Max Bruker benutzt, um seine Ernährungsphilosophie zu kennzeichnen. Danach sollen nur naturbelassene, frische *Lebensmittel* verzehrt werden, die im Gegensatz zu bearbeiteten *Nahrungsmitteln* noch alle *Vitalstoffe* enthalten. Das Qualitätskriterium für Lebensmittel ist ihr Bearbeitungsgrad – je weniger umso wertvoller. "Weißer Industriezucker" und "Weißmehle" werden von der Vollwertkost diskreditiert, Honig und Getreidekörner dagegen empfohlen. Die *Vollwerternährung*, propagiert von dem Gießener Professor Dr. CLAUS LEITZMANN, erweiterte das Prinzip der Bearbeitung von Lebensmitteln um die Aspekte der Sozial- und Umweltverträglichkeit ihrer Produktion. Die Deutsche Gesellschaft für Ernährung empfiehlt eine *vollwertige Ernährung* auf der Basis naturwissenschaftlicher Prinzipien. Danach ist eine Ernährung vollwertig, wenn sie dem Menschen alle notwendigen Nährstoffe in ausreichendem Maße zur Verfügung stellt. Dies kann sowohl durch bearbeitete als auch durch nicht bearbeitete Produkte erreicht werden.

Ernährung als Kommunikationsproblem

Doch inzwischen muß festgestellt werden, daß Ernährung – neben dem wichtigen Aspekt der damit verbundenen gesundheitlichen Konsequenzen – auch zu einem *Kommunikationsproblem* für die Bevölkerung geworden ist. Zwei repräsentative Erhebungen mit vergleichbaren Fragen aus 1979 und 1989 belegen, daß die Bevölkerung den Informationszuwachs als Anstieg der *Des-Information* bewertet. Abb. 1/1 zeigt den Zuwachs der Kritik an der Ernährungsinformation. 1989 sank die Quote derer, die an der Ernährungsinformation *keine* Kritik üben, auf 9,8 % ab. Über 90 % also sind unzufrieden, wobei eindeutig die *Widersprüchlichkeit* der Gesamtinformation als der wesentliche Kritikpunkt angesehen wird.

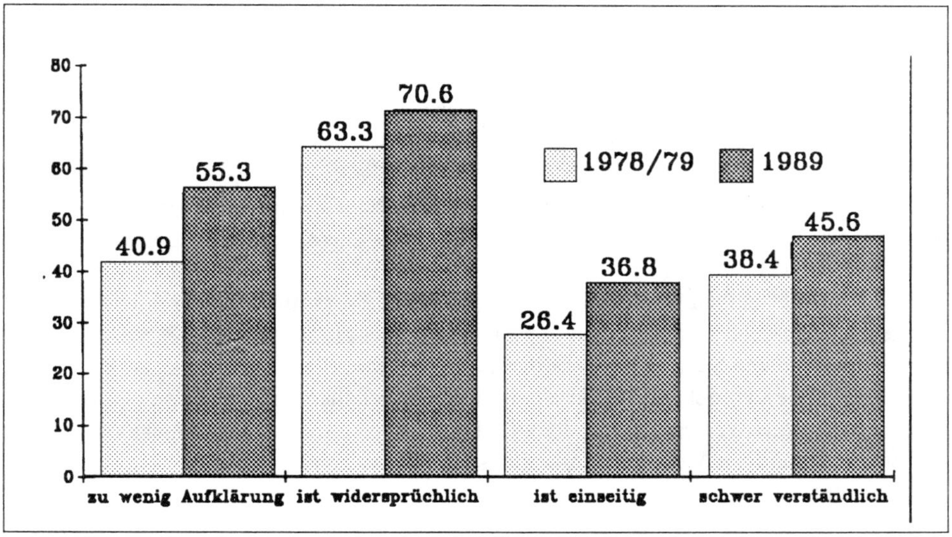

Abb. 1/1: Beurteilung der Ernährungsinformation durch die Bevölkerung der Bundesrepublik Deutschland im Jahre 1978/79 und 1989, festgestellt in zwei methodisch vergleichbaren repräsentativen Erhebungen (nach: WESTENHÖFER & PUDEL 1990a).

Aufgrund dieser Situationsbeschreibung unzureichender Informationen ist es auch kaum verwunderlich, daß sich das Ernährungsverhalten kaum positiv verändert hat. Im Gegenteil, seit 1980 wurde auch in der Bundesrepublik bekannt, daß immer mehr Menschen, insbesondere Frauen, an schweren Eßstörungen, wie Magersucht und – vor allem – Bulimie, leiden. Selbst das Normalgewicht spricht inzwischen nicht mehr dafür, daß die Ernährung ausgewogen und vollwertig ist. Eine kritische Bedarfsdeckung mit Vitaminen und Mineralstoffen sowie eine unzureichende Ballaststoffaufnahme auch in normalgewichtigen Kollektiven werden in den Ernährungsberichten beschrieben (DGE 1984, S. 60f).

Eine ambivalente Mischung aus Aggression und Resignation machte sich bei den traditionell mit der Ernährungsaufklärung und Ernährungsberatung befassten Berufsgruppen und Institutionen breit. Warum ist die Bevölkerung, warum sind die Patienten so "*unfolgsam*", gibt man sich doch solche Mühe, ihnen allen ein *vernüftiges* Ernährungsverhalten verständlich zu machen. "Non-Compliance" wurde zum erklärenden Begriff, ohne daß damit tatsächlich die Diskrepanz zwischen den richtigen Empfehlungen der Aufklärung und dem falschen Ernährungsverhalten der Bevölkerung verstanden wurde. Die "*Schuld*" wurde lediglich verlagert, vom "*unvernünftigen Bürger*" war die Rede, vom "*Selbstmord mit Messer und Gabel*", und davon, daß Ernährungsverhalten eben nicht zu verändern sei.

Das Rationalitätsprinzip

In einer ersten Analyse zur psychosozialen Bewertung der Ernährung in der Bundesrepublik Deutschland konstatierte der ERNÄHRUNGSBERICHT 1980 bereits, daß das *Rationalitätsprinzip* in der Ernährungsaufklärung nicht greift: Botschaften werden nicht allein deshalb schon verhaltenswirksam, weil sie an die Vernunft appellieren. "*Die Feststellung, daß Menschen, auch wenn sie selbst überzeugt sind, sich vernunftgesteuert zu verhalten, dennoch in weiten Bereichen durch andere Beweggründe als durch rationale Argumente beeinflußt werden, sollte als psychologische Realität und nicht als kritische Anmerkung zum menschlichen Verhalten schlechthin angesehen werden*" (DGE 1980a, S. 85). Als immer gern zitiertes Beispiel mag eine Gießener Untersuchung dienen, nach der sich Studenten der Ernährungswissenschaft auch nicht wesentlich anders ernährten als ihre Kommilitonen anderer Fächer (LEITZMANN 1979).

Andererseits zeigen aber Statistiken über den Lebensmittelverzehr in den letzten Jahrzehnten deutliche Veränderungen, die im wesentlichen durch innovative Produktangebote und Übernahme von Speisen aus der *öffentlichen* in die *private Küche* zu charakterisieren sind. Die immer vorgebrachte These, Ernährungsverhalten sei wegen seiner gewohnheitsmäßigen Verankerung kaum änderbar, ist in dieser pauschalen Form daher nicht haltbar. Gegenüber *kognitiven* Argumenten allerdings scheint das menschliche Ernährungsverhalten aber eher unbeeinflußbar.

Marketing beeinflußt Ernährungsverhalten

Irritiert beobachtete die Ernährungsberatung die Entwicklung auf dem Lebensmittelmarkt: hier war von der Widerspenstigkeit (Non-Compliance) der Bevölkerung, unter denen die Ernährungsberatung seit Jahrzehnten litt, wenig zu spüren. Die *offizielle* Aufforderung, mehr

Fisch zu essen, nahm die Bevölkerung erst dann auf, als sich ihr der Fisch, appetitlich in panierte Stäbchen gepresst, als Tiefkühlprodukt präsentierte. *Mehr Kohlenhydrate*! Aber man aß sie erst, als z.B. die Spaghetti Anfang der 60er Jahre den Weg aus der öffentlichen Küche an den heimischen Familientisch gefunden hatten. Erst die Mineralwasserproduzenten führten die Deutschen an das Wasser heran und gaben ihm neben Sekt, Wein und Bier eine sozial akzeptierte Nische, die sich ständig erweitert. Die Ballaststoffe mußten auf das Bäckerhandwerk warten, das ihnen durch köstliche Brot- und Brötchenvarianten den Weg auf deutsche Tische ebnete. Molkereien erhöhten die Sortimentsstiefe und -breite von Milch- und Milchprodukten, und sie stießen auf Akzeptanz beim Verbraucher. Neidisch verfolgte die Ernährungsberatung diesen Trend, den sie zuvor immer schon fördern wollte, indem sie die "*gesunde Milch*" als den wichtigsten *Kalziumlieferanten* auslobte und mit dem fernen Risiko der *Osteoporose* drohte, ohne daß dadurch jedoch ein vernünftiger Anstieg im Trinkmilchkonsum erzielt wurde.

Verständlich, daß in dieser Situation, die von aktivem Bemühen der Aufklärung einerseits und einem kaum nachhaltigen Erfolg andererseits gekennzeichnet ist, nach der Psychologie gerufen wird, denn schließlich wird dieser Wissenschaft zugetraut, die *Unwägbarkeiten* menschlichen Verhaltens erkennen, verstehen und beeinflussen zu können. Doch die *akademische* Psychologie ließ lange auf sich warten. Ernährung war bis in die 80er Jahre nicht ihr Thema, und sie ist es heute bestenfalls erst in Ansätzen. Es ist kaum zu erklären, warum die Psychologie als Verhaltenswissenschaft genau die Verhaltensweise, die von Menschen überaus regelmäßig und zudem noch mit am häufigsten realisiert wird, so lange aus ihrer Betrachtung ausgeschlossen hat.

Nur einige wenige Psychologen, wie STANLEY SCHACHTER, RICHARD NISBETT, SUSAN WOOLEY und JUDY RODIN in den USA, JOHN BLUNDELL in England oder JÖRG DIEHL, ROMAN FERSTL, UWE KOCH und VOLKER PUDEL in Deutschland interessierten sich bereits für das Eßverhalten in den 60er Jahren. Es gibt auch zu denken, daß die "*Vorläufer*" psychologischer Erforschung des Ernährungsverhaltens Psychiater waren, wie u.a. ALBERT STUNKARD, GERALD RUSSELL, HILDE BRUCH, MARA SELVINI, JOACHIM-ERNST MEYER, die schon Jahre zuvor die Psychopathologie abnormen Eßverhaltens (Anorexia nervosa, Adipositas) studierten.

Start der Ernährungspsychologie

Der Start der Ernährungspsychologie[1] datiert 1975. Im Dezember dieses Jahres veranstalteten die DAHLEM-KONFERENZEN einen internationalen Workshop in Berlin (SILVERSTONE 1975). Drei "*einfache*" Fragen wurden dem interdisziplinären Kreis von 52 Forschern aus aller Welt zur Beantwortung aufgegeben:

- ❑ *Why do we start eating? (Warum beginnen wir zu essen?)*
- ❑ *Why do we stop eating? (Warum beenden wir das Essen?)*
- ❑ *Why do we eat, what we eat? (Warum essen wir genau das, was wir essen?)*

---

1 Nach wie vor steht in der ernährungspsychologischen Betrachtung das Eßverhalten im Mittelpunkt, ohne gleichzeitig das Trinkverhalten miteinzubeziehen. Dieser Sachverhalt schlägt sich auch in diesem Buch nieder, da kaum Quellen über Forschungsresultate zum normalen Trinkverhalten vorliegen. Der Alkoholismus als eigenständiges Gebiet der Psychiatrie und Suchtforschung wird in dieser Einführung nicht berührt.

Eine noch heute lesenswerte Bestandsaufnahme des damaligen Wissensstandes erfolgte während jener Tage in Berlin. Diese drei Fragen sind jedoch heute noch so aktuell wie damals. Sicher wurden inzwischen viele neue Erkenntnisse gewonnen, die in den folgenden Kapiteln ausschnittsweise dargestellt werden, ohne daß jedoch gehofft werden kann, eine abschließende Antwort zu erhalten. Nach wie vor beschreiben die drei Kardinalfragen der DAHLEM-KONFERENZ präzise das Aufgabenfeld ernährungspsychologischer Forschung.

Die Beantwortung dieser Fragen ist zudem von keiner Fachdisziplin alleine zu erwarten. Eine umfassende Ernährungspsychologie muß sowohl die Erkenntnisse der Ernährungswissenschaften als auch die der Verhaltensforschung integrieren und dabei auch Theorien und Befunde der biochemisch-endokrinologischen und neurophysiologischen Forschung berücksichtigen.

Von ihrer Aufgabenstellung her besetzt die Ernährungspsychologie verschiedene grundlegende Themen und einige anwendungsorientierte Bereiche, die zunächst in einem kurzen Überblick beschrieben werden sollen.

1.2 Forschungsfelder der Ernährungspsychologie

1.2.1 Epidemiologische Forschung

Zu den Schwerpunkten zählen: Erhebung des Ernährungsverhaltens durch Feld- und Zielgruppenforschung zur Bestimmung der Zusammensetzung der Nahrung in Abhängigkeit der Motive zur Nahrungswahl; Feststellung von Nahrungspräferenzen, Mahlzeitfrequenz, Essenssituationen und Eßstilen; Erhebung von kognitiven und emotionalen Einstellungen zum Essen; Prävalenzschätzungen von deviantem Ernährungsverhalten und Eßstörungen; Erhebung, Definition und Wirkung von ernährungsbezogenen Erziehungsstilen und gesellschaftlichen Einflüssen; Bedeutung von Kommunikationsinhalten und -techniken auf das Ernährungswissen und -verhalten; Bewertung der Ernährungsinformationen; Einfluß des Warenangebotes im gesamten Marketing-Mix; Wirkungsmessung nach Aufklärungskampagnen.

Zusätzlich: Methodenforschung, da gerade beim Forschungsziel "Ernährungsverhalten" die bislang gebräuchlichen Erhebungsmethoden (Interview, Lebensmittellisten, Ernährungstagebücher, etc.) das zu messende Merkmal, nämlich das Ernährungsverhalten, in nicht unerheblichem Ausmaß beeinflussen (*reaktive Methoden*) und so zu Artefakten und Fehlinterpretationen führen können.

1.2.2 Experimentelle Forschung

Zu den Schwerpunkten zählen: Bestimmung der Wirkung von Inhaltsstoffen, Nährstoffkomponenten, Nährstoffrelation, Energiedichte, Mahlzeitenfrequenz, sensorischen Faktoren, aber auch situativen und kognitiven Einflüssen auf die Wahrnehmung von Appetit und Hunger sowie auf die Kurz- und Langzeitsättigung, aber auch auf die sensorische und psychische Wahrnehmung. In den letzten Jahren erst beginnt eine Forschungsrichtung zur speziellen Thematik *Diet and Behavior*, also eine Wirkungsmessung über den Einfluß von bestimmten Nährstoffen auf Befinden, Befindlichkeit und Verhalten (z.B. Tryptophan und Stimmungslage, Phosphate und hyperkinetisches Syndrom).

Dieser Bereich wird in der vorliegenden 1. Auflage der Einführung in die Ernährungspsychologie noch nicht berücksichtigt, da die vorliegenden Befunde zu uneinheitlich sind. Ein besonderes Problem stellt sich durch Methodenfragen, die noch nicht hinreichend gelöst sind. So reagierte die englische Öffentlichkeit auf einen Artikel im Lancet von Benton & Roberts (1988), in dem alle verfügbaren Multivitaminpräparate aufgekauft wurden, da Vitamine angeblich den nonverbalen Intelligenzquotienten steigern, obschon die untersuchten Kinder, wenn überhaupt, eine kritische Bedarfsdeckung mit Mineralstoffen hatten. Eine Methodenkritik findet sich bei Maus & Pudel (1989). Ursachen von Hyperaktivität, Aggressivität und Kriminalität sind offensichtlich nicht in Komponenten der Ernährung zu suchen (Diehl 1991), auch wenn dies in verschiedenen Studien "nachgewiesen" wurde. Einen Überblick über die kontroversen Ergebnisse können sich interessierte Leser bei Anderson (1990) verschaffen.

Erweitert wird das Feld ernährungspsychologischer Forschung durch die Entwicklung und das Angebot neuer Lebensmitteltechnologien, neuer Substanzen und neuartiger Nährstoffkombinationen (Designer-Food), wie u.a. Süßstoffe, Zuckeraustauschstoffe, "Kunstfette", fraktionierte und rekombinierte Nährstoffmischungen, Energiereduktion durch Emulgation von Wasser (z.B. Halbfettprodukte), etc., die zwar toxikologisch geprüft werden, ohne daß in aller Regel jedoch empirisch bewiesen wurde, daß ihre – theoretisch zwar plausible – positive Wirkung auf die Appetit- und Sättigungsregulation auch tatsächlich besteht. So muß z.B. die Frage geprüft werden, ob die Einsparung von Kalorien durch solche Produkte auch tatsächlich zu einer Verringerung der Gesamtenergieaufnahme beiträgt.

Zusätzlich: Entwicklung von Methoden, die eine effektive Bearbeitung dieser Fragen zulassen (z.B. Settings in Eßlabors). Hier besteht großer Forschungsbedarf, da diese Grundlagenforschung häufig nicht nach den "klassischen" Methoden der experimentalpsychologischen oder pharmakologischen Versuchsplanung arbeiten kann, da die experimentelle Variation von Nährstoffen nicht beliebig möglich ist (z.B. eine experimentelle Variation des Fett- oder Ballaststoffgehaltes eines Menüs verändert auch den sensorischen Eindruck, so daß die übliche "Blind-Bedingung" schwer einzuhalten ist).

1.2.3 Klinische Forschung

Zu den Schwerpunkten zählen: Erkenntnisse, die die Patho- und Psychogenese von Übergewicht, Magersucht und Bulimie besser verstehen lassen, um darauf aufbauend Konzepte für die Therapie entwickeln zu können. Erforschung der Grundlagen für spezifische Verhaltenssymptome wie gesteigertes Verlangen nach Süßigkeiten, Heißhungerattacken, selbst induziertes Erbrechen, Essen in Streßsituationen, etc., aber auch Eßmarotten. Studien zur Körperwahrnehmung (Störungen des Body-Image). Schließlich: Entwicklung von diagnostischen Instrumenten zur Klassifikation verschiedener Eßstörungen.

1.3 Angewandte Ernährungspsychologie

Die *angewandte* Ernährungspsychologie muß sich in gewisser Weise immer auch auf die besonderen, nationalen Verhältnisse der Bundesrepublik Deutschland beziehen. Lebensmittelgesetzgebung, Agrar- und Subventionspolitik, Lebensmittel-Kennzeichnungsverordnung, regionale Eß- und Kochgewohnheiten, Organisation von Gemeinschaftsverpflegung und Gastronomie, Strukturen der Werbe- und Public-Relations-Maßnahmen (PR), Medienlandschaft, Organisation des Lebensmittelhandels, Preispolitik und Familieneinkommen, Steuerpolitik sowie staatliche Forschungs- und Aufklärungsstrategien im Bereich *Ernährung* haben ihre Auswirkungen auf das *Eßverhalten.*

1.3.1 Primäre Prävention

Umsetzung der Ergebnisse der Grundlagenforschung in Strategien zur Modifikation des Ernährungsverhaltens des Gesunden (und zur Etablierung einer vollwertigen Ernährung bei Kindern) nach den Zielkriterien der Ernährungswissenschaft unter Anwendung verhaltenstheoretischer Konzepte. Entwicklung von Kommunikationsmethoden mit besserer Wirksamkeit auf der Verhaltensebene. Optimierung der Information für bestimmte Zielgruppen entsprechend deren Bedürfnisprofil. Ein wesentliches Ziel besteht in der Prävention ernährungsabhängiger Risikofaktoren, zu denen insbesondere Übergewicht, Bluthochdruck, Hyperlipidämien, Hyperurikämie und Diabetes (*Lexikon*) zählen.

Lexikon

Risikofaktoren

Herz-Kreislauf-Krankheiten (z.B. Arteriosklerose, Schlaganfall, Herzinfarkt) können durch ernährungsabhängige Risikofaktoren begünstigt werden. Dazu zählen im wesentlichen: der hohe Blutdruck (Hypertonie); Fettstoffwechselstörungen (Hyperlipidämien), wie erhöhter Cholesterinspiegel (Hypercholesterinämie) und erhöhte Neutralfette (Hypertriglyzeridämie); weitere ernährungsabhängige Risikofaktoren sind die erhöhte Harnsäure (Hyperurikämie), die zur Gicht führen kann; schließlich das Übergewicht und die Zuckerkrankheit im Erwachsenenalter (Diabetes Typ II), die häufig vergesellschaftet sind. Daneben sind angeborene Stoffwechselstörungen bekannt, die diätetisch gut behandelt werden können, z.B. die Sprue (Zöliakie), eine durch Getreideeiweiß ausgelöste Dünndarmerkrankung. Grundsätzlich muß der Patient genau definierte Diätregeln in seinem Ernährungsverhalten umsetzen – daher muß die klinische Diätetik auf eine Verhaltensmodifikation abzielen.

Diese Aufgabenstellung (bislang umrissen mit dem Begriff *Ernährungsaufklärung*) setzt im Grunde voraus, daß die Bestimmungsgründe des Ernährungsverhaltens weitgehend erforscht sind. Doch bislang liegt keine endgültige Theorie des menschlichen Ernährungsverhaltens vor. Daher können die Ansätze im Bereich primärer Prävention nur als Umsetzung des "State of the Art" gewertet werden, deren sorgfältige *Schwachstellenanalyse* allerdings dann weitere Erkenntnisse erbringen kann.

1.3.2 Sekundäre, tertiäre Prävention

Dieser Anwendungsbereich der Ernährungspsychologie bezieht sich auf Zielgruppen, die an Risikofaktoren oder manifesten Stoffwechselkrankheiten leiden, die nach begründeten Erkenntnissen der Ernährungsmedizin durch diätetische Maßnahmen gebessert, kompensiert und mitunter sogar "geheilt" werden können. Dies betrifft u.a. die bekannten kardiovaskulären Risikofaktoren, aber auch Stoffwechselerkrankungen wie *Diabetes* oder *Zöliakie*

(*Lexikon*). Für diese Patientengruppen bestehen zumeist sehr präzise und detaillierte Zielbeschreibungen für eine adäquate Ernährungsweise von Seiten der klinischen Diätetik. Die rationale Begründung ist in aller Regel jedoch nicht ausreichend, um nachhaltig verhaltensändernd zu wirken. Das bislang oft ungelöste Praxisproblem als Anforderung an die Psychologie liegt in der Übertragung dieser Zielvorstellungen in das Patientenverhalten. Die geforderte Umstellung des Ernährungsverhaltens bei diesen Patienten kann als Aufgabe der Verhaltenstherapie und Verhaltensmodifikation angesehen werden.

1.3.3 Therapie von Eßstörungen

Die Ernährungspsychologie wird mit der Therapie von den verschiedenen Varianten der Eßstörungen konfrontiert, vor allem unter dem Aspekt, daß Behandlungskonzepte und Therapieelemente nachgefragt werden, die über den üblichen Rahmen psychotherapeutischer Verfahren hinaus für eßgestörte Patienten spezifisch sind und darum als notwendige Ergänzungen in das psychotherapeutische Angebot aufgenommen werden müssen. Gerade das krankhafte Eßverhalten der bulimischen und anorektischen Patienten ist ein paradigmatisches Beispiel dafür, daß die Verhaltensstörung über das erheblich abweichende Eßverhalten zu einer insuffizienten Nährstoffaufnahme führt, die ihrerseits somatische und psychische Rückwirkungen haben kann.

1.4 Ernährungspsychologie als Dienstleistung

1.4.1 Beratungsmethodik

Die zunächst weitgehend fachspezifisch orientierte Ernährungsberatung verlangt aufgrund ihrer Praxiserfahrung mehr und mehr nach helfenden Konzepten, die den Beratungsprozeß wirksamer gestalten lassen. Ernährungsberatung als Dialogkommunikation zwischen Experten und Laien ist mehr als die Abgabe einer Information durch den Fachmann an den uninformierten Laien. Hier wird von der Ernährungspsychologie eine Service-Leistung gefordert, mit deren Hilfe sich Ernährungsfachkräfte, die zunächst ernährungswissenschaftlich im engeren Sinne ausgebildet sind, die spezifische Beratungskompetenz zusätzlich vermitteln können, die die Praxis verlangt.

1.4.2 Soziales Marketing

Die modernen Industrienationen sind auch dadurch gekennzeichnet, daß zwar die Informationsdichte exponentiell angeschwollen ist, der Einfluß an nüchterner Sachinformation aber abgenommen hat. Konsequenterweise leitet sich für die gesundheitsbezogene Information der Bevölkerung daraus ab, daß rein rationale Information wenig wirksam ist, kaum Aufmerksamkeit bewirkt und im gesamten Informationskonzert "*untergeht*". In Anlehnung an Strategien des kommerziellen Marketings werden Konzepte zum sozialen Marketing entwickelt, die versuchen, die ethischen "*Produkte*" wie Gesundheit, umweltfreundliches Verhalten sowie Lebensqualität zu "*vermarkten*", das heißt: den Bürger dafür zu interessieren und für ein angepaßtes Verhalten zu motivieren. Da in diesem Bereich die Ernährung eine hervorgehobene Stellung hat, ist hier ernährungspsychologisches *Know-How* gefragt.

1.4.3 Nutritional Marketing

Eine optimale Sicherstellung der Ernährungsversorgung der breiten Bevölkerung ist ohne die Strukturen der Lebensmittelwirtschaft und des -handels nicht möglich. Das Angebot (aber auch das Nicht-Angebot) bestimmter Lebensmittel, ihre Preisgestaltung, Haltbarkeit, Verpackung und sensorische Qualität, aber auch Distributionswege, Werbung und Public Relations wirken sich auf das Ernährungsverhalten der Bevölkerung aus.

Das Nutritional Marketing berücksichtigt neben ernährungsphysiologischen, lebensmitteltechnologischen und ökonomischen Überlegungen natürlich auch Erkenntnisse der Kommunikations- und Sozialwissenschaften sowie der Ernährungspsychologie. Gerade die Aspekte der Ernährungspsychologie fließen gegenwärtig noch wenig systematisch in die Konzeption neuer Produkte und in die Marketingstrategien ein. Hier ist ein Arbeitsfeld der Zukunft für die Ernährungspsychologie, das allerdings zwingend darauf angewiesen ist, daß die ernährungspsychologische Grundlagenforschung weitere Fortschritte erzielt.

1.5 In eigener Sache

Nach dieser kurzen Bestandsaufnahme wollen die Autoren eine Definition formulieren, wie *Ernährungspsychologie* zu charakterisieren ist.
Ernährungspsychologie ist ein wissenschaftlicher Beitrag der Psychologie
1. zum Verständnis der Bestimmungsgründe des menschlichen Eßverhaltens,
2. seiner Verbreitung und seiner möglichen Gesundheitsrisiken,
3. um durch bedarfsgerechtere Ernährung die psychophysische Gesundheit zu fördern oder ernährungsabhängige Krankheiten zu bessern.
4. Hierzu sind motivationale, kommunikative und ggf. auch therapeutische Strategien zu begründen, die verhaltenswirksam werden und
5. die auch die Wirkungen der Lebensmittelinhaltsstoffe auf psychophysiologischer Ebene einbeziehen.

Damit soll explizit darauf hingewiesen werden, daß die wissenschaftliche Ernährungspsychologie als ein Teilgebiet der *Gesundheitspsychologie* im Rahmen ihrer Aufgaben zum *Nutritional Marketing* nie dazu legitimiert sein kann, aufgrund ihrer Kenntnisse ausschließlich absatzorientierte, kommerzielle Ziele zu unterstützen, die bei ihrer Realisierung eher zu einer gesundheitlichen Beeinträchtigung des Konsumenten führen könnten.

Eine Psychologie des Essens (und Trinkens) muß insbesondere die *physiologischen Effekte der Nahrungsaufnahme* und die *psychologischen Wirkungen des Essens* betrachten. So ist der Verzehr einer Tafel Schokolade sowohl als "*Aufnahme von 530 kcal mit hohem Fett- und Disaccharidanteil*" zu beschreiben und gleichzeitig auch als "*lustvolles Erlebnis, sich den vollen, süßen Geschmack ausgiebig zu gönnen.*" So formuliert sind es jedoch nur zwei unterschiedliche Beschreibungen des gleichen Vorganges. Die Ernährungspsychologie wird sich um eine integrative Sichtweise beider Standpunkte bemühen müssen, um ihrer Aufgabe gerecht zu werden. Die Kurzgeschichte im Kasten reflektiert diesen Aspekt anschaulich in zwei Kommentaren.

Nun ist es noch nicht zur verbreiteten Gewohnheit geworden, an Motivationstheorien und Aminosäurenstrukturen, an Streßmanagement und Blutzuckerspiegel sowie an Eßlust und Nährstoffbedarf simultan zu denken. Insofern haben die Autoren dieser Einführung in die Ernährungspsychologie ein unlösbares Problem, denn sie wissen nicht, ob *Sie* als Leserin oder Leser dieses Buches von *Ihrer* Ausbildung her eher zur Ernährungs- oder eher zur Verhaltenswissenschaft tendieren.

Gleich wie wir den Schwerpunkt legen, wir werden es für einen Teil unserer LeserInnen falsch machen. Doch im Bewußtsein dessen möge man/frau uns nachsehen, wenn einmal ernährungswissenschaftliche, dann wiederum psychologische Fragen zu undifferenziert abgehandelt werden. Eine kurze Definition von wichtigen Grundbegriffen wird im Text in speziellen Blöcken unter dem Stichwort *"Lexikon"* abgesetzt.

Kurzgeschichte

Elmar K., 37 Jahre, stochert in seinem Frühstücksmüsli. Er trinkt einen großen Schluck Milch und verzieht sein Gesicht. "Wo ist denn mein Ei?", fragt er seine Frau, die gerade eine Süßstofftablette in den Tee fallen läßt, um dann in ihr Knäckebrot mit Magerquark zu beißen: "Fällt heute aus, denk' an Dein Cholesterin". Schweigend schlingt er sein Müsli hinunter, schaut auf die Uhr: "Ich komme zu spät. Tschüß, bis heute abend. Was gibt es zu essen?" "Ich werd' die Kinder fragen, wahrscheinlich Spaghetti, denn sonst essen die gar nichts." Kaum fällt die Tür ins Schloß, läßt sich Helga K. einen schön gehäuften Löffel Erdbeerkonfitüre auf ihr Quarkbrot fallen. Sie genießt diesen "Luxus". Wenn sie mit Staubsaugen fertig ist, das verspricht sie sich schon jetzt, darf sie sich einen Schokoriegel gönnen. Die gab es ganz preiswert 10-stückweise im Sonderangebot. Unterdessen begrüßt Elmar K. seine Arbeitskollegen, die ihn in der Pause zum Geburtstagsumtrunk einladen: ein Glas Sekt, selbstgemachte Quiche Lorraine mit herrlichem Schmand. "Darf ich eigentlich nicht essen", denkt er und nimmt dankbar das zweite Stück. "Warum Helga mit ihren 56 Kilo nur jede Kalorie zählt", fällt ihm plötzlich ein, und er freut sich bereits auf das Mittagessen in der Kantine: Schnitzel mit Pommes sind heute angekündigt. Zuhause steht Frau K. auf der Waage und ergeht sich in Selbstvorwürfen, weil sie gleich zwei Schokoriegel genascht hat.

Kommentar 1

Die Ernährungssituation zum Frühstück erscheint beim Ehemann ausgewogen, da Kohlenhydrate dominieren und auf regelmäßigen Konsum von Eiern verzichtet wird. Die Kalziumzufuhr durch Milch ist positiv. Die 1. Zwischenmahlzeit im Betrieb sollte durch weniger fett- und cholesterinreiche Nahrung ersetzt werden, z.B. Vollkornbrot oder Obst. Ein zu häufiger Verzehr von

Kommentar 2

Die Schilderung belegt, wie gesellschaftliche und familiäre Normen auf Essen und Trinken einwirken können. Die Ehefrau unterwirft sich dem vorherrschenden Schlankheitsdruck und reagiert trotz schlanker Figur übersensibel auf "Kalorien". Das verstärkt die Tendenz zu einem gesteigerten Süßhunger, der seinerseits Schuldgefühle wachruft. Der soziale Druck

paniertem Schnitzel und Pommes frites ist wegen des hohen Anteils an gesättigten Fetten ungünstig. Hier müßten deutlich kohlenhydrathaltige Lebensmittel bevorzugt werden, zumal offenkundig ein Herz-Kreislauf-Risikofaktor durch Hypercholesterinämie besteht. Bei der Ehefrau, die idealgewichtig ist, sind günstige Ansätze erkennbar (fettarme Kost), die allerdings durch die erhöhte Zufuhr von zuckerhaltigen Speisen deutlich relativiert werden müssen. auf den Ehemann aus Besorgnis um seine Gesundheit erzeugt Reaktanz und fördert bei ihm ein "alternatives" Essen, wenn dies in einem anderen sozialen Umfeld toleriert oder gar verlangt wird. Sichtbar werden mögliche Konflikte zwischen Geschmackspräferenzen bei Kindern und Eltern, die in die Erziehung hineinspielen. Überdies wird deutlich, daß auch ökonomische Bedingungen im Handel (Sonderangebote), aber auch in der Kantine (absatzorientierte Menügestaltung für Tischgäste) auf das Eßverhalten Einfluß nehmen.

1.6 Empfohlene Literatur

Deutsche Gesellschaft für Ernährung: Ernährungsbericht 1980, Kapitel 2: Psychosoziale Bewertung der Ernährung (85 - 118). Henrich, Frankfurt 1980

Silverstone, T. (ed) Appetite and Food Intake. Report of the Dahlem Workshop on Appetite and Food Intake. Abakon: Berlin 1975

Schwarzer, R. (Hrsg) Gesundheitspsychologie. Hogrefe: Göttingen, Toronto, Zürich 1990

2

Ernährungs- und Eßverhalten – psychologische Betrachtungen zur Einführung

2.1 Essen und Ernährung – synonyme Begriffe?

Die Begriffe "*essen*" oder "*sich ernähren*" bezeichnen zunächst in gleicher Weise den Vorgang der Nahrungsaufnahme, darüberhinaus sprechen sie implizit jedoch unterschiedliche und über die reine Handlung der Nahrungsaufnahme hinausgehende Aspekte an. Dennoch wird zumeist in der Fachsprache von *Ernährung* gesprochen (so z.B. auch in der praktischen Tätigkeit der Ernährungsberatung), während zur umgangssprachlich üblichen Bezeichnung der Nahrungsaufnahme eher der Begriff *essen* verwendet wird.

Eine repräsentative Erhebung in der Bundesrepublik Deutschland im Jahre 1989 an 1962 Personen hat jeweils die Spontanassoziation bei 50 % der Stichprobe auf den Begriff ESSEN und ERNÄHRUNG erfaßt. Tab. 2/1 listet die Ergebnisse auf, die deutlich zeigen, daß ESSEN mit weitgehend positiven Emotionen bezogen auf den *Vorgang der Nahrungsaufnahme* verbunden wird, während mit ERNÄHRUNG mehr die kognitiv-rationalen, gesundheitsbezogenen *Wirkungen der Nahrungsaufnahme* aktiviert werden.

Tab. 2/1: Häufigkeit der verschiedenen Assoziationen zu den Begriffen "Essen" und "Ernährung" (nach: WESTENHÖFER & PUDEL 1990a)

Assoziation	**Häufigkeit beim Begriff** "Essen"	**Häufigkeit beim Begriff** "Ernährung"
Lust, Genuß	44,5 %	25,9 %
Gesundheit	6,9 %	24,1 %
Diätaspekt	15,5 %	10,8 %
Hunger	10,7 %	8,4 %
Chemie	0,9 %	4,2 %
Vollwertkost	0,1 %	4,4 %
Sonstiges	21,3 %	22,1 %

Diese Reflektion der Begriffsverwendung in der deutschen Bevölkerung der 90er Jahre läßt bereits erkennen, daß "*Essen*" nicht zureichend verstanden werden kann, wenn man sich ausschließlich mit den physiologischen Wirkungen der Nahrungsaufnahme beschäftigt. Die Begriffsdifferenzierung zwischen *Essen* und *Ernährung* wird in diesem Buch – analog der Verwendung in der deutschen Umgangssprache – beibehalten.

Mit dem Begriff *Essen* wird also die gesamte Erlebnissphäre der Nahrungsaufnahme erfasst, einschließlich sozialer Bezüge, des Ambiente, sämtlicher Wahrnehmungen während und nach der Mahlzeit. Der Begriff *Ernährung* bezieht sich dagegen eher einschränkend auf die tatsächlichen und/oder vom Esser antizipierten physiologischen Wirkungen der Nahrung. So gesehen ist vom wissenschaftlichen Gegenstand der Psychologie ausgehend der Begriff "*Ernährungspsychologie*" genau falsch, es müßte vielmehr "*Eßpsychologie*" heißen. Doch dies wird sich kaum nachhaltig durchsetzen, da sowohl *Ernährungspsychologie* als auch *Nutritional Psychology* die inzwischen üblichen Bezeichnungen sind.

2.2 Kurze historische Rückschau

Es bedarf keiner wissenschaftlichen Forschungsergebnisse, um zu argumentieren, daß sowohl das Eß- als auch das Ernährungsverhalten der Menschen in ganz drastischer Weise vom Nahrungsangebot abhängt. Die Menschheitsentwicklung war (und ist den den meisten Teilen der Welt noch heute) von Lebensmittelarmut, Hungerkrisen und elementaren Hungersnöten gekennzeichnet, auch wenn diese Zeiten schwerer Entbehrung nicht durch einen grundsätzlichen Mangel an Lebensmittel gekennzeichnet sind. "*Verhungern bedeutet, daß einige oder viele Menschen nicht genug zu essen bekommen. Es bedeutet nicht etwa, daß nicht genug zu Essen vorhanden ist.*" (A. Sen: *Poverty and Famines*; Oxford 1982, zitiert nach Medick 1985)

2.2.1 Eingeschränkte Spielräume

Unter solchen Umständen besitzen weder Eß- noch Ernährungsverhalten größere Spielräume. Die Variationsmöglichkeiten des Eßverhaltens werden vom Mangel diktiert, wenngleich gesehen werden sollte, daß die Menschen auch unter ärgsten Mangelsituationen immer versucht haben, die Spielräume für ihr "*Essen*" zu erweitern, auch wenn die Ernährungssituation dies kaum hergab. Historiker sprechen hier vom "*Notwendigkeitsgeschmack*": "*'Essen' geht für die Betroffenen, für Esser wie Hungernde, nicht in Kalorien und Produkten auf. Essen buchstabiert sich nicht nur für die, die es haben, sondern auch für die, die es entbehren und ersehnen, als 'Geschmack'*" (Lüdke 1985). Der Notwendigkeitsgeschmack (im Gegensatz zum Luxusgeschmack) sei der "*Geschmack der unteren Klasse für gleichermaßen nährende wie sparsame Nahrung*".

Die noch heute unschwer in jedem Rezeptbuch zu beobachtende Vielfalt an Rezepturen gerade für einfache Grundnahrungsmittel (z.B. Kartoffeln, Hülsenfrüchte, Getreide im Gegensatz zu Rezeptangeboten für Spargel, Kaviar oder Austern) reflektiert dieses durch Mangel aktivierte menschliche Bedürfnis, zumindest einen Hauch von Geschmacksabwechslung bei der Zubereitung immer wiederkehrender, einfacher Rohwaren erleben zu können. Ganz zweifellos ist der Wunsch nach einem angenehmen Geschmack (Hedonistisches Bedürfnis) ein stabiles Motiv für das *Essen*, die Beseitung des unangenehmen Hungergefühls eine ebenso motivierende Kraft für die *Ernährung*. Zur Spekulation reizt der Gedanke, wie sich Menschen ernähren würden, wenn sie keinen Geschmackssinn hätten und daher nicht über das hedonistische Motiv an die Ernährung herangeführt würden.[2]

2.2.2 Hungerdefinition anno 1735

"Hunger ist eine Empfindung, welche uns zu dem Genusse der Speisen antreibet... Bey dem Gegenstand des Hungers fället folgendes zu mercken vor. Dasjenige, was bey dem Hunger verlanget wird, sind Speisen, welche nicht nur vermögend sind, den Hunger zu stillen, sondern auch den Leib zu nähren... Den Hunger hat man nicht nur deswegen, um sich satt zu essen, sondern damit die genossenen Speisen zu des Leibes Erhaltung und Nahrung gelangen mögen. In sittlichem Verstande heißet Hunger Mangel nöthiger Lebensmittel, es sey wegen Mißwachs, Kriegsverheerung, verhinderter Zufuhr oder durch andere Zufälle. Was vor eine empfindliche Plage dies sey, ist daher zu schlüßen, daß die, so in dergleichen betrüblichen Umständen befinden, auch derer abschaulichsten und der Natur wiederlichsten Dinge nicht schonen, dieselben zu ihrer Nahrung anzuwenden... Ob nun bey solchen Begebenheiten ein Mensch den anderen umbringen, und mit dessen Fleische sein Leben erhalten möge, wird unter denen Sitten-Lehrern gefraget... Die Rechtsgelehrten aber erkennen doch eine gelindere Straffe wieder einen, der in solchem Falle sich an eines anderen Leben vergrieffen." Zedlers Großes Universallexikon, Band 13, Spalte 1228, 1735 (zitiert nach Medick 1985)

Die verhaltensbestimmende Kraft des Hungers hat in entscheidender Weise die Weltgeschichte geprägt, wie an Beispielen aus dem 18. und 19. Jahrhundert von Historikern eindrucksvoll belegt wird (Hufnagel, Lüdtke et al. 1985). "*'Hungerkrank' machte... vor allem die Entbehrung von Brot und von warm zubereiteten Brei-, Mus- und Mehlspeisen, die Notwendigkeit, seine Zuflucht vom selbst erarbeiteten 'Gekochtem', eben von der 'Speise', zum 'Rohen' und 'Unreinen' (Nahrungsmittel) nehmen zu müssen, d.h. zu Kräutern, Wurzeln, Wildgemüsen, Pferde-, Hunde-, Katzenfleisch. Angesichts der Notwendigkeit des Wurzelgrabens nahm man, wie es in einer Hungerchronik heißt, einen Kleienbrei für ein Festessen'. Doch auch noch mit den unreinen Nahrungsmitteln versuchte man nach den Regeln tradierter Speisezubereitung zu verfahren, worauf die vielen Rezepte für Hungerbrote, Hungersuppen und andere Hungergerichte verweisen. Nicht allein die Kalorien wurden also in dieser 'Hungerkrankheit' entbehrt. Die Hungererfahrung in der Notsituation wurde vielmehr vor allem durch den Verlust traditionell zubereiteter 'Speisen' und Nahrungsmittel geprägt*" (Medick 1985).

Hier wird bereits deutlich, daß Motive, die in der Überflußgesellschaft so offensichtlich das Eßverhalten prägen, wie z.B. Lebensmittelauswahl nach dem Sozialprestige des Lebensmittels, selbst in akuten Hungerkrisen in Ansätzen bereits vorhanden waren. Zu einem besseren Verständnis mancher "*Eßprobleme*" in der Überflußgesellschaft tragen auch Situationsschilderungen aus der Zeit zu Beginn dieses Jahrhunderts bei.

2 Einer der Autoren hatte Gelegenheit, mit drei Menschen zu sprechen, die ihren Geschmacks- und Geruchssinn aus verschiedenen Ursachen verloren hatten. Es war eindrucksvoll zu hören, wie "man sich direkt zum essen zwingen müsse", daß "essen etwas Unangenehmes sei", "daß es sei, als würde man Sand essen, vor allem die Geräusche dabei, und keine andere Empfindung".

2.2.3 Drei authentische Quellen

Quelle 1: “frugale Zichorienlake”

Franz Rehbein, Landarbeiter, 1867 - 1909, schildert das Essen in seinem Elternhaus: *“Knapp, sehr knapp haben wir beißen müssen”. Morgens gab es Kaffee, eine “frugale Zichorienlake” mit stark verdünnter Milch und als “Zubiß erhielt dann jeder nach Alter und Größe eine halbe oder ganze Pamel alias Schrippe”. Mittags wechselten “in lieblicher Reihenfolge miteinander ab: Kartoffelsuppe, Buttermilch und Kartoffeln, Mohrrüben und Kartoffeln, Kartoffelpulver in Talg, Kartoffelklöße usw., alles in schönster Kartoffelharmonie. Fleisch gab's nur ein- bis zweimal in der Woche, und dann auch nur ein ‘Häppchen’. Am Fleischtage schielte einer nach dem anderen, ob dieser vielleicht auch ‘zuviel’ erhalten habe, und jeder fischte mit geschäftiger Emsigkeit nach den etwaigen Fettaugen in der Schüssel. Des Abends war das Menü noch einfacher. Im Sommer das hinterpommersche Leibgericht ‘Klieben und Klarmörkens’ – ein Gemengsel von Wasser, Mehl und alten Brotkrusten mit etwas Milch angeweißt. Im Winter: einen Abend Kartoffeln und Hering, den anderen – Hering und Kartoffeln. Höchstens zwei Heringe auf die Familie. Das zog. Freilich, Athlet konnte man bei dieser Kost nicht werden... Nun darf man jedoch nicht annehmen, daß gerade in unserer Familie eine Ausnahmearmut geherrscht hätte. Durchaus nicht. Nein hundert anderen Familien ging es genau ebenso, ja vielfach noch kümmerlicher”* (Bollenbeck 1985).

Quelle 2: “Fleisch konnte man sich dazudenken”

Heinrich Georg Dickreiter, Tischler und Fabrikarbeiter, 1865 - 1947, über einen Handwerksbetrieb 1914: *“Hatte man sich ‘gewaschen’, dann konnte es noch eine Stunde dauern bis ‘Zum Kaffee’ gerufen wurde. Da gab es nur Brot. Eine Tasse Kaffee ohne Zucker – den gab es nur an den allerhöchsten Festtagen, und auch da war es nicht immer sicher –, mit einem nicht allzu großen Stück oder Stückchen Brot daneben, stand fertig auf dem Tisch. Man war so der Mühe des Einschenkens enthoben und gleichzeitig war so der frevlen Milchvergeudung vorgebeugt. Ebenso knapp bemessen wie das Frühstück war das Vesperbrot. Um 12 Uhr wurde ‘Zum Essen’ gerufen. In der Regel gab es Suppenfleisch und Gemüse. Die Fleischportion fiel klein aus, die Gemüseportion dagegen sehr groß. Um 4 Uhr gab es, gleich wie um 9 Uhr, Most und Brot, und nach 7 Uhr ging man zum Nachtessen, womit das Tagwerk seinen Abschluß fand. Das Nachtessen bestand fast regelmäßig aus einer Tasse Kaffee mit Brot und Bratkartoffeln oder es gab noch, je nach der Gemüsezeit, mächtige Schüsseln voll Salat, Bohnen, gelbe Rüben und ähnliches Grünfutter. Fleisch und Wurst konnte man sich dazudenken”* (Bollenbeck 1985).

Quelle 3: “Herrlichkeiten dieser Welt”

“Heute war Zahltag und morgen ist Sonntag. Da sollte man sich ausnahmsweise doch etwas Besseres gönnen. ‘Geh ins Schlachthaus und schaue ob du noch ein Gekröse oder eine Lunge bekommst’ sagte der Vater gewöhnlich zur Mutter: ‘Das ist das Billigste und besser als die wenigen Kartoffeln und das Kaffeegeschlünder oder Mehlgeteige’. Wie oft zögerte die

Mutter! Das letztemal sei alles fortgewesen! Die Herrenleute schnappen einem gerade das als Hundefutter weg! Zudem sei eine Lunge doch nur Schwamm und Biesluft! Und vor dem langen Gedärme habe sie immer ein heimliches Grausen! Und als alles Ausreden nichts half, verwies sie mit weinerlicher Stimme auf die großen Metzgerhunde im finsteren Schlachthof, die jedesmal wie wahnsinnig auf sie losstürzten, wenn sie zu so ungewohnter Nachtstunde kommen müsse. Je mehr sie sich aber stäubte, um so eifriger in seinem begehren, um so fleisch- und blutgieriger wurde dann der Vater, bis er ihr schließlich das Armkörchen an den Arm hängte, so daß die Mutter keinen anderen Ausweg mehr sah und eiligst ging... 'Immer und immer frisch muß man drauf sein', sagte der Vater triumphierend, 'und sich nicht abschrecken lassen, wenn man von den Herrlichkeiten dieser Welt auch etwas erhaschen will!'" (Die Korberchronik. Aus dem Wanderbuch eines Heimatlosen. Zitiert nach BOLLENBECK 1985)

Nachwirkung bis heute

In diesen Beschreibung finden sich eine Reihe von Elementen des Eßverhaltens, die bis in die Gegenwart nachwirken:

- Regelmäßigkeit des Mahlzeitenrhythmus,
- sparsamer und sorgsamer Umgang mit Lebensmitteln,
- saisonale Einflüsse auf das Ernährungsverhalten,
- Reservierung besonderer Speisen für Festtage,
- Abhängigkeit der Nahrungswahl von der sozialen Schicht,
- die besondere Wertigkeit von Fleischspeisen,
- Zuteilung der Nahrungsmengen nach Familienhierarchie,
- die dominante Berücksichtigung des Speisenwunsches des Vaters,
- Abhängigkeit der Speisengestaltung vom Haushaltsbudget.

2.2.4 Multifaktorielle Motivation

Dieser kurze, an wenigen authentischen Quellen belegte historische Rückblick mag zum Verständnis einer modernen Ernährungspsychologie ausreichen, um strukturell zu erkennen, daß das menschliche Eßverhalten grundsätzlich durch eine Fülle von sekundären Motiven gesteuert wird, die weitaus zahlreicher sind, als wenn nur auf die primären Motive des Geschmackserlebnisses und der Vermeidung des Hungers abgehoben wird. Wenn gelegentlich argumentiert wird, die Menschen früherer Jahrzehnte hätten sich *gesünder* ernährt und der hohe Anteil an Kohlenhydraten entspreche den heutigen Empfehlungen der Deutschen Gesellschaft für Ernährung, so sollte aber bedacht werden, daß dies nicht im wissenden Vorgriff auf die Erkenntnisse der Ernährungswissenschaft des 20. Jahrhunderts geschah und auch nicht aus "*Vernunft*", sondern allein, weil das Nahrungsangebot dieses Verhalten aufgezwungen hat. Innerhalb des Möglichen wurde die Küche immer schon in den Dienst hedonistischer Bedürfnisse gestellt, so gut dies mit den Rohwaren der Zeit gelingen konnte (dazu auch im Überblick: TEUTEBERG & WIEGELMANN 1972).

Nach wie vor also reflektiert das Eßverhalten menschliche Bedürfnisstrukturen, lediglich die Chancen der Realisierung waren unterschiedlich. Das Eßverhalten unterliegt zudem sozialen und ökonomischen Rahmenbedingungen und ist unter Aspekten der Verfügbarkeit und Präferenzbildungen in gewisser Weise auch ein Spiegel der Gesellschaftsstruktur.

2.3 Zur Entwicklung des Eßverhaltens

Es stellt sich die Frage, wie sich das Eßverhalten entwickelt und sich in seine komplexen Strukturen ausdifferenziert. Festzustellen ist, mit Blick auf die historischen Zeitdokumente, daß die Ernährungsrealität den äußeren Rahmen absteckt, innerhalb dessen sich das Eßverhalten entwickeln kann. Die Bedingungen des Lebensmittelüberflusses bieten einer komplexen Entwicklung des Eßverhaltens sicher mehr Möglichkeiten als es die Mangelsituation unseren Vorfahren gestattete.

2.3.1 Primär- und Sekundärbedürfnisse

Die Verhaltenswissenschaft geht davon aus, daß die ursprüngliche Motivation (Primärbedürfnisse) zur Nahrungsaufnahme beim Neugeborenen durch die intensiven Körpergefühle des Hungers und der Sättigung reguliert wird. So gilt die grundsätzliche Kompetenz zur günstigen bedarfsgerechten Steuerung der Nahrungsaufnahme als angeboren, nicht aber die Ausdifferenzierung in Form von Sekundärbedürfnissen, die spätestens nach dem Abstillen einsetzt. Damit beginnt ein sozio-kultureller Lernprozeß, der im Grunde dem Erlernen der Muttersprache sehr ähnlich ist (Pudel 1986). Auch bei der Sprachentwicklung ist die Kompetenz zum Spracherwerb angeboren, nicht aber die Spezialisierung auf eine konkrete Sprache hin. Der *kulturelle Geschmack* wird dem Baby also gleichsam in die Wiege gelegt, aber er ist nicht von vorne herein präformiert, sondern er bildet sich durch das Hineinwachsen in die Kultur aus.

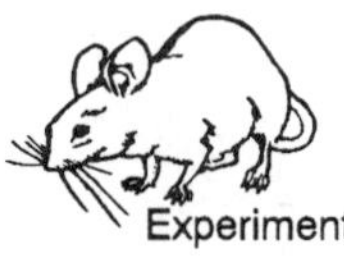
Experiment

Am 27. Januar 1926 begann für Earl H., den neun Monate alten Sohn einer schlanken, unterernährten Mutter, im Mt. Sinai Hospital in Cleveland ein sechsmonatiges, sicher einmaliges Experiment. Dr. Clara Davis beobachtete, wie sich Earl und noch zwei weitere Babies, Donald R. und Abraham G., ihr Essen zusammenstellten, wenn sie *freie Auswahl* hatten. Abraham G. mußte sich sogar 12 Monate lang seine Speisen selbst aussuchen. Angeboten wurde ihnen eine große Auswahl an tierischen und pflanzlichen Produkten, die frisch zubereitet waren, wie z.B. Milch, Äpfel, Bananen, Orangensaft, Ananasstückchen, Salat, Karrotten, Erbsen, Getreide, gegartes Rindfleisch und Lamm, Hühnchen Fisch und Eier. Der Verzehr wurde exakt protokolliert, die enthaltenen Nährstoffe berechnet und zur Entwicklung der Kinder (Gewichtszunahme, biochemische Parameter, etc.) in Verbindung gesetzt. Das Resultat dieser Studie war eindeutig: Die gewählte Diät war optimal, um Wachstum, Gewicht, Knochenentwicklung, Muskulatur und Gesundheit sowie Wohlfühlen zu fördern. Die Kinder wurden in ihrer Nahrungswahl nicht nur vom Energiebedarf geleitet, sondern sie entwickelten auch Präferenzen, die sich von Zeit zu Zeit in nicht vorhersagbarer Weise änderten" (Davis 1928). Das Experiment belegt somit, daß eine von Lernerfahrungen unabhängige biologische Disposition angenommen werden kann, die zu einer bedarfsgerechten Nahrungsaufnahme beiträgt.

Bereits in der frühen Mutter-Kind-Interaktion werden dann grundlegende emotionale Erfahrungen mit der Nahrungsaufnahme verfestigt. Auf die besondere Rolle der Mutter-Kind-Interaktion bei der Entwicklung solcher nahrungsbezogener Bedürfnisse haben Bruch (1973) und Selvini-Palazzoli (1982) immer wieder hingewiesen. Unzureichend differenzierte Zuwendungsreaktionen der Mutter können dazu beitragen, daß Kleinkinder ebensowenig zwischen Hungergefühlen und anderen Emotionen zu unterscheiden lernen, so daß dann generalisiert alle negativ besetzten Gefühlszustände als Hunger mißinterpretiert werden. Die Folgen des – wie Bruch es nennt – *Abspeisens* im wahrsten Sinne des Wortes werden für die Entwicklung des streßbedingten Essens im Sinne *oraler Kompensation* (“*Kummerspeck*”) in Verbindung gebracht (Jung & Pudel 1977). Einschränkend muß allerdings angemerkt werden, daß es zumindest mit der Methode der Repräsentativerhebung nicht gelungen ist, bestimmte Erziehungsstile von Müttern (z.B. Einsatz von Nahrungsmittel als Belohnung, Zwang, den Teller leer zu essen; etc.) mit einem abweichenden Körpergewicht ihrer Kinder in Beziehung zu setzen.

Im täglichen Training in den Familien, aber auch in Kindergarten und Schule, entwickelt sich ein dann in die Gewohnheit übergehendes, hochspezialisiertes Ernährungsverhalten, das im Erwachsenenalter ganz selbstverständlich als das *normale Ernährungsverhalten* erlebt wird, ohne zu reflektieren, daß es das z.B. hochgeradig deutsch-bayrische Eßverhalten ist, das neben seiner regionalen Kulturprägung ebenfalls eine mehr oder weniger feste traditionell-familiäre Bindung aufweist.

Selbstverständlich: morgens keinen Bienenstich

Die Frühstücksbrötchen mit Konfitüre und Kaffee, aber auch die warme “*Dreikomponenten-Mittagsmahlzeit*” mit Kartoffeln, Gemüse und Fleisch sowie der “*Kaffee mit Kuchen*” am Nachmittag sind kulturell geprägte Ernährungselemente. Es sind – im sozialpsychologischen Sinne – *Selbstverständlichkeiten*. Solche *Selbstverständlichkeiten* sind in das Verhaltensrepertoire einer Gesellschaft integriert und werden ohne bewußte Reflexion realisiert. Erkannt werden diese *Selbstverständlichkeiten* jedoch zuverlässig, wenn jemand gegen sie verstößt. Der Eßwunsch eines Jugendlichen, zum Frühstück einen Grillspieß, zum Mittagessen Bienenstich und zum Abendessen ein weichgekochtes Ei mit Toast verspeisen wollen, würde an deutschen Familientischen mindestens Erstaunen hervorrufen, wenn man nicht gleich an Eßmarotten oder gar an eine Eßstörung denken würde.

2.3.2 Geschmackspräferenzen

Dieser sozio-kulturelle Lernprozeß schließt auch die Bildung von Geschmackspräferenzen ein. Nach einem sehr dezidierten Überblick von Cowart (1981) ist davon auszugehen, daß bereits beim Neugeborenen eine hoch differenzierte Sensibilisierung auf verschiedenste Geschmacksstoffe besteht. Studien zur Geschmackspräferenz, die zumeist die Wirkung unterschiedlicher Süßkonzentration untersucht haben, lassen den Schluß zu, daß bereits beim Neugeborenen eine von Lernerfahrungen unabhängige Präferenz für den Süßgeschmack und eine Aversion gegen *salzig*, *sauer* und *bitter* besteht (Desor, Maller & Turner 1973; Nisbett & Gurwitz 1970; Steiner 1979; Ziegler 1984).

Salzpräferenz entwickelt sich später

Erst im Kleinkind- und Grundschulalter werden positive Reaktionen auf salzig und bitter gefunden, die auf erfahrungsbedingtes Lernen zurückgeführt werden (Cowart 1981). Allerdings diskutieren Beauchamp und Cowart (1985), ob nicht auch die sich später entwickelnde Präferenz für *salzig* (nach ihrer Studie bereits im vierten Lebensmonat) auf eine "*ontogenetische Komponente*" wie bei der Süßpräferenz zurückgeführt werden müßte. Im Laufe der Entwicklung – so zeigen andere Studien (Garb & Stankard 1974) – scheint sich die Akzeptanzschwelle für *süß* insofern zu verändern, als daß sich die Süßkonzentrationen erniedrigen, die maximal präferiert werden. Ziegler (1984) berichtet von einer Crossover-Studie an 16 Säuglingen, die vom 8. bis 111. Tag in Intervallen mit saccharose- bzw. nicht süßschmeckender polycosehaltiger Nahrung gefüttert wurden. Die Ergebnisse (Tab. 2/2) deuten an, daß die Süßpräferenz der Säuglinge zu einer signifikanten Steigerung der Nahrungsaufnahme führt. Diese und noch weitere Studien belegen, daß die subjektive Präferenz als eine wichtige verhaltenswirksame Motivation für die tatsächliche Nahrungsaufnahme gelten kann.

Tab. 2/2: Mengenaufnahme von süßer und nicht süßer Nahrung bei Säuglingen im Alter von 8 bis 111 Tagen (nach Ziegler 1984)

Alter der Säuglinge (Tage)	Saccharose ("süß") Energieaufnahme kcal/kg/d Mittelwert	Polycose ("blande") Energieaufnahme kcal/kg/d Mittelwert
8 – 27	117	111
28 – 55	118	108
56 – 83	106	101
84 – 111	106	96

Eine interessante Interpretation der angeborenen Süßpräferenz gibt Rozin, der sich auf die Evolution bezieht und in der Süßpräferenz und Bitteraversion einen "*offensichtlichen Überlebensmechanismus*" erkennt: "*Eine sichere und schnelle Energiequelle ist bei süßen Nahrungsmitteln gegeben, während der Bittergeschmack mit riskanten Nahrungsmitteln verbunden ist*" (Rozin 1976). Einen aktuellen Überblick über biologische Determinanten der Nahrungspräferenzen geben Schmidt und Beauchamp 1990.

Garb und Stunkard (1974) sehen vornehmlich in der späteren Kindheit, im Übergang zur Frühadoleszenz, die entscheidende Entwicklungsphase für eine Ausdifferenzierung der Geschmackspräferenzen. Ihre Befragungsergebnisse an Personen zwischen 6 und 60 Jahren zeigten, daß sich deren Geschmacksaversionen in einem Lebensalter zwischen 6 und 12

Jahren herausgebildet haben. Eine heriditäre Komponente für die Präferenzneigung zu *süß* bzw. *salzig* kann nach einer Untersuchung an 622 ein- und zweieiigen Zwillingen im Alter zwischen 9 und 15 Jahren nicht angenommen werden (GREENE, DESOR & MALLER 1975).

Solche Präferenzstudien leiden zumeist unter einem methodischen Problem: Sie untersuchen die Geschmacksqualitäten isoliert in den Dimensionen süß, sauer, salzig und bitter, während die sensorischen Qualitäten von Lebensmitteln mehrdimensional sind und sich als Interaktion verschiedener Geschmacksstoffe und Geschmacksmediatoren (z.B. Fette), aber auch anderen Faktoren, wie Textur, Farbgegbung, Temperatur, Geruch, etc. ergeben. So schmecken Honig, Nußnougatcreme und Konfitüre zwar süß, die Präferenz von Kindern für die süßen Brotaufstriche ist jedoch unterschiedlich. So mögen zum Frühstück gerne 58 % deutscher Kinder eine Konfitüre essen, 47 % präferieren Nußnougatcreme und 43 % wählen Honig (DGE 1984, S. 120).

Ohne weiter in Ergebnisdetails von empirischen Studien zu gehen, bleibt festzustellen, daß die Geschmackspräferenzen auf Lernerfahrungen beruhen, wobei als Ausnahme nochmals auf die offenbar angeborene Spontanpräferenz für den Süßgeschmack hinzuweisen wäre, deren Akzeptanzschwelle jedoch auch einer Entwicklung unterliegt.

Liking by tasting

DIEHL (1991) betont, daß sich die Formung von Nahrungspräferenzen und -gewohnheiten auch in einem nicht unerheblichen Umfang allein durch Kontakt und Erfahrung mit bestimmten Speisen und Geschmacksrichtungen ergeben. Dieser *mere exposure effect* bezeichnet den Mechanismus, daß ein zunächst durch äußere Faktoren veranlaßter Konsum (Kindern wird diese Speise vorgesetzt) anschließend zu einer mehr oder minder starken Präferenz für dieses Nahrungsmittel führt. Über diesen *mere exposure effect* ist auch zu verstehen, daß Kinder, die in die verschiedenen Kulturen dieser Erde hineingeboren werden, die regional geprägte Geschmackspräferenz durch *liking by tasting* erlernen.

Die von Kindern spontan abgelehnten Geschmacksqualitäten eines Hummers, aber auch die von Kaviar und Spargel formen sich also erst unter sozialer Anleitung (Beobachtungslernen), durch wiederholte Geschmackserfahrung und durch Erlernen des Bedürfnisses nach sozialer Anerkennung zu angenehmen Erlebnissen um. Abgesehen von den Geschmackspräferenzen und -aversionen unterliegt das gesamte Verhaltensmuster der Nahrungsaufnahme diesen erfahrungsbedingten Lernprozessen.

Ein Vergleich der Nahrungsmittelpräferenzen zwischen Müttern und ihren Kindern (DGE 1984, S. 125) zeigte, daß sich, bis auf eine Ausnahme, viel stärkere Ähnlichkeiten für die *Ablehnung* bestimmter Lebensmittel finden lassen. So läßt eine Präferenz für Äpfel bei den Müttern nur mit einer Wahrscheinlichkeit von 10 % auf eine Präferenz bei ihren Kindern schließen. Lehnen Mütter das Essen von Äpfeln jedoch ab, so besteht eine Wahrscheinlichkeit von 60 %, daß ihre Kinder ebenfalls Äpfel nicht mögen. Zu einem Teil kann diese große Übereinstimmung in der Ablehnung sicher dadurch erklärt werden, daß solche Lebensmitteln von den Müttern nicht eingekauft und damit im Haushalt nicht zur Verfügung stehen, so daß der *mere exposure effect* bei den Kindern nicht stattfindet. Die Ausnahme bezieht sich auf die Gruppe von Süßigkeiten: hier finden sich jeweils höhere Präferenzübereinstimmungen zwischen Müttern und Kindern, während die Übereinstimmung in der Ablehnung geringer ist. Diese unterschiedliche Übereinstimmung in Präferenz bzw. Ablehnung mag dazu führen, daß in manchen Studien keine sehr große Übereinstimmung von Präferenzen zwischen Eltern und Kindern gefunden wurde (DIEHL 1991).

Diese hier angesprochenen Lernprozesse bilden ein permanentes Erfahrungstraining über Jahre mit einer sehr großen Wiederholungsquote (d.h. lerntheoretisch: mit einer hohen Verstärkerfrequenz), die zu einer Habitualisierung (Gewohnheitsbildung) führt. Darin ist auch der wichtigste Grund zu sehen, daß Eßverhalten ein sehr stabiles Verhalten ist, das sich nicht in kurzer Zeit grundlegend verändern läßt. Dieser Lernprozeß sorgt für die *Verhaltenskontinuität* über die Generationen, da das Ziel des Trainings gerade darin besteht, die Muster des Eßverhaltens der Eltern auf das Eßverhalten der Kinder zu übertragen (DIEHL 1991, PUDEL 1986).

Grenzen rationaler Ernährungserziehung

Diesen vielschichtigen, oft nicht planvoll gesteuerten Trainingsprozessen im alltäglichen Leben werden aus pädagogischer Sicht gezielte Konzepte gegenübergestellt, die versuchen, kindliches Ernährungsverhalten durch Vermittlung vernünftiger Fakten in eine gewünschte Richtung zu lenken. Die Aufklärungsmaßnahmen im Umfeld von Karies und Süßigkeitenkonsum sind Beispiele dafür, durch Schriften, Wettbewerbe, Spiel und Rätsel die Vernunft des Kindes anzusprechen, um vernunftgelenktes Verhalten zu fördern.

Aus der kindlichen Denkperspektive aber erscheint es vor dem aufgezeigten Hintergrund der Präferenzentwicklung eher *unvernünftig*, wenn ein Kind freiwillig auf Süßes verzichtet. Ein solcher Verzicht wäre im psychologischen Sinn doch nur dann vernünftig, wenn ein Vorteil erlebt werden kann, der durch Verzicht gewonnen wird (psycho-ökonomisches Verhalten). Zweifel aber sind angebracht, ob die kindliche Denkstruktur bis zum 10. Lebensjahr soweit differenziert ist, um solche Argumente überhaupt zu begreifen. Nach einer repräsentativen Erhebung bei 518 Grundschulkindern zeigte sich, daß Kinder verschiedene Nahrungsmittel nach den Kriterien "macht dick", "macht stark" und "ist gesund" außerordentlich einheitlich und im Grunde zutreffend klassifizieren können. Es bestehen somit offensichtlich – bedingt durch Lehrer- und Elterninformation – festgefügte *Nahrungsmittelstereotype* mit gelernter Funktionszuweisung (Tab. 2/3).

Tab. 2/3 zeigt die Sortierung von Lebensmitteln durch Grundschulkinder. Gruppe 1 beinhaltet Lebensmittel mit folgendem Stereotyp "wenig dickmachend, macht sehr stark, ist gesund, nicht beliebt"; Gruppe 2 "nicht dickmachend, macht sehr stark, sehr gesund, beliebt"; Gruppe 3 "weniger dickmachend, macht stark, gesund, sehr beliebt"; Gruppe 4 "sehr dickmachend, macht nicht stark, nicht gesund, außerordentlich beliebt" (aus DGE 1984, S. 130).

In einer ergänzenden Untersuchung an 89 Kindern (SEIDENSCHWANZ & ZELLER 1983) wurde festgestellt, daß diese nicht anschaulichen und nicht erlebbaren Funktionszuschreibungen für bestimmte Lebensmittel von den Kindern im eigentlichen Sinne nicht *begriffen* werden. Insbesondere der Zukunftsbezug wird nicht verstanden, der vorausgesetzt wird, wenn die kariogene Wirkung von Zucker dargelegt wird (ein Kind: "*Süßes schadet den Zähnen, aber ich habe schon viele Bonbons gegessen, und meine Zähne haben keine Löcher*").

Tab. 2/3: Die Sortierung von Lebensmitteln durch Grundschulkinder

Gruppe 1	Gruppe 2	Gruppe 3	Gruppe 4
Vollkornbrot	Kakao	Nußnougatcreme	Pudding
Nudelsuppe	Vollmilch	Currywurst	Bonbons
Kartoffeln	Möhren	Fischstäbchen	Hamburger
Graubrot	Erbsen	Hähnchen	Cola
Wurst	Banane	Spaghetti	Schokoriegel
Tomate	Ei	Brötchen	Konfitüre
Käse	Salat		Salzgebäck
Kotelett	Orange		Schokolade
	Birne		
	Apfel		

Energiedichte ist kein Kinderbegriff

Es fehlt an anschauungsgebundenen Konzepten, um Kindern in ihrer Denkwelt die Ernährungsfragen kindgemäß zu erklären. Dies belegte auch eine andere Untersuchung an 451 Kindern zwischen 6 und 13 Jahren (CHOMÉ 1984). In einem Videofilm wurde den Kindern ein Fabelwesen "*Wusch*" vorgestellt, das täglich nur von einer Sorte Lebensmitteln ißt. Es war aber dabei wichtig, daß dieses Wesen immer *gleich satt* wird. Auf diese Weise wurde ermittelt, welche vergleichbaren Mengen an Bratwürsten, Pommes frites, Sahneeis, Brötchen, Schokoriegeln und Äpfeln sich jeweils hinsichtlich ihrer Sättigungswirkung in der Meinung der Kinder entsprechen.

Das Ergebnis war eindeutig: über alle Altersstufen hinweg ähnelte die Einstufung nach Sättigung der Einstufung nach dem Nahrungsvolumen bzw. Gewicht. Der Energiegehalt ist für Kinder dieser Altersstufen auch erfahrungsmäßig kein verfügbares Kriterium. Kinder können daher den anschaulich gebundenen Begriff des "Zuviel" nur auf die Größe *sichtbares Volumen* bzw. *spürbares Gewicht* beziehen. Es ist damit verständlich, daß Kinder behaupten, sie essen wenig Süßigkeiten, aber viel Kartoffeln, auch wenn sie tatsächlich wesentlich mehr Kalorien durch Süßigkeiten konsumieren.

Dieser kleine Exkurs in die Entwicklungspsychologie des Ernährungsverhaltens soll zeigen, wie schwer es ist, mit rational begründbaren Strategien auf das Ernährungsverhalten der Kinder einzuwirken. Als wesentliche Quelle zur Prägung ihres Eßverhaltens sind daher immer noch das Imitationslernen (auch Beobachtungslernen) und das kulturelle Training in den verschiedenen Bezugsgruppen zu sehen, die allerdings eher unsystematisch erfolgen.

2.3.3 Kontinuitätstraining über Generationen

Das (kulturelle, aber auch familiäre) *Kontinuitätstraining* hat unter gleichbleibenden Umweltbedingungen nicht nur seine Berechtigung, sondern es hilft geradezu, die erfahrungserprobten Ernährungsstrategien direkt weiterzugeben, um das Überleben der nachfolgenden Generation zu sichern. Noch zu Beginn dieses Jahrhunderts war es lebenswichtig zu wissen, mit welchen Pflanzen, Wurzeln und anderen Angeboten der Natur der Hunger zu stillen war, ohne Gesundheitsrisiken einzugehen. Es war wichtig, die Rezepturen für den *Notwendigkeitsgeschmack* zu lernen. Es war von Bedeutung, mit dem Essen richtig umzugehen, um trotz der Knappheit "*auf seinen Geschmack zu kommen*".

Die Verhaltenskontinuität, für die das familiäre Eßtraining sorgt, wird jedoch problematisch, wenn sich drastische Veränderungen der Ernährungsrealität einstellen. Dann setzt das erlernte Training zur Bewältigung der Ernährung möglicherweise ungünstige oder gar falsche Handlungsleitlinien.

Das "*Leeressenkönnen*" des Tellers trotz aufkommender Kurzzeitsättigung ist unter chronischer Nahrungsverknappung und bei fehlenden Konservierungsmöglichkeiten sinnvoll. Daher ist es auch zweckmäßig, Kinder gezielt darauf zu trainieren, den Teller immer dann auch leer zu essen, wenn gerade Nahrung verfügbar ist. Dies gilt aber nur solange, wie die Realität knapper Ressourcen dies verlangt. Ein so trainiertes Kind hat demnach im Schlaraffenland eine ungünstige Verhaltensstrategie. Ähnlich verhält es sich mit dem sinnvollen Training, bei verknappter Nahrung zu lernen, das zu essen, was auf den Tisch kommt (ein Einstellen auf den *Notwendigkeitsgeschmack*!).

Ähnliches gilt für feierliche und üppige Festmahlzeiten, die nur selten zelebriert werden konnten und zudem den Festtagen überhaupt erst durch das ungewöhnliche Auftischen schmackhafter Speisen ihren Festcharakter verliehen. Auch die soziale Übung, besonders schmackhafte, seltene oder teuere Nahrungsmittel als persönliche Geschenke seinen Freunden anzubieten, ihnen somit einen *Luxusgeschmack* zu schenken, hat ihren Ursprung in Mangelsituationen. Die "*Abwicklung*" sozialer Beziehungen und Zuwendungen zu anderen über Lebensmittel kann jedoch problematisch werden, wenn sich die Ernährungsrealität grundlegend geändert hat.

2.4 Das Drei-Komponenten-Modell

2.4.1 Außen- und Innensteuerung

Das Ergebnis des kulturell-familiären Verhaltenstrainings wird als Außenlenkung oder Außensteuerung des Eßverhaltens definiert. Man kann auch von einer kulturellen Normierung sprechen. Zugrunde liegt diesem Prozeß eine Ausprägung mehrerer sekundärer Motive, die das Eßverhalten motivational bzw. gewohnheitsmäßig steuern. Diese Außensteuerung ist – so gesehen – die konservative Komponente im Eßverhalten über Generationen hin. Die biologische Regulation – im Gegensatz dazu auch als Innensteuerung bezeichnet – steht zur Außensteuerung in Konkurrenz und kann, je nach Strenge des familiären Verhaltenstrainings und des sozio-kulturellen Normendrucks, mit zunehmendem Lebensalter immer weniger regulierenden Einfluß besitzen.

2.4.2 Kognitive Steuerung

Zu erörtern ist noch der dritte Einflußbereich, der in das Ernährungsverhalten (weniger in das Eßverhalten) eingreift: die kognitive Kontrolle. Darunter sind alle bewußt vorgenommenen Maßnahmen zur Steuerung des eigenen Ernährungsverhaltens zu sehen, beginnend bei der gezielten Auswahl ernährungsphysiologisch günstiger Lebensmittel bis hin zur Durchführung von Blitz- und Crash-Diäten über die bewußte Entscheidung für Rumkugeln oder für Frischkornbrei, um einige Beispiele zu geben. Die Wechselwirkung dieser drei Komponenten über das Lebensalter wird in Abbildung 2/1 schematisiert dargestellt.

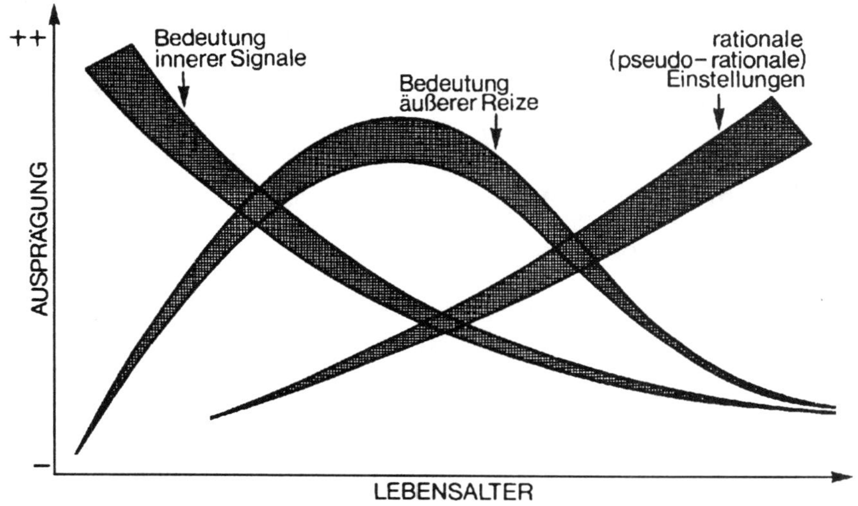

Abb. 2/1 erläutert schematisiert die Veränderung in der Wechselwirkung innerer Signale (biologische Ebene), äußerer Reize (kulturelle Normierung) und rationaler Einstellungen (Kognitionen) im Verlauf des Lebens (nach PUDEL *1986)*

Die kognitive Komponente unterliegt ihrerseits äußeren Einflüssen wie individuelles Ernährungswissen, gesellschaftliche Normen, Einstellungen, etc.. Im Gegensatz zu den Sekundärbedürfnissen, die im Trainingsprozeß des Eßverhaltens gebildet und vom Menschen nicht auf der Bewußtseinsebene reflektiert werden, ist die kognitive Komponente dem Menschen mehr bewußt. Sie dient als Zielvorstellung für eine beabsichtigte Verhaltensmaßnahme, die mit dem Essen realisiert werden soll. Über die kognitive Komponente ist daher noch am leichtesten eine Chance vorhanden, auf das Ernährungsverhalten des Erwachsenen einzuwirken. Dies allerdings kann nur insoweit gelingen, als diese kognitiven Aspekte im Einzelfall für die Ernährungsentscheidung eine Rolle spielen.

Diese dritte, kognitive Komponente, die in Überflußgesellschaften eine bedeutende Rolle im gesundheitsbezogenen Ernährungsverhalten haben kann, spielt daher die wesentliche Rolle in dem "*Belief Model*" (Einstellungsmodell) von AJZEN und FISHBEIN (1980). Danach wird ein bestimmtes Eßverhalten durch zwei Faktoren bestimmt: a) durch die Einstellung der Person selbst zu diesem Verhalten und b) durch die subjektiv wahrgenommene Norm, mit der *eine wichtige Bezugsgruppe der Gesellschaft* dieses Verhalten belegt hat. GOTTSCHALK (1987) hat dieses in den USA im Feld der *Nutrition Education* weit akzeptierte Modell aufgrund von Datensätzen deutscher Untersuchungen erprobt, evaluiert und die umfangreichen Ergebnisse in einer Monografie beschrieben.

Die kognitive Steuerung des Eßverhaltens kann durchaus aber auch in den Dienst solcher Bedürfnisse gestellt werden, die einer bedarfsgerechten Ernährung sogar inadäquat sind. Das ist immer dann der Fall, wenn essensferne Motive (z.B. Wunsch nach attraktiver Figur) über eine kognitive Einflußnahme auf das Ernährungsverhalten realisiert werden sollen. Dies wird bei bestimmten Eßstörungen sehr deutlich. Die gerade im Jugendalter, insbesondere bei Mädchen und jüngeren Frauen, häufiger zu diagnostizierende *Bulimia nervosa* (dazu mehr in Kap. 7) ist ein Beispiel, wie das Motiv nach attraktiver Figur die Ernährung bewußt zum Werkzeug degradiert, um einem gesellschaftlich definierten Schlankheitsbedürfnis nachzukommen.

2.5 Bewältigungsstrategien

2.5.1 Analyse der Defizite

Die Situation des Schlaraffenlandes, die zudem seit 1950 vergleichsweise kurzfristig erst existiert und überaus plötzlich ohne eine längerfristige Umstellungszeit geschaffen wurde, erfordert bei genauerer Betrachtung ein erhebliches Potential an Bewältigungsstrategien – und dies in dreifacher Hinsicht.

Erstens:
Es sind keine erprobten Verhaltensmuster im kulturellen Repertoire verfügbar, die ein Eßverhalten prägen können, das die biologischen Funktionsaufgaben der Ernährung sicherstellt, obschon das aktuelle, reichhaltige Lebensmittelangebot diese Aufgabe theoretisch viel leichter erfüllt als das der Jahrzehnte vorher.

Zweitens:
Im Sinne der Verhaltenskontinuität müssen Menschen mit der Schlaraffenland-Situation interagieren, deren Verhaltensrepertoire auf zweckmäßige Bewältigung des Mangels eingestellt ist. So gesehen fehlen nicht nur adäquate Bewältigungsstrategien, sondern es existieren durch Kontinuitätstraining gerade solche Verhaltensdispositionen, die eher unzweckmäßig sind und damit ein adäquates Eß- und Ernährungsverhalten behindern.

Drittens:
Die Optimierung des Lebensmittelangebots in jeglicher Hinsicht (Geschmack, Preis, Verpackung, Konservierung, Verfügbarkeit, Image, technologische Raffinessen der Lebensmittelvarianten, etc.) stimulieren eine Fülle unterschiedlichster Eßbedürfnisse, die sich vom biologischen Zweck der Nahrungsaufnahme im Sinne der Nährstoffversorgung weit entfernen können.

Die Problemlösungsaufgabe für das Ernährungsverhalten war früher primär eine Aufgabe des

→ **SUCHENS und FINDENS.**

Im Schlaraffenland besteht die wesentliche Aufgabe in der

→ **ENTSCHEIDUNG**

für oder gegen bestimmte Lebensmittel. Es ist riskant, sich nicht zu entscheiden, denn dann würde man im Schlaraffenland konsequenterweise genauso verhungern wie jener sprichwörtliche Esel zwischen zwei Heuhaufen.

Das Resultat der Ernährungsentscheidung determiniert das Eßverhalten. Die Entscheidung jedoch basiert auf Kriterien, deren Abwägung gegeneinander zu einer Lebensmittelwahl führt, die dann letztendlich ihren Weg zum Mund findet. So betrachtet gilt auch ein großer Teil ernährungspsychologischer Forschung der Aufklärung dieser Entscheidungskriterien.

2.5.2 Analyse der Veränderung

Die Lebensmittelwelt der Supermärkte in den westlichen Industrienationen – als eine dominante Komponente des Schlaraffenlandes – hat zu einer grundlegenden Veränderung in der Beziehung zum Lebensmittel geführt. Zudem haben sich gesellschaftliche und soziodemografische Strukturen verändert. Es ist ein Wandel von "*der hierarchischen Familienstruktur hin zu einer individuellen Knabbergesellschaft*", wie H. Haenel vom Zentralinstitut für Ernährung in Potsdam-Rehbrücke im Mai 1991 treffend beschrieb.

Seit Jahren lassen sich insbesondere mit Blick auf das Lebensmittelangebot und die Einstellung der Bevölkerung dazu vier Tendenzen charakterisieren (Pudel 1989):

1. Tendenz: Verlust der Wertschätzung.
Den Generationen ab Jahrgang 1950 fehlt die existentielle Erfahrung der Nahrungsmitteleinschränkung und -verknappung und das daraus resultierende emotionale und existentielle Grunderlebnis, wie unmittelbar Nahrungsaufnahme und Leben zusammenhängen. Eine durch Hochachtung gekennzeichnete Wertschätzung des Lebensmittels ist damit emotional nicht verankert.

2. Tendenz: Verlust der Lebensmittelidentität.
Konsumenten in modernen Supermärkten erleben den Erwerb von Lebensmitteln nicht mehr anders als den Einkauf beliebiger Non-Food-Konsumartikel auch. In Abpackung, Preisauszeichnung, Angebotsform, Sortimentstiefe und -breite unterscheiden sich Drogeriemarkt, Lebensmittelmarkt oder Elektronikdiscounter nicht. Was also unterscheidet das Paket Mehl vom Paket Waschmittel, den Tiefkühlspinat von der Hautcreme oder das Schnittbrot vom Beutel Holzkohle. Alles ist vorhanden, sogar im gleichen Geschäft; alles wird verbraucht, und alles kann ständig neu gekauft werden.

3. Tendenz: Verlust der originären Beziehung zur Herkunft.
Der originäre Bezug zur Quelle des Lebensmittels ist weitgehend verloren gegangen. Die im Quader verpackte Milch erzeugt kaum Assoziationen an die Kuh, das Fischstäbchen läßt kaum an Kabeljau denken und der Hamburger zwischen dem Sesambrötchen weckt keinen Gedanken an einen Bullen. Diese heute fehlenden, früher erfahrungsmäßig aber nachvollziehbaren Verbindungen zur originären Quelle der Lebensmittel werden durch Convenience-Food noch weiter verdeckt und geben dem Lebensmittel einen emotional eher neutralen Stellenwert. Unterstrichen wird dadurch der Konsumartikelcharakter ähnlich anderer Non-Food-Artikel, über die beliebig disponiert werden kann.

4. Tendenz: Verlust der emotionalen Beziehung.
Die situative Erlebniszuweisung von Mahlzeiten oder bestimmten "privaten" Rezepturen schwindet durch Zunahme des Außer-Hausverzehrs und erhöhter Mobilität und die damit verbundene Auflösung der häuslichen Tischgemeinschaft. Die überlieferten Familienrezepte, das familientypische Gericht an einem Tag der Woche, das "Leibgericht" des Vaters, das gemeinsame Vorbereiten von z.B. Plätzchen und Stollen in der Weihnachtszeit waren ernährungspsychologische Faktoren, die bestimmten Speisen einen zusätzlichen emotionalen "Überbau" verschafften. Dieser emotionale "Überbau" wird heute noch bei Urlaubsreisenden sichtbar, denen durch deutsche Hausmannskost in Tunesien oder Thailand ein "Stück Heimat" serviert wird.

Diese Erfahrungen werden bei den heutigen "Konsumenten" seltener, da Marketingstrategien umgesetzt werden, um bestimmte Rezepturen (z.B. Cola-Getränke, Ketch-up, Hamburger) weltweit geschmacklich zu standardisieren und auch situative Angebotsformen (wie in Kettenrestaurants, Schnellbuffets) international zu normieren. Damit ist die intime Funktion der familiär geprägten Speise zur Erfüllung psychischer Bedürfnisse aber nicht mehr gegeben.

Diese vier Tendenzen zusammengefaßt sprechen insgesamt für eine Neutralisierung und psychische Entfremdung[3] sowohl für das Lebensmittel als auch für den Verhaltensbereich "essen". Es ist unschwer vorzustellen, daß ein Umgang mit Lebensmitteln in einem solchen Setting andere Beziehungen fördert als z.B. die Zubereitung und das Verspeisen von Nahrung aus dem eigenen Garten.

Da aber das Eßverhalten einen Erlebnisbereich abdeckt, der primär emotional verankert und nicht kognitiv-rational zugänglich ist, sollte angenommen werden, daß diese Standardisierungs- und Entfremdungstendenzen auch durch gegenläufige Entwicklungen kompensiert, zumindest aber ergänzt werden. Die zunehmend bedeutendere Funktion des Markenartikels (Emotionalisierung des Produkts durch Vertrauen) im Lebensmittelhandel und das fast vollständige Verschwinden der No-Name-Products sprechen dafür. Ebenso auch die Ergänzung der anonymen "Versorgungsmärkte" durch kleinere Spezialitäten- und Feinkostgeschäfte mit Bedienungspersonal. Aber auch der erhöhte Stellenwert der regionalen Küche in der Gastronomie kann so gedeutet werden.

2.6 Entscheidungskriterien im Mosaik der Motive

Konkreter sollen mögliche Motive betrachtet werden, die das Eßverhalten in unterschiedlichem Ausmaß beeinflussen können. Im nachfolgenden Kasten sind einige Beispiele zusammengestellt.

---

3 Können Parallelen zur Sexualität gezogen werden? Sexualität als Konsumartikel auf Videos konserviert zur beliebigen Disposition; weltweite Standardisierung der Inhalte bei Neutralisierung und Entfremdung des originären Handlungsbezuges. Eine Zunahme von Verhaltensstörungen wird in beiden Verhaltensbereichen konstatiert.

Motive für die Lebensmittelwahl

➔ **Geschmacksanspruch**
(Erdbeeren mit Schlagsahne sind der höchste Genuß)

➔ **Hungergefühl**
(ich habe einfach Hunger/ich muß das jetzt essen)

➔ **ökonomische Bedingungen**
(das ist im Sonderangebot, das kaufe ich)

➔ **kulturelle Einflüsse**
(morgens Brötchen mit Kaffee)

➔ **traditionelle Einflüsse**
(Oma's Plätzchen zu Weihnachten)

➔ **habituelle Bedingungen**
(ich esse immer eine Suppe vor der Mahlzeit)

➔ **emotionale Wirkung**
(ein Stück Kuchen in der Streßsituation)

➔ **soziale Gründe**
(bei Fondue läßt es sich gut unterhalten)

➔ **soziale Statusbedingung**
(die Schulzes laden wir zu Hummer ein)

➔ **Angebotslage**
(man ißt das Mensaessen, weil es dies gerade gibt)

➔ **Gesundheitsüberlegungen**
(soll gesund sein, also esse ich das)

➔ **Fitnessüberlegungen**
(soll gut für's Joggen sein)

➔ **Schönheitsansprüche**
(halte Diät, um schlank zu bleiben)

➔ **Verträglichkeit**
(Grünkohl esse ich nicht, vertrage ich nicht)

➔ **Neugier**
(mal sehen, wie das schmeckt)

➔ **Angst vor Schaden**
(esse ich nicht mehr, weil da Schadstoffe drin sind)

➔ **pädagogische Gründe**
(wenn Du Schularbeiten machst, bekommst Du ein Bonbon)

➔ **Krankheitserfordernisse**
(Zucker darf ich nicht essen, wegen meines Diabetes)

➔ **Magische Zuweisungen**
(Sellerie esse ich für die Potenz)

➔ **pseudowissenschaftlich**
(10 harte Eier zum Abnehmen)

Diese Auflistung, deren inhaltliche Bedeutsamkeit beim Durchlesen unmittelbar einleuchtet, belegt bereits, wie unrealistisch der Anspruch wäre, daß alle Menschen ihre Lebensmittelwahl ausschließlich nach gesundheitlichen Kriterien vornehmen sollten. Dieses Postulat, das durchaus als Zielvorstellung mancher Ernährungsaufklärung fungiert, wird alle Maßnahmen in der Primärprävention zu einem Mißerfolg führen, denn dieses Ziel kann nicht erreicht werden (mehr dazu in Kap. 10).

Die Motivation für eine bestimmte Ernährungsentscheidung ist also in ein Bündel höchst unterschiedlicher Motive eingebunden, die mehr *oder weniger* mit dem biologischen Sinn der Nährstoffversorgung zu tun haben. Nahrungsaufnahme ist ebensowenig auf den Aspekt des "Einverleibens von Stoffwechselmaterial" zurückzuführen wie Sexualität auf den Aspekt der Arterhaltung.

2.6.1 Subjektiv optimierte Entscheidung

Die ernährungspsychologische Betrachtung beschreibt die individuelle Ernährungsentscheidung als jeweils subjektiv *optimierte Entscheidung* unter Abwägung von Vor- und Nachteilen, wobei entsprechend der subjektiven Situation die einzelnen Motive allerdings unterschiedlich gewichtet werden können.

Diese Betrachtungsweise akzeptiert also, daß jede konkrete Lebensmittelwahl (und damit das Eßverhalten) eine multifunktionale Optimierungsentscheidung ist, in die unterschiedlichste Aspekte eingehen, die vom Individuum selbst bewertet, d.h. gewichtet werden. Damit also ist jedes Ernährungsverhalten insbesondere unter den Überflußbedingungen kein "*Fehlverhalten*", sondern subjektiv optimiertes Verhalten.

Der Begriff des *Fehlverhaltens* ist in der Laiendeutung, aber auch in vielen "Experten"-Deutungen der Ernährungsprobleme üblich. Er soll das Eßverhalten als einen "Fehler" klassifizieren, weil es sich nicht an die normativen Vorgaben wissenschaftlicher Erkenntnis zur Optimierung der Gesundheitsfunktionen hält. Damit wird allerdings nur ein argumentatives Potiental freigesetzt, das den Menschen zwingen soll, die vernünftigen Normen einzuhalten. Eine Klärung, oder gar ein Verständnis, warum Menschen sich diesen normativen Zielen nicht unterordnen wollen, wird dabei vernachlässigt.

Zunächst sollte es "*zugelassen*" sein, daß Menschen auch andere als gesundheitliche Erwägungen für ihre Lebensmittelentscheidung heranziehen, was allerdings unter gesundheitspolitischen Erwägungen nicht gerne zugestanden wird. Hier finden sich detaillierte Ausführungen im Ernährungsbericht 1988 (DGE 1988, Kap. 5, 6).

Eine psychologische Behandlung dieses Themas kann also nicht von der Diagnose eines Fehlverhaltens ausgehen, die nur in die Sackgasse einer aggressiven Gegenargumentation führt, sondern sie muß einen erkennenden Weg beschreiten: Warum ißt der Mensch das, was er ist? Eine spannende Frage seit der DAHLEM-KONFERENZ, bis heute nahezu unbeantwortet.

2.6.2 Theoretisches Modell der Entscheidung

Es ist in den theoretischen Vorüberlegungen davon auszugehen, daß die Ernährungsentscheidung (EE) von verschiedenen Motiven (Faktoren) abhängig ist:

$$\mathbf{EE = f(F_1, F_2, F_3, F_4,...,F_n).}$$

Jeder dieser Faktoren hat zudem individuell eine bestimmte Gewichtung, mit der er in die Entscheidungsoptimierung einfließt. So ist der Faktor "Krankheit" für Gesunde sehr gering gewichtet und prägt kaum die Entscheidungsfindung. Der Feinschmecker gewichtet den sensorischen Genuß und das Ambiente höher, der Student wägt mehr den Preis ab. Die Gleichung wäre demnach mit individuellen Gewichtungsfaktoren zu vervollständigen:

$$\mathbf{EE = f(g_1F_1, g_2F_2, g_3F_3, g_4F_4,...,g_nF_n)}$$

Durch einfache Selbstbeobachtung kann bereits festgestellt werden, daß das Eßverhalten in der Realität keiner stabilen Wiederholung folgt, sondern außerordentlich stark situationsgebunden ist. Es wird nicht jede beliebige Speise in jeder beliebigen Weise in jeder beliebigen Situation verzehrt.

Sauerbraten zum Frühstück?

Es wird kaum Menschen geben, die spontan den Lachs vom kalten Büffett mit den Fingern nehmen. Aber auch nicht sehr viele werden an der Imbißstube zum Verzehr der Bratwurst Messer und Gabel fordern. Viele essen im Urlaub an der Adria spontan Tintenfisch, den sie zu Hause am eigenen Familientisch weder bereits gegessen haben noch jemals essen werden. Kaum jemand kommt auf den Gedanken, Suppe als Nachtisch zu verspeisen, kaum jemand würde zum Frühstück Sauerbraten essen. Es ist unvorstellbar, zu Weihnachten hartgekochte, farbige Eier und zu Ostern Stollen zu essen. Als Mittagessen am Familientisch wird nicht eine Tafel Schokolade ausgeteilt, wenngleich dies zur Mittagszeit während einer Autoreise geschieht. Zur Kaffeezeit essen die wenigsten Knäckebrot mit Quark, wenngleich kaum jemand zum Frühstück einen Windbeutel verzehrt. Darüberhinaus gibt es für jeden einzelnen Menschen eine Fülle von individuellen Festlegungen zwischen Essen und Situationen. Für den einen mag es unvorstellbar sein, auf der Straße zu essen. Der andere ißt gerade "so spontan aus dem Papier". Die schon sprichwörtliche Vorliebe für die untere bzw. obere Hälfte des Brötchens, die individuell genau festgelegte Menge Kondensmilch im Kaffee oder die Zuckermenge im Tee, die Anordnung von Gemüse, Fleisch und Kartoffeln auf dem Teller und die Reihenfolge, in der diese drei Komponenten verzehrt werden, sind Beispiele für eine individuelle Situationsgebundenheit.

Veränderungen der Situation ergeben Möglichkeiten, das Ernährungsverhalten zu verändern. Nicht zuletzt erfährt das deutsche Ernährungsverhalten auch im Urlaub unter stark veränderten Situationen die relativ größten Variationen. Zu Hause allerdings tritt häufig die alterfahrene Situationsgebundenheit wieder ein. Daher gelangen auch Speisen und Rezepturen der *öffentlichen Küche*, dargestellt als Angebot der Gastronomie und Gemeinschaftsverpflegung, nur sehr schwer in die *private Küche*. Benutzer der *öffentlichen Küche* mögen jahrelang in der Pizzeria "*um die Ecke*" zu Mittag essen, ohne daß sie jemals zu Hause auch nur den Versuch unternommen hätten, eine Pizza zuzubereiten. Zu Hause besteht eine Situationsgebundenheit, und daraus resultiert ein bestimmtes Ernährungsverhalten. Im Restaurant ist die Konstellation anders, da zeigt sich das Ernährungsverhalten mehr von seiner flexiblen, variablen Seite.

Auf die Wichtigkeit, diese Situationsgebundenheit des Eßverhaltens im Einzelfall zu analysieren, wird auch in Kap. 8 unter dem Thema der *Ernährungsberatung* ausführlich eingegangen. Da also offensichtlich situative Einflüsse eine entscheidende Rolle spielen, ist für das Verständnis des Eßverhaltens auch der situative Gewichtungsfaktor in die Gleichung einzubringen, um der Realität noch etwas näher zu kommen.

$$\mathbf{EE_{(s1)} = f(s_1g_1F_1, s_1g_2F_2, s_1g_3F_3, s_1g_4F_4,\ldots,s_1g_nF_n)}$$

$$\mathbf{EE_{(s2)} = f(s_2g_1F_1, s_2g_2F_2, s_2g_3F_3, s_2g_4F_4,\ldots,s_2g_nF_n)}$$

$$\mathbf{EE_{(s3)} = f(s_3g_1F_1, s_3g_2F_2, s_3g_3F_3, s_3g_4F_4,\ldots,s_3g_nF_n)}$$

•••

$$\mathbf{EE_{(sl)} = f(s_lg_1F_1, s_lg_2F_2, s_lg_3F_3, s_lg_4F_4,\ldots,s_lg_nF_n)}$$

Diese Gleichungen zeigen jetzt, daß ein Mensch in der Situation s_1 zu anderen Ernährungsentscheidung kommen kann als in der Situation s_2 oder s_3. Dieses Modell macht deutlich, daß jede subjektive Entscheidung von den Gewichtungen und der entsprechenden Situation abhängt, damit also keine *Fehlentscheidung*, sondern eine *subjektiv* abgewogene, situationsoptimierte Entscheidung ist.

Anhand von empirischen Daten wird dieses kognitive Modell der Ernährungsentscheidung in Kap. 3 validiert und zur Simulation verschiedener Bedingungen genutzt.

2.6.3 Ausblick

Die kleine Eßgeschichte im nachfolgenden Kasten soll die nüchternen Gleichungen lebendig werden lassen, bevor in Kap. 3 mit abstrakten Modellrechnungen fortgefahren wird. Die Eßgeschichte zeigt, wie unterschiedliche Motive je nach Situation bei einem Menschen das Eßverhalten beeinflussen.

Eine moderne Eßgeschichte

Marcus M., 35 Jahre, ißt zum Frühstück einen Teller Müsli mit Orangensaft und trinkt ein großes Glas Milch ("*Ich will was für meine Gesundheit tun*" Motiv: gesund). Seine Sekretärin überrascht ihn mit einem Zuckerkuchen, den er dankbar aufißt ("*Da kann ich mich nicht entziehen*" Motiv: sozial). Das Mittagessen in der Werkskantine läßt er ausfallen ("*Ich muß etwas für meine Figur tun*" Motiv: ästhetisch). Gegen 15 Uhr zieht er mit Geschäftspartnern um's Eck. Man genehmigt sich Champagner und einen Shrimpscocktail ("*Geht ja auf die Firmenrechnung*" Motiv: ökonomisch). Am Abend verspeist er genüßlich mit seinen Kindern zusammen eine Riesenportion Spaghetti Napoli ("*Ich habe so selten was von den Kindern*" Motiv: familiär-sozial). Am nächsten Morgen genießt er in der Sonne auf der Terrasse ein tolles Frühstück mit Ei, frischen Konfitüre-Brötchen und heißem Kaffee ("*Das ist ein echter Genuß*" Motiv: hedonistisch). Vielleicht geht Marcus M. an diesem Tag noch Tennisspielen. Dann wird er schnell noch einen Eiweißdrink zu sich nehmen ("*Schließlich will ich fit sein*" Motiv: leistungsfähig). Und so geht es weiter.

Damit sind die kurzen einleitenden *Betrachtungen* beendet. Sie waren gedacht als kursorische Einführung in eine ernährungspsychologische Betrachtungsweise, um in den folgenden Kapiteln mit Daten, Fakten, wissenschaftlichen Theorien und Ergebnissen zu den inhaltlichen Aufgaben und Erkenntnissen der Ernährungspsychologie zu kommen.

2.7 Weiterführende Literatur:

Deutsche Gesellschaft für Ernährung: Ernährungsbericht 1984, Kap. 3. Henrich: Frankfurt 1984

Deutsche Gesellschaft für Ernährung: Ernährungsbericht 1988, Kap. 6. Henrich: Frankfurt 1988

Diehl, J.M. (1991) Ernährungspsychologie. In: Th. Kutsch (Hrsg) Ernährungsforschung. Wiss. Buchgesellschaft: Darmstadt 1991

Hufnagel, G., Lüdtke, A. (Hrsg): Hunger, Ernährung und Politik. Sozialwissenschaftliche Informationen für Unterricht und Studium 14, 2, Siegen 1985

Gottschalk, I.: Gesundheitsinformation für Verbraucher. Asgard: St. Augustin 1987

Teuteberg, H.J., Wiegelmann, G.: Der Wandel der Nahrungsgewohnheiten unter dem Einfluß der Industrialisierung. Vandenhoeck & Ruprecht: Göttingen 1972

3

Ernährungsverhalten und -einstellung – Bestandsaufnahme für die Bundesrepublik Deutschland

Die Ernährungssituation der deutschen Bevölkerung wird seit 1972 im Vier-Jahres-Rhythmus in den Ernährungsberichten dokumentiert, die die DEUTSCHE GESELLSCHAFT FÜR ERNÄHRUNG im Auftrag der Bundesregierung herausgibt. Es werden im Sinne von Fortschreibungskapiteln die Verzehrssituation und die Nährstoffaufnahme der Bevölkerung beschrieben und bewertet sowie die toxikologischen und mikrobiologischen Aspekte der Ernährung beurteilt. Darüberhinaus werden jeweils aktuelle Themen in gesonderten Kapiteln behandelt.

Seit 1980 ist ein Kapitel des Ernährungsberichtes auch speziell dem Ernährungsverhalten vorbehalten, in dem unterschiedliche Verhaltensaspekte, zumeist aufgrund repräsentativer empirischer Erhebungen, abgehandelt werden. Die bisher bearbeiteten Themen: Ernährungsverhalten in der Bundesrepublik Deutschland (1980); Psychosoziale Bewertung der Ernährung in Familien mit Kindern (1984); Beeinflussung des Ernährungsverhalten durch staatliche Maßnahmen (1988); Einflüsse auf die Nahrungsaufnahme des Menschen (1988).

Im Folgenden wird aufgrund dieser Berichte und anderer Untersuchungen eine kurze Zusammenfassung zum Aspekt des Ernährungs- und Eßverhaltens in der Bundesrepublik Deutschland gegeben.

3.1 Trends in der Lebensmittelwahl

Trendkurven über den Verbrauch bestimmter Lebensmittel bzw. Lebensmittelgruppen in diesem Jahrhundert belegen, daß sich das Ernährungsverhalten vor allem zu Beginn der 50er Jahre bis in die Gegenwart verändert hat. Somit reflektieren diese Trends eine Reaktion im Ernährungsverhalten auf die radikal veränderte Ernährungsumwelt, die sich nach der Währungsreform in der Bundesrepublik Deutschland als "*Überflußsituation*" in Kontrast zur "*Mangelsituation*" etablierte.

Psychologisch gut erklärbar folgt denn auch die Trendwende bei den verschiedenen Lebensmittelgruppen einem einheitlichen Muster: bislang knappe Lebensmittel werden jetzt zunehmend bevorzugt verbraucht, während bislang relativ reichlich vorhandene Lebensmittel im Konsum kontinuierlich herabgeschraubt werden. Dies erklärt sich aus der subjektiven Einstellung zum *Wert* des Lebensmittels, der umso höher geschätzt wird, je begrenzter seine Verfügbarkeit ist. Umgekehrt ist die Wertschätzung umso geringer, je leichter der Zugang und der Konsum dieses Lebensmittels ist. Dieses Phänomen der Wertschätzung von Lebensmitteln in Abhängigkeit ihrer Verfügbarkeit kann heute bei Austern, Kaviar, Spargel, Pasteten und anderen Feinkostangeboten beobachtet werden. Die

Wertschätzung sinkt unmittelbar, wenn die Verfügbarkeit (auch im Sinne von Preisverfall) steigt, wie dies bei Dosenspargel, Champignons, Bananen etc. noch vor Jahren zu beobachten war[4].

Die heute aus ernährungsphysiologischer Sicht als ungünstig dargestellten Tendenzen im Ernährungsverhalten sind somit zum Teil noch als Reaktionen auf die Mangelsituation zu verstehen. Fette, in Form von Butter, Fleisch und Wurst, waren knapp; Proteine, in Form von Käse und Eiern, waren Mangelware; Kohlenhydrate, in Form von verarbeitetem Zucker in Süß- und Backwaren, waren selten; Kohlenhydrate, in Form von stärkehaltigem Gemüse, Kartoffeln, Teigwaren etc. standen relativ reichlich zur Verfügung. Dies belegt auch eine nachträgliche Nährstoffberechnung von ROTTKA[5] für die Zeit der Zuteilung nach Lebensmittelkarten im Juni 1946.

Tab. 3/1 veranschaulicht, daß bestimmte Lebensmittelzuteilungen, die im Juni 1946 pro Person für einen Monat zur Verfügung standen, gegenwärtig durchaus an einem einzigen Tag verzehrt werden, wie 450 Gramm Fleisch oder 200 Gramm Fett.

Tab. 3/1: Lebensmittel- und Nährstoffverzehr 1946 und 1990 in Relation zu den Empfehlungen der DGE

Lebensmittelration für Juni 1946		**Juni 1946 Zuteilung**	**Empfehlungen der DGE**	**Verzehr 1990 nach NVS/DGE**
Fleisch	450 g	Kalorien:	Kalorien:	Kalorien:
Butter	125 g	1350	2100	ca. 3000
Margarine	75 g			
Weißbrot	2000 g	Kohlen-	Kohlen-	Kohlen-
Roggenbrot	5000 g	hydrate:	hydrate:	hydrate:
Nährmittel	1000 g	76 %	58 %	42 %
Magermilch	3500 g			
Kaffee	62 g	Fett:	Fett:	Fett:
Quark	125 g	9 %	30 %	40 %
Fisch	600 g			
Zucker	250 g	Protein:	Protein:	Protein:
Marmelade	450 g	15 %	12 %	14 %
Kartoffeln	8000 g			
Gemüse	2000 g	Alkohol:	Alkohol:	Alkohol:
		0 %	0 %	4 %

4 Es wird vermutet, daß die Bürger in den neuen Bundesländern nicht die bekannten Trends der 50er Jahre in der Bundesrepublik Deutschland "nachholen", sondern aufgrund ihrer Ausgangslage z.B. den Schweinefleischkonsum reduzieren und den Gemüseverzehr steigern, da dieses Fleisch reichlich, qualitativ gutes Gemüse nur selten vorhanden war.

5 Die Autoren danken Prof. Dr. med. H. Rottka für die Überlassung dieser Analyse.

Daher kann es nicht überraschen, daß die Aufnahme an Fett und Eiweiß zugenommen, der Verzehr an stärkehaltigen Kohlenhydraten aber abgenommen hat. Die nachfolgenden Trendkurven in den Abb. 3/1 bis 3/4 für einige *Kohlenhydrat*-Lebensmittel, einige *Protein*-Lebensmittel und für *Fleisch-* und *Wurstwaren* sowie über die *durchschnittliche Nährstoffrelation* sind mit freundlicher Genehmigung der Deutschen Gesellschaft für Ernährung dem Ernährungsbericht 1988 entnommen.

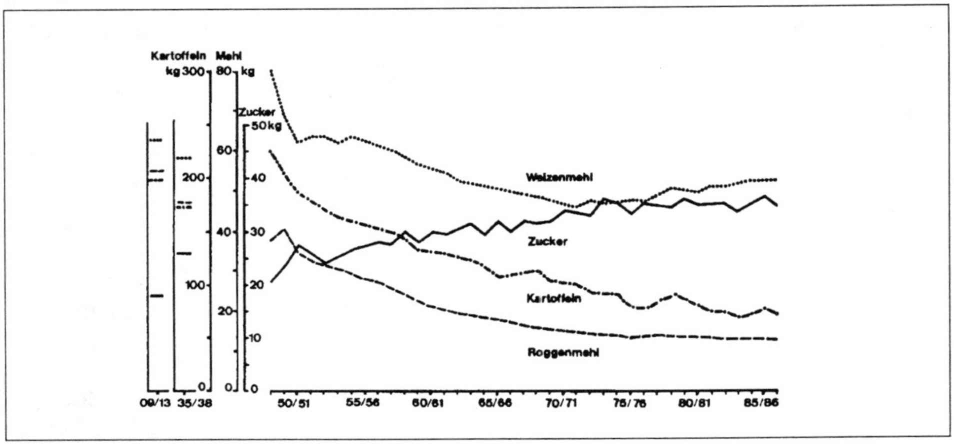

Abb. 3/1 zeigt die Verbrauchstrends für Kartoffeln, Roggen- und Weizenmehl sowie Zucker für die Zeitperioden Deutsches Reich 1909-1913 und die Bundesrepublik Deutschland 1948/49 bis 1986/87. Die Maßstäbe für das Produktgewicht sind entsprechend dem Kohlenhydratgehalt geändert.

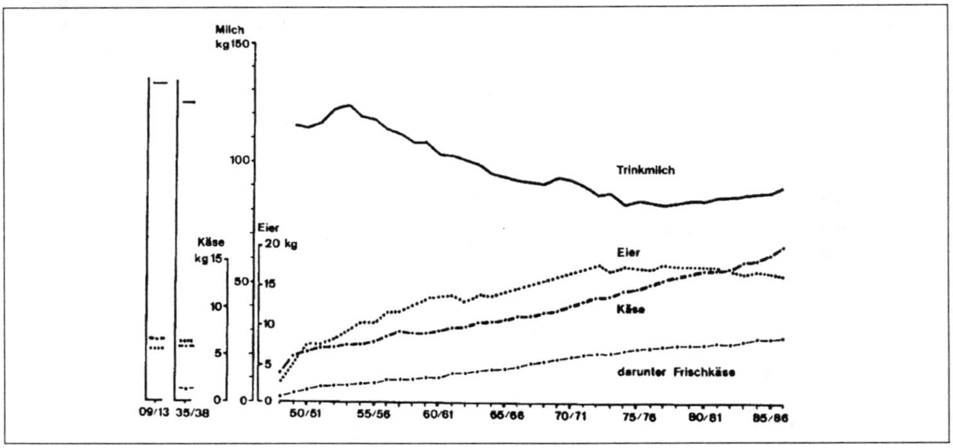

Abb. 3/2 zeigt die Verbrauchstrends für Trinkmilch, Käse und Eier für die Zeitperioden Deutsches Reich 1909-1913 und die Bundesrepublik Deutschland 1948/49 bis 1986/87. Die Maßstäbe für das Produktgewicht sind entsprechend dem Proteingehalt geändert.

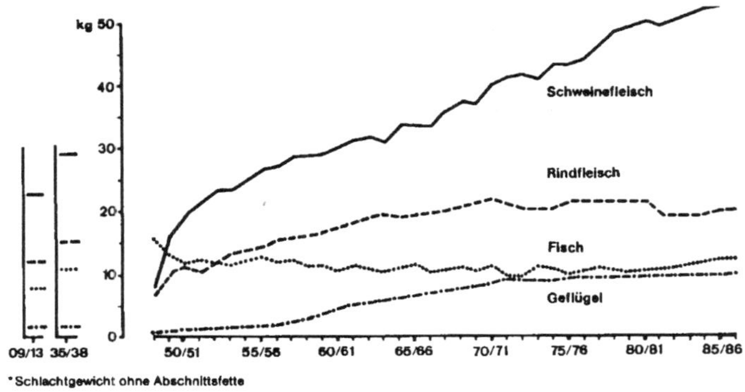

Abb. 3/3 zeigt die Verbrauchstrends für Schweine- und Rindfleisch, Geflügel und Fisch für die Zeitperioden Deutsches Reich 1909-1913 und die Bundesrepublik Deutschland 1948/49 bis 1986/87.

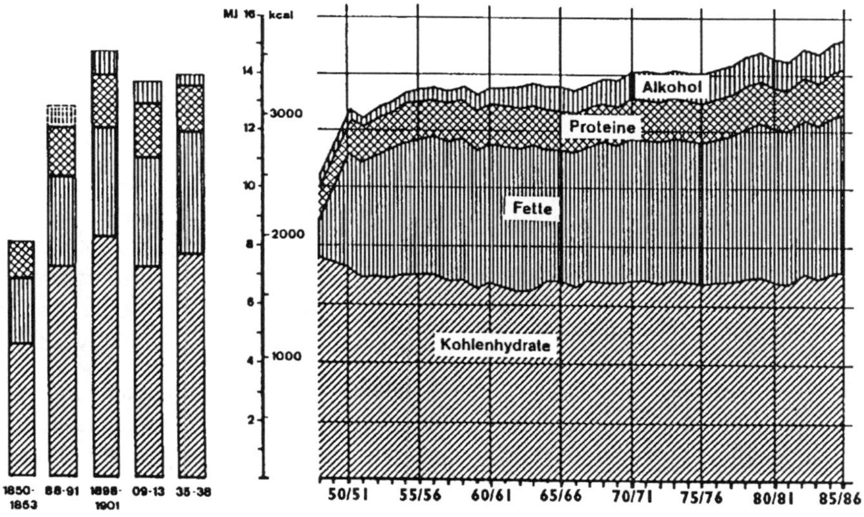

Abb. 3/4 dokumentiert die Trends im Verbrauch an Nahrungsenergie pro Person und Tag, aufgeschlüsselt in Protein, Fett, Kohlenhydrate und Alkohol.

Die Abbildung 3/4 mit der Darstellung von der Veränderung der durchschnittlichen *Nährstoffrelation* in diesem Jahrhundert läßt keine so gravierende Trendwende erkennen, wie dies im Gegensatz dazu die Verbrauchskurven einzelner Lebensmittelgruppen zeigen. Selbst die insgesamt aufgenommene Energiezufuhr ist seit der Jahrhundertwende relativ unverändert, wobei allerdings in Betracht gezogen werden muß, daß sich der Energieverbrauch durch Abnahme körperlicher Aktivität deutlich verringert hat. Lediglich für 1850-1853 und für 1948/1949 weist die Statistik einen Einbruch in der Energiezufuhr aus. Für die immer wieder – auch von der Fachwelt – apostrophierte "*Freßwelle*" der 50er Jahre gibt diese Darstellung in keiner Weise einen Beleg ab. Auf diesen wichtigen Aspekt wird in Kap. 5 zum Thema *Übergewicht* eingegangen.

Die Bewertung der Ergebnisse aus Abbildung 3/4 läßt den Schluß zu, daß sich die Lebensmittelpräferenzen der Bevölkerung insofern verändert haben, daß es zu gegenseitiger Kompensation innerhalb der Nährstoffgruppen gekommen ist. So wird in der Kohlenhydrataufnahme der reduzierte Stärkeverzehr durch Mono- und Disaccharide ersetzt; fallendem Milchkonsum steht z.B. ein gesteigerter Konsum von Käse gegenüber; pflanzliche Fette werden durch tierische Fette ersetzt.

Aus ernährungspsychologischer Sicht stehen damit die Entscheidungskriterien der Menschen für konkrete *Lebensmittel* im Blickpunkt des Interesses, weniger – und in der Ernährungsaufklärung und Ernährungsberatung überhaupt nicht – die *Nährstoffgruppen*, die – wie Abbildung 3/4 ausweist – nicht einmal die Lebensmittelwahl reflektieren können.

Eine naheliegende Hypothese an dieser Stelle würde darauf abzielen, daß Veränderungen in der Lebensmittelwahl, und damit Veränderungen im Ernährungsverhalten, durch eine gezielte Imageveränderung (*Lexikon*) bei der Wertigkeit der Lebensmittel erreicht werden. Praktische Beispiele dafür sind zur Hand, z.B. der Imagewandel des Mineralwassers in den 70er Jahren.

Lexikon

Image

Unter einem *Image* (lat. Bild) von einem Lebensmittel wird das Insgesamt an bewertenden Zuschreibungen verstanden, die ein Mensch vornimmt, unabhängig davon, ob diese Eigenschaften bei diesem Lebensmittel tatsächlich zutreffen. Das Image eines Lebensmittels ist also ein subjektives Bild, das u.a. auch durch Werbung geformt werden kann. Das Image hat eine psychologische Realität, denn es beeinflußt in direktem Ausmaß das Verhalten, wie in Abschnitt 3.3.6 ausgeführt wird.

Die Präferenzenbildung für bestimmte Lebensmittel basiert, so könnte eingewendet werden, doch neben dem Image eines Lebensmittels mindestens ebenso nachhaltig auf Geschmackserlebnissen und den daraus abgeleiteten Geschmacksansprüchen. Doch diese sensorischen Kriterien basieren – wie in Kap. 2 ausgeführt wurde – ihrerseits aber auch wiederum zum größten Teil auf Gewohnheitsbildungen, kultureller Normierung und damit auf Lernerfahrungen. Insofern bleibt die Hypothese interessant, die dem *Image* des Lebensmittels einen *primären* Stellenwert für die Konsumwahl zumißt, weil wegen der Wechselbeziehung *wertvolle, kostbare* Lebensmittel auch deshalb bereits *besser schmecken*. Der *Geschmack* ist sogesehen auch ein Teil des Images, das ein Lebensmittel besitzt. In Rahmen einer Simulationsrechnung für ein kognitives Modell der Lebensmittelwahl wird dieser Aspekt in Abschnitt 3.3.6 verfolgt.

3.2 Subjektiver Stellenwert des Essens

Essen und Trinken sind zu den menschlichen Verhaltensweisen zu rechnen, die mit größter Regelmäßigkeit und gleichzeitig hoher Wiederholungsfrequenz ausgeführt werden. Eine repräsentative Erhebung, die im November 1990 in der gesamten Bundesrepublik Deutschland (1.936 Befragte in West; 978 Befragte in Ost) durchgeführt wurde, versuchte, den subjektiven Stellenwert des Essens bei der Bevölkerung abzuklären. Zunächst wurde eine Selbsteinstufung auf einer 6-stufigen Ratingsskala vorgenommen, die fragte, in welchem Ausmaß sich die Zielperson als *"Genießer"* empfindet. (IGLO-FORUM 1991). Wie Tabelle 3/2 ausweist, sieht sich die große Mehrheit der Bevölkerung sowohl in den alten wie auch den neuen Bundesländern als Genießer.

Tab. 3/2: Prozentuale Nennungen für die sechs Skalenstufen auf die Frage *"Ich bin... ein Genießer"*

Ich bin...	**Alte Bundesländer**	**Neue Bundesländer**
...ein großer Genießer	10,4 %	9,2 %
...ein Genießer	34,2 %	39,0 %
...wohl eher ein Genießer	34,5 %	30,2 %
...eher kein Genießer	34,5 %	30,2 %
...kaum ein Genießer	3,7 %	4,7 %
...wirklich kein Genießer	2,2 %	1,7 %

Unterschiede zwischen Ost und West sind nicht erkennbar, auch findet sich kein *geschlechtsspezifischer* Unterschied hinsichtlich der Selbsteinstufung als Genießer. Mit steigendem Einkommen, aber auch mit längerer Schulbildung nimmt die Selbsteinstufung als Genießer zu. Eine Detailauswertung zeigt, daß der *"Genießer-Mensch"* seinen Eßgenuß in besonderem Maße auf den Faktor des *Ambiente* zurückführt. Der *große Genießer* hält neben dem Ambiente eine Fülle von emotionalen Faktoren des Essens für wichtiger als jene Menschen, die sich nicht so deutlich als Genießer einstufen. Essen als Entspannung, die Geselligkeit, aber auch die hübsche Tischdekoration, die stimmungsvolle Beleuchtung sind wichtige Bedingungen für den Genießer. Eßgenuß ist offenbar in Deutschland mehr das *"Wie"* als das *"Was"*, mehr die *Situation des Essens* als das, was gegessen wird. Kurz: Wichtig für Eßgenuß ist, *wo der Teller steht*, nicht aber so sehr, *was auf dem Teller liegt.*

Daher wurde versucht, mit einer weiteren Frage inhaltlich zu klären, welche *Elemente* des Essens die Genußkomponenten ausmachen. Die Antworten auf die offene Frage *"Was bereitet Ihnen beim Essen den meisten Genuß?"* wurde anschließend kategorisiert (Tab. 3/3).

Tab. 3/3: Prozentuale Nennungen auf die Frage
"Was bereitet Ihnen beim Essen den meisten Genuß?"

Kategorie	Alte Bundesländer	Neue Bundesländer
der überragende Geschmack, der gute Geschmack	18,2 %	11,5 %
die angenehme Stimmung, schöne, angenehme Atmosphäre	10,4 %	13,7 %
keine Hetze, viel Zeit, Abschalten	10,4 %	18,2 %
viele Freunde, gute Gesellschaft, Geselligkeit	9,5 %	6,4 %
daß Familie dabei ist	7,2 %	4,9 %
die hübsche Tischdekoration	6,6 %	14,0 %
gutes Restaurant, Lokal	3,7 %	4,1 %
die gute Qualität der Zutaten, die Frische	2,9 %	0,7 %
das tolle Aussehen, gut hergerichtetes Essen	2,6 %	4,6 %
guter Wein	1,7 %	2,9 %

Die Angaben in Tab. 3/3 relativieren deutlich den Stellenwert, den das Geschmackserlebnis als Genußkomponente bietet. Lediglich knapp 20 % der Menschen in den alten und etwa 10 % der Menschen in den neuen Bundesländern sprechen den Geschmack an, wenn sie beschreiben sollen, was ihnen beim Essen den meisten Genuß bereitet. Die Umgebungsfaktoren, das *Ambiente* des Essens, spielen offensichtlich eine viel entscheidendere Rolle für das Erleben von Eßgenuß.

Die Geschmackskomponente, wenngleich nicht sehr stark für das Genußerleben positioniert, ist offenbar auch von der Qualität des Lebensmittelangebotes abhängig. So bewerten etwa doppelt soviele Menschen der alten Bundesländer den *"guten Geschmack"* als Genußkomponente, während mehr als doppelt soviele Menschen der neuen Bundesländer die *"hübsche Tischdekoration"* als Genußelement des Essens hervorheben.

Mit einer weiteren, deutlich anders formulierten Frage wurde nochmals geprüft, worauf die Zielpersonen *"besonderen Wert"* legen. In Kap. 2.1 wurde bereits angedeutet, daß die Begriffe ESSEN und ERNÄHRUNG in der Umgangssprache nicht als Synonyme verwendet werden. Daher wurde diese spezielle Frage der gesplitteten Stichprobe in zwei unterschiedlichen Versionen gestellt. Version A: *"Worauf legen Sie beim* Essen *besonderen Wert?* Version B: *"Worauf legen Sie bei Ihrer* Ernährung *besonderen Wert?"*.

Tab. 3/4: Prozentuale Verteilung freier Antworten auf die Frage "Worauf legen Sie / Version A:/ *beim Essen* /Version B:/ *bei Ihrer Ernährung* besonderen Wert?"

Antwortkategorie Version A (Essen)	West	Ost
daß es gut schmeckt	46,4 %	48,0 %
gesundes, bekömmliches Essen	11,6 %	6,3 %
gemütliche, angenehme Atmosphäre	10,2 %	14,8 %
schön gedeckter Tisch, gutes Aussehen	9,3 %	19,8 %
auf Deftigkeit, daß ich satt werde	8,3 %	7,0 %
Antwortkategorie Version B (Ernährung)	**West**	**Ost**
daß es gut schmeckt	24,9 %	22,4 %
fettarm	13,7 %	16,6 %
vitaminreich	12,8 %	28,2 %
abwechslungsreich	11,1 %	12,7 %
daß ich nicht zu dick werde	9,6 %	12,5 %

Die freien Antworten wurde nachträglich kategorisiert. Die Antworten auf Version A (Essen) bestätigen wiederum den hohen Stellenwert, den Ambiente-Faktoren für das Essen haben. Allerdings rückt bei dieser Frage, die mehr direkt auf das Essen abzielt, ohne die Genußkomponente explizit herauszustellen, das Geschmackserlebnis deutlich in den Vordergrund.

Version B (Ernährung) liefert erstaunlich andere Antworttendenzen, die insgesamt mehr auf die ernährungsphysiologische Wirkung der Nahrungsaufnahme abheben, die bei Verwendung von Version A (Essen) nicht aufkamen. So bestätigt auch diese Untersuchung eine gewisse Zwei-Komponenten-Semantik, die auf den Begriffen ESSEN und ERNÄHRUNG basiert. Beim Vergleich verschiedener Erhebungen muß daher sorgfältig geprüft werden, welche Begriffe im Befragungsinstrument verwendet wurden. Der Begriff "Ernährung" aktiviert offenbar mehr Denkinhalte, läßt Wissen und Einstellungen abrufen, während der Begriff "Essen" in der Bevölkerung eher mit dem Erlebnis der Nahrungsaufnahme selbst verbunden ist und mehr emotionale Reaktionen assoziieren läßt. Genuß als Erlebnis wird daher bereits sprachlich nur mit Essen, nicht aber mit Ernährung in Verbindung gebracht, da sich kaum nach einem *Ernährungsgenuß*, wohl aber nach *Eßgenuß* fragen läßt.

Folgerichtig wurde versucht, durch einen weiteren Fragenkomplex den *Eßgenuß* in Relation zu 16 anderen Verhaltensweisen zu positionieren (Abb. 3/5). Dazu war von den Zielpersonen zunächst anzugeben, welche der 16 nicht essensrelevanten Verhaltensweisen sie regelmäßig ausüben. Nach dieser Vorauswahl waren alle regelmäßig ausgeübten Verhaltensweisen und die zusätzlichen sechs Eß- und Trinkitems auf einer 6-stufigen Genußskala zu bewerten.

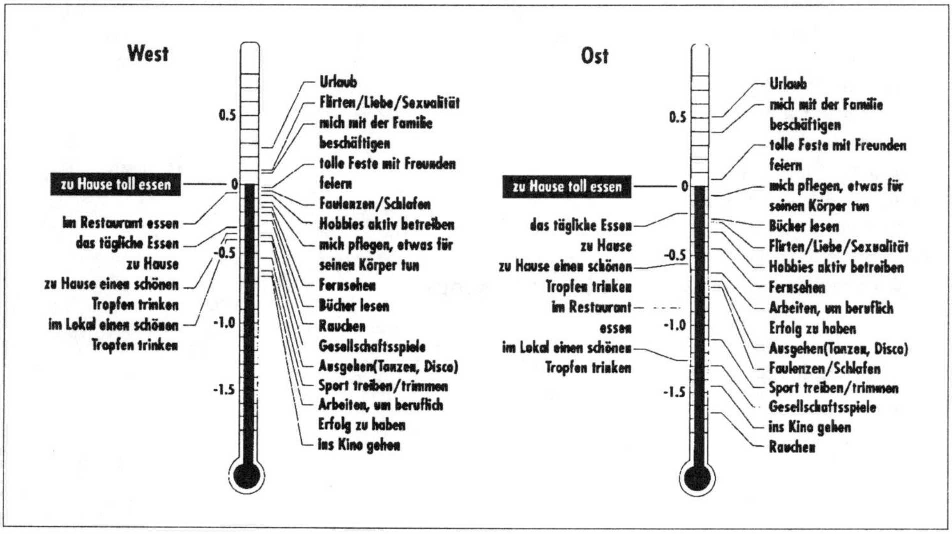

Abb. 3/5 stellt zwei "Genußbarometer" *gegenüber, die die Genußbewertung verschiedener Verhaltensweisen in Relation zum Item* "zu Hause toll essen" *zeigen (aus: IGLO-FORUM 1991)*

Da in der Ost- und West-Stichprobe das Item "*zu Hause toll essen*" auf dem Genußrating eine identische Bewertung erreichte, wurde dieses als "*Ankerreiz*" definiert und die Genußbewertung für alle anderen Items dazu in Relation berechnet. Diese Genußhierarchien weisen dem *Essen* unabhängig vom Gesellschafts- und Wirtschaftssystem einen beachtenswert hohen Genußwert in der Bevölkerung zu. Interessant, aber schwer zu erklären, ist die wesentlich stärkere Spreizung und Differenzierung des Genußwertes bei den verschiedenen Verhaltensweisen in den neuen Bundesländern.

In Ost wie West ist jedoch das "*tolle Essen zuhause*" auf dem vierten Rang der Genußhierarchie, übertroffen nur noch von *Urlaub, Familie und Freundeskreis* und zusätzlich von "*Flirten, Liebe, Sexualität*" im Westen.

Werden die Genußhierarchien von jüngeren und älteren Zielpersonen miteinander verglichen, so bleibt die hochrangige Skalierung des Genußwertes für das "*tollen Essen zuhause*" altersunabhängig bestehen. Verschiebungen finden sich nur bei anderen, nicht essens-relevanten Items, wie z.B. "*Flirten, Liebe, Sexualität*" (2. Rangplatz bei Jüngeren; 15. Rangplatz bei Älteren).

Zusammengefaßt läßt sich feststellen, daß "*toll essen*" für die Bevölkerung einen hohen Stellenwert für Lebensgenuß besitzt, insbesondere, wenn es um das *tolle Essen zuhause* geht. Dieses besetzt die ersten Plätze der Genußhierarchie. Die Gastronomie schneidet verhältnismäßig schlechter ab, da hier der Genußwert des Essens (in Ost: deutlich) gemindert eingestuft wird. Der Genußwert des Essens ist stark abhängig vom Ambiente der Essenssituation. Der Aspekt des Trinkens (ob zuhause oder im Lokal) stellt für Deutsche insgesamt eine eher unbedeutendere Genußquelle dar.

Diese Untersuchung belegt, daß *Essen* ein wichtiger, hochrangiger Lebensgenuß ist, der andere Freizeitaktivitäten weit überragt. Daraus leitet sich seine Wichtigkeit als Erlebnisgrundlage ab und erklärt den gewissen Widerstand gegen Aufklärungs- und Änderungsbotschaften, da durch sie eine Einschränkung des Genußwertes befürchtet werden kann. Verhaltensweisen mit hohem Genußwert sind änderungsresistenter als solche mit geringerem Genußwert.

3.3 Einstellungen zum Thema Ernährung

In der Bevölkerung ist ein vergleichsweise hohes Interesse für Ernährungsfragen festzustellen, wenngleich die öffentliche Kritik an der Ernährungsinformation zwischen 1980 und 1990 deutlich zugenommen hat (Kap. 1.1). Welche Auswirkungen dieser Sachverhalt auf das Ernährungsinteresse hat, konnte durch zwei vergleichbare repräsentative Erhebungen im gleichen Zeitraum festgestellt werden.

Die Antworten auf die Frage "*Wie stark sind Sie an Fragen der Ernährung interessiert? Sagen Sie es anhand dieser Skala. 1 bedeutet: Sie sind stark interessiert; 5 bedeutet, Sie sind überhaupt nicht interessiert.*" sind in Tab. 3/5 für die Jahre 1978/79 und 1989 dargestellt.

Tab. 3/5: Ausmaß des Ernährungsinteresses im Abstand von 10 Jahren sowie zwischen Frauen und Männern im Jahr 1989

Interessekategorie	1978/79	1989	Frauen 1989	Männer 1989
sehr interessiert	14,2 %	13,6 %	18,9 %	7,5 %
interessiert	23,5 %	27,3 %	31,9 %	22,0 %
unentschieden	36,7 %	23,1 %	22,9 %	23,3 %
eher uninteressiert	13,5 %	23,6 %	19,0 %	28,9 %
nicht interessiert	11,4 %	12,4 %	7,3 %	18,3 %

Der Anteil der Personen mit starkem Interesse bzw. betontem Desinteresse an Ernährungsfragen ist in diesem Zeitraum mit 10 % bis maximal 15 % stabil geblieben. Gut ein Drittel der Bevölkerung hatte 1978/79 ein ambivalentes Interesse an Ernährungsfragen. Diese große Gruppe hat sich deutlich vermindert, allerdings mit der unverkennbaren Tendenz, daß nach 10 Jahren wesentlich mehr Anteile ein eher geringes Interesse bekunden.

Diese Feststellung ist im Hinblick auf die stärkere Aktualisierung von Ernährungsfragen in der *veröffentlichten Meinung* (Medien) bedenkenswert. Offensichtlich hat die Art der Kommunikation, die gegenwärtig auch stärker kritisiert wird, eher demotivierend als motivierend gewirkt, so daß die vermeintliche Aktualität der *veröffentlichten Meinung* tendenziell eher zu einer Inaktualität in der *öffentlichen Meinung* beigetragen hat.

Ein anderer Ansatz zur Prüfung des subjektiven Stellenwertes von Ernährungsproblemen wurde durch Vergleich mit anderen Unglücksfällen im Leben vorgenommen (AGRARSOZIALE GESELLSCHAFT 1988). Tab. 3/6 läßt erkennen, daß Ernährungsprobleme von der überwiegenden Mehrheit als schwerwiegend bewertet werden, obschon andere Schicksalsereignisse im Leben als noch gravierender eingestuft werden.

Tab. 3/6 gibt die Bewertungen einer repräsentativen Stichprobe auf folgende Frage wieder: "*Es gibt verschiedene Probleme und Unglücksfälle im Leben. Sagen Sie bitte, wie schwerwiegend für Sie selbst die folgenden Ereignisse wären, wenn Sie selbst davon betroffen würden*". Eine vierstufige Skala wurde vorgelegt. Gruppiert wurden die Nennungen unter "*sehr*" bzw. "*eher schwerwiegend*" sowie unter "*kaum*" bzw. "*nicht schwerwiegend*".

Tab. 3/6: Einstufung von Problemen und Unglücksfällen im Leben

Ereignis	**sehr/eher schwerwiegend**	**kaum/nicht schwerwiegend**
Auffahrunfall mit Totalschaden verursacht	87,3 %	12,7 %
Brieftasche mit allen Ausweisen verloren	82,6 %	17,4 %
Arzt stellt erhöhten Blutzucker fest	80,7 %	19,3 %
Magenverstimmung durch Lebensmittelvergiftung	79,9 %	20,1 %
Zeitungen berichten, daß immer mehr Schadstoffe in Lebensmitteln sind	71,4 %	28,6 %
Plötzliche Mitteilung, daß man in letzter Zeit viel Wein mit Chemie getrunken hat	70,2 %	29,8 %
Von einem Vetreter hereingelegt und ungewollt einem Bücherbund beigetreten	67,9 %	32,1 %
Man darf nur noch Schonkost essen	66,7 %	33,3 %
Gewichtszunahme von mehr als 5 Kilogramm	66,4 %	33,6 %
Man darf nur noch die Hälfte essen, um nicht zuzunehmen	63,5 %	36,5 %
Essen ist stark versalzen und muß weggekippt werden	35,7 %	64,3 %
Man hat sich in den Finger geschnitten	32,1 %	67,9 %
Verregnetes Wochenende	24,9 %	75,1 %

Thema Schadstoffe

Eine gewisse Diskrepanz zwischen der Aktualität von bestimmten Themen in den Medien und den spontanen Angaben in der Bevölkerung (ohne Antwortvorgaben) wird auch ersichtlich, wenn jene Zielpersonen, die Ernährungsinteresse bekundeten, gefragt werden, für welche Themen ein besonderes Interesse besteht. Genannt werden *gesunde Ernährung* mit 34 %, *vollwertige Ernährung* mit 13 %, *vitaminreiche Ernährung* mit 6 %, *kalorienarme Ernährung* mit 8 %; *Ernährung ohne Fett* mit 3 %, *Schlankheit* 4 % und *Schadstoffe* mit 11 %. Nur jede 10. Person spricht von sich aus das in der Öffentlichkeit viel stärker im Vordergrund diskutierte Thema der *Schadstoffe* an.

In diesem Zusammenhang erscheint es zunächst unverständlich, wenn im Rahmen der Befragung zur NATIONALEN VERZEHRSSTUDIE (1991, S. 57) von 10 vorgegebenen Themen der Aspekt "*Schadstoffe*" die Einstufung für das *größte Interesse* erzielt. Zu beachten ist, daß hier das Stichwort "*Schadstoffe*" an vierter Stelle der Liste vorgegeben war und zudem explizit gefragt wurde, welche *Ernährungsthemen* interessieren. Die ersten drei Listenplätze erhielten im übrigen ebenfalls hohe Interessenratings, so daß auch Positionseffekte nicht auszuschließen sind.

Vorgegebene Formulierung

In einem weiteren Ansatz wurde versucht, diese Diskrepanz noch besser zu verstehen. Nach der Splitmethode wurden je 50 % einer bevölkerungsrepräsentativen Stichprobe ein Statement mit jeweils entgegensetzter inhaltlicher Formulierung vorgelegt. So z.B.: Version A "*Die Lebensmittelskandale der letzten Zeit weisen darauf hin, daß einige Lebensmittel ein großes Gesundheitsrisiko für die Bevölkerung darstellen*" und entsprechend dazu Version B "*Trotz der Lebensmittelskandale der letzten Zeit besteht eigentlich kein Gesundheitsrisiko für die Bevölkerung*". Auf einer 6-stufigen Ratingsskala war zu beurteilen, in welchem Ausmaß die Zielperson mit dieser Aussage übereinstimmt.

Die Ergebnisse überraschen auf den ersten Blick, denn bei beiden Vorgaben ergibt sich eine Zustimmung von 90,1 % (Version A) und 63,3 % (Version B). Offenbar hat ein großer Anteil in der Bevölkerung zu diesem Thema keine feste Meinung, da die Fragenformulierung einen größeren Einfluß auf die Antworttendenz besitzt als das Thema selber. Je fester und überzeugter ein eigener Standpunkt besteht, umso weniger Einfluß hat die Formulierung des vorgegebenen Statements.

Daraus ist abzuleiten, daß 37 % der Bevölkerung (Anteil der Nicht-Zustimmer bei Version B) eher Gesundheitsrisiken durch Lebensmittelskandale sieht, während 10 % der Bevölkerung (Anteil Nicht-Zustimmer bei Version A) meint, daß dadurch kein Risiko gegeben sei. Der verbleibende Anteil von ca. 50 % hat keine feste Meinung und läßt sich durch das Statement zur Zustimmung verleiten. Trotz der Medienpräsenz dieses Themas hat jede zweite Person keinen festen eigenen Standpunkt. Ein gleiches Resultat wurde erzielt, wenn vorgegeben wurde, daß *die vielen Umweltbelastungen der Gesundheit mehr schaden als falsche Ernährung*, bzw. *falsche Ernährung der Gesundheit mehr schadet als die vielen Umweltbelastungen.*

Eine dritte Befragung mit gleicher Methodik wurde zum Thema "Bio-Kost" vorgenommen. Version A: "*Biokost und Vollwerternährung sind die einzigen gesunden Lebensmittel*"; Version B "*Biokost und Vollwerternährung sind auch nicht gesünder als die anderen Lebensmittel*". Bei Version A ergibt sich eine Zustimmung von 73 % (27 % Ablehnung) und bei Version B stimmen 61 % zu, d.h. 39 % stimmen nicht zu. Werden die Nicht-Zustimmer betrachtet, dann hat dieses Thema eine etwas höhere Aktualität, denn insgesamt 66 % antworten entgegen der nahegelegten Formulierung.

Zur weiteren Klärung wurde noch ein Thema abgeprüft, daß lange nicht in der Weise in den Medien eine Aktualität hat wie die drei zuvor genannten Aspekte. Die beiden Versionen: A "*Tiefgekühlte Gerichte werden sich in Zukunft als moderne Ernährungsform durchsetzen*" und B "*Tiefgefrorene Gerichte haben keine Zukunft, weil sie industriell hergestellt werden*". Hier überraschte das konsistente Antwortverhalten. Version A erhält 70,9 % Zustimmung (29,1 % Ablehnung), während Version B 26,9 % Zustimmung und 73,1 % Ablehnung erfährt. Offenbar existiert zu diesem Thema eine eindeutige Meinung in der Bevölkerung, die auch durch die Richtung der Vorformulierung nicht beeinflußt werden kann. Knapp 30 % der Bevölkerung sehen bei der Tiefkühlkost keine Zukunft, 70 % sehen eine Zukunft. Es ist existiert kaum ein meßbarer Prozentsatz mit geringer Einstellungsüberzeugung. Nahezu gleiche Ergebnisresultate wurden für das Thema "*Mikrowelle und ihre gesundheitliche Bedeutung*" festgestellt.

Die Einstellungen zur Ernährung sind offenbar auch davon abhängig, wie weit die Themenbereiche in den eigenen *Erfahrungshorizont* hineinreichen. Der Entscheidungsdruck, sich mit Mikrowelle und Tiefkühlkost auseinanderzusetzen, ist ungleich größer als bei der zwar wichtigen, aber unmittelbar aus der Selbsterfahrung nicht zugänglichen Thematik wie Umweltkontamination und Lebensmittelskandale. Natürlich wird in diesem Zusammenhang auch zu bedenken sein, daß die Begriffe ERNÄHRUNG und ESSEN unterschiedliche Assoziationen auslösen.

Fazit

Die Befragung mit gegenteiligen Statements hat gezeigt, wie unterschiedlich die Antwortreaktionen sein können. Bei der Interpretation von Befragungsergebnissen ist daher unbedingt zu berücksichtigen, ob

- feste Antwortvorgaben verwendet wurden, die höhere Nennung bei Inhalten finden, die in der veröffentlichten Meinung aktuell sind, während freie Nennungen mehr einen Rückschluß auf die öffentliche Meinung zulassen.
- Statements vorgeben wurden, die einseitig eine Tendenz formulieren, die dann höhere Zustimmungquoten erzielen, wenn dazu keine feste Meinungsbildung besteht.
- der Themenbereich ESSEN oder ERNÄHRUNG angesprochen wurde, wobei Essen mehr emotional verankerte, Ernährung mehr kognitive Einstellung aktiviert.

3.4 Geschmack und Gesundheit

Im Ernährungsbericht 1980 (DGE 1980a) konnte durch verschiedene Lebensmittelbeurteilungen nach Geschmack, Preis und Gesundheitswert, die in der Bevölkerung erhoben wurden, festgestellt werden, daß die größte Diskrepanz zwischen *Geschmack* und *Gesundheit* besteht. Diese Erhebung reflektierte die Überzeugung, daß *gesundes Essen nicht schmeckt* und umgekehrt, *schmackhaftes Essen nicht gesund sein kann*. In dieser Hinsicht ist ein Einstellungswandel in der Bevölkerung zu verzeichnen.

1990 wurde in der gesamten Bundesrepublik Deutschland zu diesem Thema nachgefragt. Die Statements wurden in alternativen Fassungen formuliert.

Tab. 3/7 gibt die prozentualen Nennungen auf die unterschiedlichen Formulierungen zu Geschmack und Gesundheit wieder.

Tab. 3/7: Prozentuale Nennungen auf unterschiedliche Formulierungen zu Geschmack und Gesundheit

Statement	**Zustimmung**		**Ablehnung**	
	West	**Ost**	**West**	**Ost**
Gesundes Essen schmeckt eher nicht	13,7 %	12,3 %	86,3 %	87,7 %
Gesundes Essen kann auch gut schmecken	91,7 %	96,2 %	8,3 %	3,8 %
Schmackhaftes Essen ist eher nicht gesund	21,4 %	23,2 %	78,6 %	76,8 %

Hier wurde bewußt nach *"Essen"* gefragt, da *"Ernährung"* vom Begriff her näher mit gesundheitlich relevanten Aspekten assoziiert wird. Das Ergebnis ist eindeutig: Für etwa 80 % schließen sich Gesundheit und Geschmack grundsätzlich nicht aus. Für nur knapp 10 % besteht die früher weit verbreitete Unvereinbarkeit von gutem Geschmack und gesundheitlichem Wert.

Konkret: Was ist gesund?

Das Ernährungsverhalten entscheidet sich bei der Auswahl von Lebenmitteln oder Speisen. Werden gesundheitlich relevante Kriterien bei dieser Entscheidung berücksichtigt, so müssen diese konkreten Lebensmitteln zugeordnet werden können. Repräsentative Erhebungsdaten (IGLO-FORUM 1989) lassen erkennen, daß vergleichsweise wenige Lebensmittel mit positivem Gesundheitswert verbunden sind, während ein negativer Gesundheitswert in wesentlich differenzierterer Weise den Lebensmitteln zugeordnet wird (Abb. 3/6).

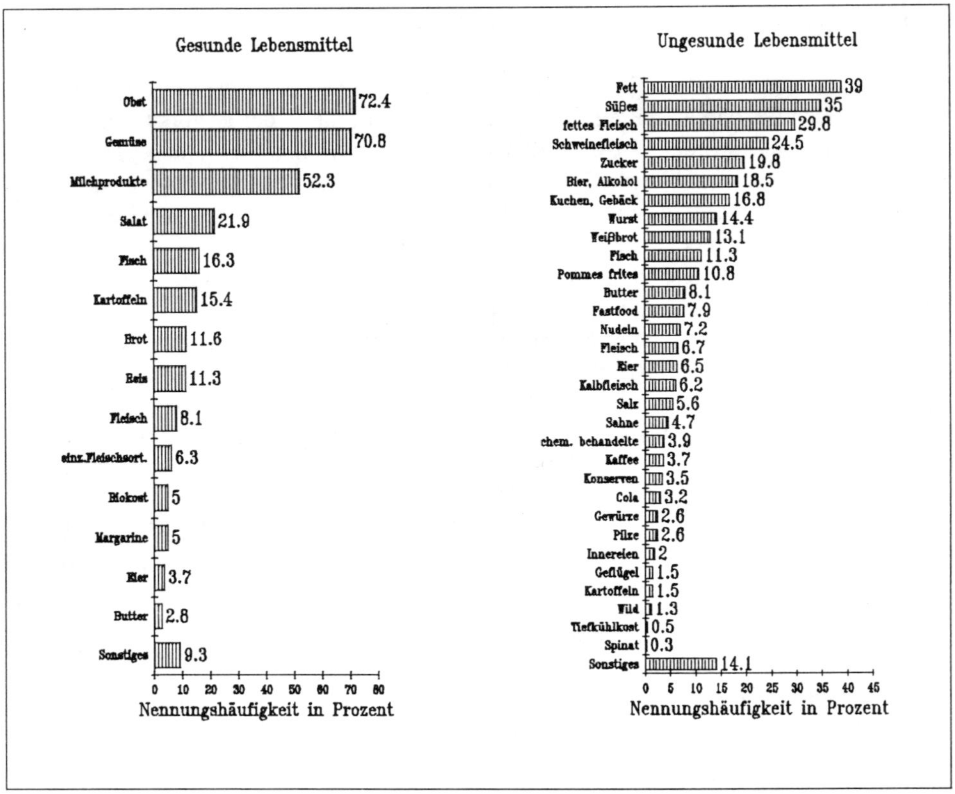

Abb. 3/6 zeigt die prozentualen Angaben von freien Nennungen auf die Fragen "Nennen Sie 5 Lebensmittel, die Ihrer Meinung nach gesund sind", *bzw.* ...die Ihrer Meinung nach ungesund sind."

Zu grundsätzlich vergleichbaren Ergebnissen kommt die NATIONALE VERZEHRSSTUDIE (1991, S. 54): Über 77 % der Befragten stufen frisches Gemüse, frisches Obst und Salat für eine ausgewogene Ernährung als sehr wichtig ein. Danach folgen Milch, Quark/Joghurt, Brot sowie Kartoffeln (Lebensmittel waren vorgegeben, ihre gesundheitliche Wichtigkeit war zu skalieren).

Selbst der Kaloriengehalt von Lebensmitteln, sicher die in der Bevölkerung bekannteste *ernährungsphysiologische Bewertungseinheit*, wird im überwiegenden Ausmaß völlig unzutreffend eingeschätzt. So können 62 % bzw. 52 % der Bevölkerung überhaupt nicht angeben, wieviele Kalorien ein *Teelöffel Zucker* bzw. *ein Apfel* hat. Jene, die sich eine Angabe zutrauen, überschätzen den Kaloriengehalt von Zucker im Schnitt um 340 %, den vom Apfel unterschätzen sie, wie auch der Energiegehalt der meisten Lebensmittel unterschätzt wird. Zu ähnlichen Resultaten führte die Frage nach dem täglichen Kalorienbedarf von Männern oder Frauen. Ca. 50 % unterschätzen den Bedarf. Die Autoren der NATIONALE VERZEHRSSTUDIE (1991) kommentieren ihre Befunde: "*Kalorienrechnungen stellen in den bundesdeutschen Haushalten ganz offensichtlich nur in seltenen Fällen eine funktionierende Grundlage für ernährungsbewußtes Verzehrsverhalten dar*" (S. 67).

Für die Ernährungsaufklärung und -beratung ergeben sich durch diese Untersuchungsergebnisse Hinweise, daß noch viel eindeutigere und klare Verbindungen zwischen einer günstigen ernährungsphysiologischen Qualität (hohe Nährstoffdichte) und konkreten Lebensmitteln erfolgen müssen, damit eine zutreffende Auswahl nach gesundheitsrelevanten Kriterien beim Lebensmitteleinkauf überhaupt realisiert werden kann. Die pauschalen Warnungen vor einem zu hohen Zucker- bzw. Süßigkeitenkonsum haben offensichtlich auch zu Desinformation, d.h. einer Tendenz zur drastischen Überschätzung des Energiegehaltes von Zucker, beigetragen. Dieser Sachverhalt kommt jetzt den Produkten der Light-Welle, die kalorienfreie Süßstoffe verwenden, zur positiven Gestaltung des Images dieser Lebensmittel zugute.

3.5 Kognitives Modell der Ernährungsentscheidung

In Kap. 2 wurde bereits erörtert, daß die gegenwärtige Situation des Lebensmittelüberflusses fortwährende Entscheidungsprozesse für oder gegen bestimmte Lebensmittel und Speisen erfordert. Die Aufgabe des Suchens und Findens unter verknapptem Nahrungsangebot ist durch die Aufgabe des Entscheidens im Überfluß abgelöst worden. Mögliche Motive, die als Entscheidungskriterium dienen können, wurden bereits vorgestellt.

In einer für die Bundesrepublik Deutschland im Jahre 1989 repräsentativen Studie (Westenhöfer & Pudel 1990a) wurden u.a. 12 verschiedene "*Bestimmungsgründe für die Lebensmittelwahl*" in eine Rangreihe nach subjektiver Wichtigkeit der Zielperson gebracht, indem 12 Karten vorgelegt wurden, von denen das jeweils subjektiv wichtigste Kriterium herauszunehmen war.

Tab. 3/8 nennt die 12 Kriterien für die Lebensmittelwahl und den durchschnittlich sowie den am häufigsten vergebenen Rangplatz und weist die prozentuale Nennung dieses Rangplatzes aus.

Tab. 3/8: Kriterien für die Lebensmittelauswahl

	vergebener Rangplatz durchschnittlich	vergebener Rangplatz am häufigsten	
der insgesamt gute Geschmack	5,1	1	19 %
der gesundheitliche Wert	4,7	1	17 %
die frische Natürlichkeit	5,6	2	11 %
der hohe Vitamingehalt	4,4	2	17 %
der niedrige Fettgehalt	5,2	3	14 %
das appetitliche Aussehen	5,8	6	12 %
die gute Haltbarkeit	7,6	7	12 %
der niedrige Kaloriengehalt	6,2	7	10 %
der angemessene Preis	6,9	9	13 %
der süße Geschmack	9,2	12	27 %
die einfache Zubereitung	8,1	10	16 %
die richtige Verpackung	9,4	12	28 %

Es zeigt sich, daß der "*gute Geschmack*" und der "*gesundheitliche Wert*" gleichermaßen von den meisten Befragten mit einem sehr hohen Stellenwert genannt werden. Hingegen spielen der "*süße Geschmack*" und die "*Verpackung der Lebensmittel*" keine nennenswerte Rolle.

Diese Erhebungsdaten wurden im zweiten Schritt einer Clusteranalyse (*Lexikon*) unterzogen. Die Auswertung zeigte, daß ein sinnvoller Abbruch der Sortierung bei einer 4-Clusterlösung gegeben ist. In Tab. 3/9 sind die durchschnittlichen Rangplätze für die vier Cluster für jeden der zwölf Bestimmungsgründe dargestellt.

Lexikon

Clusteranalyse

Die Clusteranalyse ist ein rechnerisches Verfahren, das die Datensätze von Personen in Untergruppen nach einem Algorithmus gruppiert, der anstrebt, größtmögliche *Unähnlichkeit* zwischen den Gruppen und größtmögliche *Ähnlichkeit* innerhalb einer Gruppe zu erreichen. Im schrittweisen Vorgehen werden hierbei zunächst diejenigen Datensätze vereinigt, die die größtmögliche Ähnlichkeit haben. Dieses Vorgehen wird solange wiederholt, bis alle Datensätze schließlich in einer einzigen Gruppe vereinigt sind. Aufgrund der Zwischenergebnisse läßt sich beurteilen, bei welcher Konfiguration und Verschmelzung von Datensätzen eine brauchbare Lösung zur Abgrenzung von Gruppen gefunden wurde.

Tab. 3/9: Durchschnittliche Rangplätze der Entscheidungsgründe für die vier Cluster-Lösung

Cluster	**1**	**2**	**3**	**4**
der insgesamt gute Geschmack	1	4	1	9
der hohe Vitamingehalt	7	3	2	1
der niedrige Fettgehalt	12	5	3	3,5
das appetitliche Aussehen	3	7,5	4	7
der süße Geschmack	10	12	11	10
die gute Haltbarkeit	4	10	8	6
der gesundheitliche Wert	8	1	6	2
der angemessene Preis	2	7,5	5	11
der niedrige Kaloriengehalt	11	6	7	3,5
die einfache Zubereitung	5	9	9,5	8
die richtige Verpackung	9	11	12	12
die frische Natürlichkeit	6	2	9,5	5

Typ 1 kann als der "*preisbewußte Eßpraktiker*" bezeichnet werden. Er repräsentiert 20 % der Befragten. Er ist nicht sehr differenziert in der Abstufung seiner Beweggründe für die Lebensmittelauswahl, alles ist ihm mittelwichtig. Doch wenn er etwas hervorhebt, dann kommt es ihm eher auf den Geschmack, den Preis, die Haltbarkeit und das Aussehen der Lebensmittel an. Uninteressant findet er Aspekte wie Fettgehalt und Kalorien. Kurzgefaßt ist seine Motivation: erstens schmackhaft, zweitens preiswert.

Der Typ 2, der als *"Natur-Fan"* definiert werden kann, repräsentiert etwa 30 % der Befragten. Er hat seine dezidierten und sorgsam gewichteten Gründe, wobei der Gesundheitswert dominiert, rasch gefolgt von der frischen Natürlichkeit, die hier im Sinne von naturbelassen verstanden wird. Schmecken muß es natürlich auch und der Vitamingehalt ist wichtig. Dafür achtet er kaum auf so profane Dinge wie den Süßgeschmack, die Haltbarkeit, den Zubereitungsaufwand und die Verpackung. Kurzgefaßt ist seine Motivation: erstens gesund und zweitens naturbelassen natürlich.

Der 3. Typ, als *"moderner Gourmet"* bezeichnet, repräsentiert etwa 25 % der Befragten. Er stellt den Geschmack und das appetitliche Aussehen über alles. Allerdings achtet er im Sinn moderner Ernährung auch darauf, daß der Vitamin- und Fettgehalt stimmen. Der Zubereitungsaufwand, Verpackung und die frische Natürlichkeit spielen für ihn kaum eine Rolle. Kurzgefaßt ist seine Motivation: erstens lecker und zweitens gesund.

Typ 4 kann schließlich als der *"Diätbewußte"* definiert werden, der 25 % der Bevölkerung repräsentiert. Gesundheit und Kalorien, niedriger Fettgehalt und viele Vitamine sind sein wichtigster Maßstab für die Lebensmittelauswahl. Der Geschmack ist ihm ebenso unwichtig wie der Preis und die Verpackung. Kurzgefaßt reflektiert seine Motivation: Erstens Kalorien, zweitens Kalorien.

Im Anschluß an diese Typologie wurden einige andere in dieser Erhebung gestellten Fragen daraufhin überprüft, in welcher Weise sich die Typologie dort als trennscharfe Klassifikation repräsentiert.

Tab. 3/10: Prozentuale Nennungen bei bestimmten Fragekomplexen gesondert für jedes Motivationscluster

Frageninhalt	**Typ 1**	**Typ 2**	**Typ 3**	**Typ 4**
In Prozent	**Praktiker**	**Natur-Fan**	**Gourmet**	**Diätler**
Wählen besonders gesunde Mahlzeiten	18,9 %	39,4 %	24,5 %	44,9 %
Wählen besonders schmackhafte Mahlzeiten	48,8 %	24,3 %	37,2 %	23,8 %
Sagen, über Ernährung wird zuviel geredet	60,2 %	33,6 %	48,0 %	38,2 %
Sagen, Information ist schwer verständlich	54,9 %	39,5 %	45,3 %	38,8 %
Sagen, Aufklärung ist zu einseitig	42,5 %	34,5 %	37,6 %	31,6 %
Interesse an Ernährung				
sehr stark	3,8 %	13,2 %	7,3 %	18,7 %
stark	13,2 %	29,6 %	22,3 %	24,6 %
mittelmäßig	20,5 %	28,9 %	22,0 %	28,8 %
eher wenig/nicht	62,4 %	28,2 %	48,3 %	27,9 %

Es zeigte sich, daß insbesondere beim Typ 1 "*Praktiker*", aber auch bei Typ 3 "*Gourmet*" Männer überproportional vertreten sind, beim Typ 4 "*Diät*" hingegen unterproportional. Unter den "*Natur-Fans*" finden sich eher Personen mit weiterführender Schulbildung. Vom "*preisbewußten Eßpraktiker*" wird Gemüse relativ selten, aber Fleisch sehr häufig als gesundes Lebensmittel genannt. Beim "*Natur-Fan*" finden sich Präferenzen für Milch und Milchprodukte sowie "*Biokost*" am häufigsten. Der "*moderne Gourmet*" assoziiert "Biokost" am seltensten mit gesunden Lebensmitteln. Beim "*Diätbewußten*" schließlich steht insbesondere Gemüse als gesundes Lebensmittel hoch im Kurs.

Eine grobe Marktsegmentierung verrät unmittelbar, daß sich der Lebensmittelhandel sehr treffsicher um diese vier Motivationscluster bemüht: Sonderangebote, Discountpolitik und Werbung mit Niedrigpreisen bei Betonung des Eßgenusses; die "*Bio-Welle*" mit ihren vielen "*Bio-Produkten*", die auf Assoziationen mit "*Natur*", "*natürlich*" und "*biologisch*" abhebt; die Premiumangebote und andere hochpreisige Eßgenüsse bestimmter Markenartikler und schließlich die breite Palette der *Light-Produkte* in nahezu allen Produktlinien.

Dies sehr einfache Modell zeigt bereits, daß die unterschiedlichen Motive, die zur Lebensmittelentscheidung führen, in unterschiedlichen Bevölkerungssegmenten verschieden stark gewichtet sind. Ein nachhaltigeres Verständnis der Bestimmungsgründe, die zur Lebensmittelwahl führen, wird durch weitere Kenntnisse über diese Motivationsstrukturen gefördert. Darum wird in einem weiteren Ansatz versucht, dieses kognitive Modell der Lebensmittelentscheidung zu ergänzen, wobei insbesondere der *situationsspezifische* Aspekt Berücksichtigung finden sollte.

3.6 Erweiterung des Modells

Daten, die zur Modellentwicklung herangezogen werden können, lieferte eine für die Bundesrepublik Deutschland repräsentative Erhebung in den alten Bundesländern (Stichprobe n = 2000), die im November 1990 durchgeführt wurde[6].

3.6.1 Methode und Nomenklatur

Von jedem Befragten waren im mündlichen Interview drei Arten von Beurteilungen abzugeben:

- ❑ Situationsbewertungen
- ❑ Lebensmittelbewertungen
- ❑ situationsbezogene Lebensmittelpräferenzen

Den Zielpersonen wurden auf einzelnen Karten fünf Situationen mit der Aufgabe vorgegeben, diese auf jeweils neun Beurteilungsdimensionen zu bewerten. Diese *Situationsdarstellungen* waren:

6 Unterstützt durch eine Sachbeihilfe des Bundesministeriums für Gesundheit. Durchgeführt von der Gesellschaft für Marktforschung (GFM), Hamburg, im Auftrag der Ernährungspsychologischen Forschungsstelle der Universität Göttingen.

1. Kurzbezeichnung → *zuhause:*
   »Stellen Sie sich vor, Sie essen eine ganz übliche Mahlzeit zuhause. Wie wichtig bzw. nicht wichtig wäre für Sie ...«
2. Kurzbezeichnung → *Restaurant:*
   »Stellen Sie sich vor, Sie gehen mit Freunden in ein Restaurant zum essen. Wie wichtig bzw. nicht wichtig wäre für Sie ...«
3. Kurzbezeichnung → *zwischendurch:*
   »Stellen Sie sich vor, Sie sind unterwegs und wollen schnell etwas zwischendurch essen. Wie wichtig wäre für Sie ....«
4. Kurzbezeichnung → *Kantine:*
   »Stellen Sie sich vor, Sie würden Tag für Tag in einer Kantine essen. Wie wichtig bzw. nicht wichtig wäre für Sie ...«
5. Kurzbezeichnung → *allein:*
   »Stellen Sie sich vor, Sie sind allein im Urlaub und gehen abends aus zum Essen. Wie wichtig bzw. nicht wichtig wäre für Sie ...«

Jede dieser Situationen war hinsichtlich der folgenden neun *Beurteilungskriterien* zu bewerten:

1. Kurzbezeichnung → *schmeckt:*
   »... daß es besonders gut schmeckt.«
2. Kurzbezeichnung → *gesund:*
   »... daß die Gesundheit dadurch gefördert wird.«
3. Kurzbezeichnung → *preiswert:*
   »... daß es preiswert ist.«
4. Kurzbezeichnung → *kalorienarm:*
   »... daß es wenig Kalorien hat.«
5. Kurzbezeichnung → *naturbelassen:*
   »... daß es naturbelassene Bioprodukte sind.«
6. Kurzbezeichnung → *frisch:*
   »... daß die Zutaten frisch und schonend zubereitet sind.«
7. Kurzbezeichnung → *fettarm:*
   »... daß es fettarm ist.«
8. Kurzbezeichnung → *vitaminreich:*
   »... daß es einen hohen Vitamingehalt hat.«
9. Kurzbezeichnung → *ausgefallen:*
   »... daß es etwas Ausgefallenes und Besonderes ist.«

Die *Beurteilungskategorien* wurden nacheinander auf Karten vorgelegt. Die Zielpersonen hatten ihre Bewertung nach ihrer subjektiven Wichtigkeit auf einer ebenfalls vorgelegten 6-stufigen Ratingsskala abzugeben. Für die Auswertung wurden die Beurteilungen so rekodiert, daß die Beurteilung von 5 bis 0 reicht, wobei hohe Werte eine hohe Wichtigkeit anzeigen. In der folgenden Darstellung werden die *Situationsbewertungen* als

S_{sk}: 5 = sehr wichtig ... 0 = unwichtig

bezeichnet, wobei sich der Index s auf eine der 5 *Situationsdarstellungen*, und der Index k auf eine der 9 *Beurteilungskategorien* bezieht.

Für die fünf *Situationsdarstellungen* sind jeweils neun *Beurteilungskategorien* vorgegeben. Es werden daher 5 x 9 = 45 Beurteilungen nach folgendem Muster vorgenommen, z.B. Situationsdarstellung 1 (*zuhause*) kombiniert mit Beurteilungskategorie 1 (*schmeckt*): *"Stellen Sie sich vor, Sie essen eine ganz übliche Mahlzeit zuhause. Wie wichtig bzw. nicht wichtig wäre für Sie, daß es besonders gut schmeckt?"*. Das Rating erhält den Index S_{11}.

Nach Abgabe der *Situationsbewertungen* wurden den Zielpersonen wiederum auf Karten sechs exemplarisch ausgewählte *Lebensmittel* vorgelegt. Diese waren:
Pommes frites, belegtes Brot, Eisbecher, Steak, Salat/Rohkost und frisches Obst.

Jedes dieser sechs Lebensmittel war auf jeder der neun *Beurteilungskategorien* zu bewerten. Hierzu wurden wiederum die Karten mit den Beurteilungskategorien vorgelegt und die Einstufung anhand einer 6-stufigen Ratingskala vorgenommen. Für die Auswertung wurden auch diese *Lebensmittelbewertungen* rekodiert zu:

L_{lk}: +2,5 = trifft zu ... -2,5 = trifft nicht zu

Der Index l bezieht sich auf die sechs verschiedenen *Lebensmittel*, der Index k auf die neun *Beurteilungskategorien*.

Im letzten Durchgang wurden wiederum die fünf *Situationsdarstellungen* vorgelegt, und für jede der 5 Situationen war jedes der sechs Lebensmittel einzuschätzen: "*Wie wahrscheinlich ist es, daß Sie dieses Lebensmittel (Name wurde eingesetzt) zu diesen Gelegenheiten verzehren*?" Diese Einschätzungen, ebenfalls auf einer 6-stufigen Ratingsskala, werden im folgenden als *Situationspräferenzen* bezeichnet. Für die Auswertung wurden auch diese Situationspräferenzen rekodiert zu:

P_{sl}: +2,5 = sehr wahrscheinlich ... -2,5 = unwahrscheinlich

wobei sich der Index s wieder auf die fünf verschiedenen Situationsdarstellungen, der Index l auf die sechs verschiedenen Lebensmittel bezieht.

Dieser Befragungskomplex liefert also subjektive Einschätzungen der Bevölkerung

- ❑ zum Image der sechs ausgewählten Lebensmittel,
- ❑ zum Anforderungsprofil verschiedener Essenssituationen und
- ❑ zur Wahrscheinlichkeit des Verzehrs der ausgewählten Lebensmittel in den fünf Situationen.

Insgesamt liegen von jeder Befragungsperson 129 Ratings vor: 45 Situationsbewertungen, 54 Lebensmittelbewertungen und 30 Situationspräferenzen.

3.6.2 Ergebnisübersicht

Lebensmittelbewertung

Die sechs exemplarisch ausgewählten Lebensmittel werden auf den neun Beurteilungskategorien von den verschiedenen Befragungspersonen sehr unterschiedlich bewertet. Bei jedem Lebensmittel und jeder Beurteilungsdimension wird das volle Urteilsspektrum von -2,5 bis +2,5 abgedeckt. Die Standardabweichungen der Ratings liegen zwischen 0,8 (z.B. *gesundheitlicher Wert* von Obst) und 1,7 (*Frische* von Pommes frites) und zeigen damit die erhebliche interindividuelle Variation der abgegebenen Urteile an.

Tab. 3/11: Durchschnittlich Bewertungen der sechs Lebensmittel auf den neun Beurteilungskategorien

	Pommes	bel. Brot	Eisbecher	Steak	Salat	Obst
schmeckt	.48	1.10	1.57	1.62	1.67	1.83
gesund	-.81	.54	-.54	.83	1.86	1.93
preiswert	.73	.89	-.27	-.39	.98	.97
kalorienarm	-.95	.28	-.86	.66	1.67	1.56
naturbelassen	-.74	.29	-.46	.35	1.45	1.43
frisch	-.18	.94	.46	1.24	1.89	1.79
fettarm	-.99	.40	-.26	.98	1.67	1.65
vitaminreich	-.93	.27	-.39	.47	1.94	1.98
ausgefallen	-1.11	-.40	.65	.87	.57	.44

Auffällig ist hierbei die in gewisser Weise stereotype Beurteilung der Lebensmittel, was ihren gesundheitlichen Wert und verwandte Kriterien angeht. Pommes frites und Eisbecher gelten als die paradigmatisch *ungesunden* Lebensmittel, Obst und Salat dagegen entsprechen der Vorstellung eines *gesunden* Lebensmittels in besonderer Weise. Es wird jedoch auch deutlich, daß Obst und Salat nicht nur als Verkörperung *gesunder* Lebensmittel verstanden werden, sondern auch im Geschmack sehr hoch bewertet werden. Demgegenüber werden Pommes frites in ihrem Geschmackswert gering eingestuft. Bei der Exclusivität (etwas Ausgefallenes und Besonderes) wird das Steak am höchsten bewertet, während Pommes frites auch hier sehr gering eingestuft werden. Erstaunlich ist weiterhin die insgesamt positive Beurteilung belegter Brote. Der Eisbecher wird ambivalent beurteilt: einerseits ungesund aber andererseits gut im Geschmack.

Diese Lebensmittelbewertungen zeigen, daß es gelungen ist, mit den sicherlich nicht immer vergleichbaren Beispiellebensmitteln einen weiten Kombinationsbereich der Beurteilungskriterien abzudecken.

Situationsbewertung

Die Beurteilung der Situationsdarstellungen (Tab. 3/12) zeigt ebenfalls eine erhebliche interindividuelle Varianz, wobei jeweils das gesamte Wertespektrum ausgenutzt wird. Als genereller Trend läßt sich feststellen, daß die neun Kriterien in ihrer Wichtigkeit über alle Situationen hinweg in drei Gruppen geordnet werden können. Der geschmacklichen Bewertung kommt in allen fünf Situationen die höchste Wichtigkeit zu. Zur Gruppe der situationsübergreifend wichtigen Kriterien gehört weiter, daß die Lebensmittel *frisch* und *schonend zubereitet* sind. Zu den eher mittelwichtigen Kriterien zählen, daß die Lebensmittel *vitaminreich, fettarm, gesund* und *preiswert* sind. Zu den relativ unwichtigen Kriterien gehört, daß die Speisen *kalorienarm* sind, daß sie etwas *Ausgefallenes und Besonderes* darstellen und daß sie möglichst *naturbelassen* sind.

Tab. 3/12: Mittelwerte der Situationsbewertungen
(5 = sehr wichtig; 0 = nicht wichtig).

	zuhause	Restaurant	zwischend.	Kantine	allein	Ø
schmeckt	4.29	4.56	3.54	3.96	4.50	4.17
gesund	3.76	3.16	2.80	3.58	3.27	3.31
preiswert	3.28	2.75	3.57	3.92	2.75	3.25
kalorienarm	3.19	2.83	2.85	3.31	2.98	3.03
naturbelassen	3.13	2.88	2.63	3.12	2.98	2.94
frisch	4.08	4.13	3.46	3.96	4.09	3.94
fettarm	3.50	3.36	3.09	3.52	3.34	3.36
vitaminreich	3.90	3.61	3.21	3.73	3.64	3.61
ausgefallen	2.67	3.79	2.19	2.52	3.94	3.02
Durchschn. (Ø)	3.53	3.45	3.03	3.51	3.49	3.40

Allerdings zeigt sich auch eine erhebliche Variation in der Beurteilung dieser Kriterien hinsichtlich ihrer Wichtigkeit in den verschiedenen Situationen. Diese ist für das Kriterium etwas "Ausgefallenes und Besonderes" besonders ausgeprägt. Hierauf wird lediglich in der Eßsituation "Restaurant", sei es mit Freunden oder allein besonders Wert gelegt. In den drei Alltagssituationen hingegen spielt dieses Kriterium keine Rolle. Ein umgekehrter, jedoch hierzu passender Trend findet sich für das Kriterium "preiswert": während in den Alltagssituationen darauf Wert gelegt wird, daß das Essen preiswert ist, darf es ruhig etwas teurer sein, wenn man zum Essen ausgeht.

Situationspräferenzen

Die von den Befragten angegebenen Situationspräferenzen (Tab. 3/13) decken sich weitgehend mit den Erwartungen. Belegte Brote werden vor allem zuhause gegessen, spielen aber auch als Mahlzeit zwischendurch eine wichtige Rolle. In den erlebnisorientierten Eßsituationen "Restaurant" und "allein" ist die Wahrscheinlichkeit für den Verzehr belegter Brote sehr gering. Der Eisbecher und das Steak sind hingegen Lebensmittel, die ganz bevorzugt in solchen Erlebnissituationen verzehrt werden. Die Wahrscheinlichkeit, Pommes frites zu wählen, ist in den Eßsituationen "zwischendurch" am höchsten, zuhause werden sie kaum gegessen. Obst und Salat werden in nahezu jeder Situation gegessen. Lediglich im "Restaurant" spielt Obst keine Rolle, was aber wohl vor allem auf die Angebotslage zurückgeführt werden kann.

Tab. 3/13: Mittelwerte für die angegebene Präferenz der Lebensmittel in den verschiedenen Situationen (Situationspräferenzen von -2.5 bis +2,5)

	zuhause	Restaurant	zwischend.	Kantine	allein
Pommes	-.46	.15	.42	.04	.11
bel. Brot	1.01	-1.15	.75	-.02	-.83
Eisbecher	-.65	.32	-.60	-.74	.66
Steak	.41	1.04	-.55	.14	1.11
Salat	1.28	1.37	.42	1.20	1.41
Obst	1.28	-.09	.79	.80	.76

3.6.3 Weitere Entwicklung des Modells

Bereits im Ernährungsbericht 1988 war ein hypothetisches Modell der Ernährungsentscheidung vorgeschlagen worden (S. 206 f.), das im folgenden empirisch weiterentwikkelt und überprüft wird. Das ursprüngliche Modell hatte die Form:

$$\mathbf{EE = f(g_1 s_1 F_1, g_2 s_2 F_2, \ldots g_n s_n F_n)}$$

wobei mit EE die individuelle Ernährungsentscheidung bezeichnet wurde. Die Ernährungsentscheidung wurde als Funktion von einer Reihe von Motivationsfaktoren F_i aufgefaßt, wobei diese durch individuelle und situative Faktoren (g_i bzw. s_i) gewichtet werden.

Die Ernährungsentscheidung entspricht in dem Modell der Wahrscheinlichkeit, mit der ein Lebensmittel in einer bestimmten Situation gegessen wird, also der *Situationspräferenz*. Die verschiedenen Motivationsfaktoren würden den verschiedenen Beurteilungskategorien entsprechen und die individuelle *und* situative Gewichtung kommt in den von jeder Befragungsperson angegebenen Situationsbewertungen zum Ausdruck[7].

Exkurs: Auswertungsstrategie

Für die verschiedenen Lebensmittel wird für jede Situation s eine multiple Regressionsanalyse berechnet:

$$\mathbf{P_{sl} = b_{0s} + b_{1s} S_{s1} L_{l1} + b_{2s} S_{s2} L_{l2} + \ldots + b_{9s} S_{s9} L_{l9}}$$

7 Wenngleich dieses Modell keine Aussage über die Art der funktionellen Verknüpfung macht, soll in einer ersten Näherung eine lineare Verknüpfung der verschiedenen Komponenten als Modellannahme unterstellt werden. Damit wird dieses Modell in Form von multiplen Regressionsgleichungen darstellbar.

Hieraus resultieren 5 verschiedene Gleichungen und Lösungen (eine für jede Situation), die es zulassen, die Situationspräferenzen für die sechs Lebensmittel vorherzusagen. Die Korrelationen zwischen den durch das Modell vorhergesagten Situationspräferenzen und den von den Befragungspersonen angegebenen Präferenzen liegen zwischen r = 0,49 und r = 0,18 (signifikant bei alpha = 0,01). Insgesamt ist das Modell in der Lage, die Situationspräferenzen für die Eßsituationen "Restaurant", "Kantine" und "allein" mit jeweils über 15 % aufgeklärter Varianz und für die Eßsituation "zuhause" sogar mit 32 % aufgeklärter Varianz vorherzusagen. Für die Eßsituation "zwischendurch" ist das Modell mit 13 % aufgeklärter Varianz am schlechtesten.

Die resultierenden Modellgleichungen lassen weiter eine Beurteilung zu, wie stark die neun verschiedenen Beurteilunskategorien (*"schmeckt"* ... *"ausgefallen"*) in den verschiedenen Eßsituationen gewichtet sind und so die jeweilige Eßentscheidung beeinflussen. Hierbei geben die standardisierten Regressionskoeffizienten (Beta-Gewichte) Aufschluß darüber, wie stark die jeweiligen Kriterien die Gesamtpräferenz beeinflussen.

Tab. 3/14 zeigt, daß in der Eßsituation "zuhause" bei den Entscheidungskriterien an erster Stelle die Einschätzung des gesundheitlichen Wertes steht, gefolgt von der Einschätzung des Vitamingehalts und des Geschmacks. Die resultierende Modellgleichung zeigt weiter, daß "zuhause" darauf Wert gelegt wird, daß das Essen eher etwas Normales und nichts Ausgefallenes ist. Keinen signifikanten Beitrag zur Vorhersage liefern die Kriterien "naturbelassen", "frisch" und "fettarm".

Tab. 3/14: Regressions-Koeffizienten für die Situation "zuhause"

		B	Beta	
1.	schmeckt	.036	.130	***
2.	gesund	.061	.250	***
3.	preiswert	.024	.079	***
4.	kalorienarm	.030	.112	***
5.	naturbelassen	.000	.001	
6.	frisch	.005	.022	
7.	fettarm	-.002	-.006	
8.	vitaminreich	.039	.169	***
9.	ausgefallen	-.021	-.066	***
	Konstante	-.096		

B = Regressionskoeffizient, Beta = standard. Regressionskoeffizient, *** $p < 0.001$

In der Eßsituation "Restaurant" sind nur wenige Kriterien für die Auswahl des Essens ausschlaggebend (Tab. 3/15). Dominant ist hier, daß es etwas Ausgefallenes und Besonderes ist. An zweiter Stelle steht der Geschmack. Als drittes Kriterium wird im Restaurant noch darauf geachtet, daß es keine *"Kalorienbombe"* ist. Alle anderen Kriterien, etwa die Qualität oder der gesundheitliche Wert, leisten keinen signifikanten Beitrag zur Vorhersage.

Beispiel für eine eigene Simulation

Mit den Regressionskoeffizienten (Spalte "B") und den in Tab. 2/12 (für die *Gesamtbevölkerung*) bzw. den in Tab. 3/21 (für die einzelnen *Bevölkerungscluster*) angegebenen durchschnittlichen Situationsbewertungen können Simulationen für konkrete oder fiktive Lebensmittel durchgeführt werden. Das Ergebnis benennt jeweils die Situationspräferenz für ein solches Lebensmittel.
Beispiel für eine Situationspräferenz "Restaurant", Gesamtbevölkerung und für ein neues Lebensmittel "Premium-Frischmilch".

Schritt 1:
Es wird die Regressionsgleichung anhand der für die Situation "Restaurant" signifikanten Regressionskoeffizienten (B) aufgestellt (aus Tab. 3/15):

Situationspräferenz =
0.049 x S ["schmeckt"] x L ["schmeckt"]
+ 0.023 x S ["kalorienarm"] x L ["kalorienarm"]
+ 0.060 x S ["ausgefallen"] x L ["ausgefallen"]
- 0.153 (Konstante)

Schritt 2:
Für S (Situationsbewertung) werden die entsprechenden Werte aus der Tab. 3/12 (Gesamtbevölkerung) eingesetzt.

Schritt 3:
Für L (Lebensmittelbewertung) werden die entsprechenden Werte eingesetzt, die wir für die "Premium-Frischmilch" wie folgt annehmen: "schmeckt" = + 1,5; "kalorienarm" = 0,0; "ausgefallen" = + 2,5. Damit wird das Image einer Milch beschrieben, der ein relativ guter Geschmack, ein mittlerer Energiegehalt und insbesondere eine hohe Exklusivität zugeschrieben wird.

Schritt 4:
Damit ist folgende Regressionsgleichung zu berechnen:

Situationspräferenz für "Premium-Frischmilch" im Restaurant =
0.049 x [S = 4.56] x [L = 1.5]
+ 0.023 x [S = 2.83] x [L = 0.0]
+ 0.060 x [S = 3.79] x [L = 2.5]
- 0.153 [Konstante]

Es errechnet sich ein Wert von + 0.75, der für eine positive Situationspräferenz steht. Würde das Image der "Normalmilch" mit "schmeckt" = – 0.5; "kalorienarm" = + 0.5 und "ausgefallen" = – 1.5 angenommen, sinkt die Situationspräferenz im Restaurant auf – 0.57 ab. Dieses Beispiel zeigt auch, daß die Präferenz im Restaurant durch das Kriterium "gesund" nicht verändert wird.

Tab. 3/15: Regressionskoeffizienten für die Situation "Restaurant"

		B	Beta	
1.	schmeckt	.049	.177	***
2.	gesund	.006	.021	
3.	preiswert	-.004	-.011	
4.	kalorienarm	.023	.074	***
5.	naturbelassen	.007	.022	
6.	frisch	.000	.000	
7.	fettarm	-.006	-.024	
8.	vitaminreich	.001	.004	
9.	ausgefallen	.060	.239	***
Konstante		-.153		

B = Regressionskoeffizient, Beta = standard. Regressionskoeffizient, *** $p < 0.001$

Die Eßsituation "zwischendurch" ist offenbar ein komplexe Entscheidungssituation, die durch nahezu alle Kriterien beeinflußt wird, wobei durchaus auch widersprüchliche Einflüsse zur Geltung kommen (Tab. 3/16). Wird weiter berücksichtigt, daß in dieser Situation durch das Präferenzmodell die geringste Varianz aufgeklärt wird, so ist zu vermuten, daß hier noch weitere Gesichtspunkte und Kriterien, die nicht erfaßt wurden, wirksam sind.

Tab. 3/16: Regressionskoeffizienten für die Situation "zwischendurch"

		B	Beta	
1.	schmeckt	.023	.070	***
2.	gesund	.037	.116	***
3.	preiswert	.063	.220	***
4.	kalorienarm	.009	.031	*
5.	naturbelassen	.016	.049	***
6.	frisch	-.010	-.035	**
7.	fettarm	-.023	-.082	***
8.	vitaminreich	.032	.118	***
9.	ausgefallen	-.017	-.044	***
	Konstante	-.129		

B = Regressionskoeffizient, Beta = standard. Regressionskoeffizient, * $p < 0.05$, ** $p < 0.01$, *** $p < 0.001$

In der Gewichtung der verschiedenen Kriterien weist die Eßsituation "Kantine" (Tab. 3/17) deutliche Übereinstimmung mit der Eßsituation "zuhause" auf. Besonders ausschlaggebend für die Eßentscheidung ist, daß die Lebensmittel gesund und vitaminreich sind, daß das Essen preiswert und kalorienarm ist. Im Gegensatz zur Situation "zuhause", wo diese Kriterien keine Rolle spielten, dürfen die Speisen in der Kantine durchaus fetthaltiger und nicht so frisch sein.

Tab. 3/17: Regressionskoeffizienten für die Situation "Kantine"

		B	Beta	
1.	schmeckt	.025	.087	***
2.	gesund	.043	.177	***
3.	preiswert	.029	.117	***
4.	kalorienarm	.032	.128	***
5.	naturbelassen	.006	.021	
6.	frisch	-.011	-.046	***
7.	fettarm	-.012	-.052	***
8.	vitaminreich	.036	.162	***
9.	ausgefallen	.000	.001	
	Konstante	-.152		

B = Regressionskoeffizient, Beta = standard. Regressionskoeffizient, *** $p < 0.001$

Die Eßsituation "allein" (Tab. 3/18) ähnelt in der Gewichtung der Entscheidungskriterien der Situation "Restaurant", da die Präferenz vor allem durch die Kriterien etwas "Besonderes und Ausgefallenes" sowie "Geschmack" dominiert wird. Im Gegensatz zur Situation "Restaurant" spielen hier jedoch auch Gesichtspunkte wie gesundheitlicher Wert und Vitamingehalt eine Rolle. Schließlich darf es in dieser Situation auch etwas teurer sein. Der geringe Kaloriengehalt und die Naturbelassenheit gehen schließlich als untergeordnete Gesichtspunkte ebenfalls in die Entscheidung ein. Dieses komplexe Entscheidungsgefüge spiegelt möglicherweise wider, daß hier die Motivationsstruktur der Situation "Restaurant" durch die Komponenten der alltäglichen Eßsituationen ("zuhause" und "Kantine") überlagert wird.

Tab. 3/18: Regressionskoeffizienten für die Situation "allein".

		B	Beta	
1.	schmeckt	.066	.242	***
2.	gesund	.015	.053	***
3.	preiswert	-.010	-.028	**
4.	kalorienarm	.008	.029	*
5.	naturbelassen	.010	.034	**
6.	frisch	.001	.005	
7.	fettarm	-.002	-.008	
8.	vitaminreich	.013	.054	***
9.	ausgefallen	.047	.195	***
	Konstante	-.152		

B = Regressionskoeffizient, Beta = standard. Regressionskoeffizient, * $p < 0.05$, ** $p < 0.01$, *** $p < 0.001$

3.6.4 Vorhersage und Simulation der Situationspräferenzen

In einem weiteren Auswertungsschritt wurde für jedes der sechs ausgewählten Lebensmittel in jeder der fünf Eßsituationen die vorhergesagte Situationspräferenz nach den Regressionsgleichungen berechnet. Ein Vergleich der tatsächlichen mit der vorhergesagten Situationspräferenz ist in Tab. 3/19 dargestellt. Dieser Vergleich zeigt, daß es teilweise deutliche Abweichungen zwischen den tatsächlichen und den vorhergesagten Situationspräferenzen gibt. Eine nähere Betrachtung zeigt, daß diese Abweichungen jedoch keineswegs unsystematisch sind. Sie sind auf Gewohnheits- und Traditionsmuster, aber auch auf die Verfügbarkeit der Lebensmittel in den typischen Situationen zurückzuführen (z.B. Obst "im Stück" wird üblicherweise nicht im Restaurant angeboten).

Tab. 3/19: Mittelwerte für die *angegebene* Situationspräferenz (1. Zeile) und die *vorhergesagte* Situationspräferenz (2. Zeile)

	zuhause	**Restaurant**	**zwischend.**	**Kantine**	**allein**
Pommes	-.46	.15	.42	.04	.11
	-.29	-.36	.01	-.30	-.21
bel. Brot	1.01	-1.15	.75	-.02	-.83
	.43	.06	.28	.21	.31
Eisbecher	-.65	.32a	-.60	-.74	.66
	-.12	.35a	-.16	-.24	.56
Steak	.41	1.04	-.55	.14a	1.11
	.47	.52	-.02	.17a	.78
Salat	1.28	1.37	.42	1.20	1.41
	1.16	.54	.55	.77	.87
Obst	1.28	-.09	.79	.81a	.76
	1.20	.54	.58	.79a	.89

a = Mittelwerte unterscheiden sich nicht bei alpha = 0,01

Simulationsbeispiele

Unter Anwendung dieses Präferenzmodells lassen sich schließlich auch Präferenzen anderer Lebensmittel in den unterschiedlichen Situationen vorhersagen, sofern die Einstufung dieser Lebensmittel nach den gewählten neun Beurteilungskategorien bekannt ist.

Dieses Vorgehen soll am Beispiel von *Mousse au Chocolat* demonstriert werden. Dabei wird unterstellt, daß das Image von *Mousse au Chocolat* von der Bevölkerung im Geschmack als *sehr gut* (+2,5), aber als *sehr ungesund* (-2,5), als mittelmäßig *teuer* (+0,5), als sehr *kalorienreich* (-2,5), als sehr *unnatürlich* (-2,5), als überhaupt nicht *frisch* und *schonend* (-2,5), als sehr *fettreich* (-2,5), als völlig *vitaminarm* (-2,5), aber als etwas sehr *Ausgefallenes* und *Besonderes* (+2,5) eingestuft wird.

Werden diese Werte in die Modellgleichung des Modells eingesetzt und die jeweils individuellen Bewertungen der Situationen zugrunde gelegt, so ergibt sich folgende Präferenz für *Mousse au Chocolat*: zuhause -1,0; im Restaurant +0,81; zwischendurch -0,33; in der Kantine -0,62; allein im Urlaub +0,38.

Dieses Beispiel verdeutlicht, daß *Mousse au Chocolat* aufgrund ihres Images vor allem in den erlebnisorientierten Außer-Haus-Situationen verzehrt wird. Die *Mousse au Chocolat* trifft, wenn das postulierte Image stimmt, im Restaurant auf eine Situationsbedingung, die zu einer eindeutigen Bevorzugung vor allen anderen Speisen führt.

Nun bietet das Modell den Vorteil zu simulieren, welche Veränderung in der Präferenz eintritt, wenn dieses Lebensmittel in seinen Eigenschaften bzw. in der subjektiven Bewertung dieser Eigenschaften (Gesamt-Image) verändert wird. Zwei Modelltests werden simuliert:

- ❑ Einmal wird die *Mousse au Chocolat* durch Marketing-Maßnahmen von ihrem Image des "Besonderen, Ausgefallenen" *befreit* (+0,5 statt 2,5), in dem sie als *Billigprodukt* in den Handel kommt.
- ❑ Im anderen Fall wird die *Mousse au Chocolat* durch technologische Verfahren zu einer "Light-Mousse" mit folgender Imageänderung: "gesund" (+0,5 statt -2,5), "kalorienarm" (+1,5 statt -2,5) und "fettarm" (+1,5 statt -2,5).

Die durch das Modell errechneten Präferenzen sind in der Tab. 3/20 gegenübergestellt. Diese Simulation zeigt, daß durch die Veränderung des exclusiven Charakters von *Mousse au Chocolat* zwar die Akzeptanz in den Eßsituationen "zuhause" und "zwischendurch" geringfügig steigt, ohne aber in den positiven Bereich zu gelangen. Auf der anderen Seite würde eine solche Imageveränderung jedoch zu einer deutlichen Veringerung der Akzeptanz in den erlebnisorientierten Eßsituationen "Restaurant" und "allein" führen. Kurz: *Mousse au Chocolat* als alltägliches Dessert hätte in keiner Situation mehr eine hohe Verzehrswahrscheinlichkeit.

Für die Einführung einer Light-Variante errechnen sich jedoch erhebliche Auswirkungen auf die Akzeptanz. Die *Light-Mousse au Chocolat* würde nicht nur für die Alltagssituationen "zuhause" und "Kantine" in den positiven Bereich gelangen, sondern auch in den bereits positiv besetzten Eßsituationen "Restaurant" und "allein" in ihrer Akzeptanz erheblich gesteigert.

Tab. 3/20: Präferenzänderung für verschiedene Varianten von *Mousse au Chocolat*

Mousse au Chocolat	**original**	**gewohnheitsmäßig**	**light**
zuhause	-1.00	-0.89	+0.07
Restaurant	+0.81	+0.36	+1.07
zwischendurch	-0.33	-0.25	-0.20
Kantine	-0.62	-0.62	+0.10
allein	+0.67	+0.30	+0.91

Mit diesen Simulationsbeispielen wird deutlich, daß das kognitive Modell der Lebensmittelentscheidung zu praxisrelevanten Schlußfolgerungen führt. Es macht deutlich, daß insbesondere das Lebensmittelimage ein entscheidender Faktor ist, der solche Entscheidungen beeinflußt. Es zeigt darüberhinaus, daß auch situationsspezifische Anforderungsprofile an Speisen existieren, die ebenfalls die Lebensmittelentscheidung beeinflussen.

Mit den dargestellten Regressionsgleichungen, die aufgrund der empirischen Datenerhebung einer für die Bundesrepublik Deutschland repräsentativen Stichprobe errechnet wurden, kann die situationsspezifische Verzehrswahrscheinlichkeit eines beliebigen Lebensmittels simuliert werden, wenn sein Image auf den neun Beurteilungskategorien bekannt ist bzw. erhoben wird.

3.6.5 Typologie nach Entscheidungsdeterminanten

Eine clusteranalytische Typologie bezogen auf die Entscheidungskriterien für die Auswahl von Lebensmitteln wurde im Abschnitt 3.5 bereits vorgestellt. Dabei wurde jedoch nicht auf spezifische Eßsituationen eingegangen. Zudem wurden einige Kriterien verwendet, deren Bedeutsamkeit in verschiedenen Eßsituationen wenig ausgeprägt ist: z.B. spielt die richtige Verpackung im Restaurant keine Rolle, ebenso wie der Aspekt der Haltbarkeit.

Diese Überlegungen und die aufgezeigten unterschiedlichen Entscheidungsgründe in verschiedenen Eßsituationen ließen es als wünschenswert erscheinen zu untersuchen, ob auch über verschiedene Eßsituationen hinweg eine spezifische Typologie gefunden werden kann und welche Bedeutung hierbei die Situationsvarianz hat. Durch eine Clusteranalyse über die gesamte situationsspezifische Ratingbatterie wurden fünf "Typen" konfiguriert.

Typologie: Cluster 1

Diesem Eßtyp bzw. Cluster 1 wurden insgesamt 421 Probanden (21,1 %) zugeordnet. Besonderes Gewicht legt er auf den Geschmack und die Frische der Lebensmittel. Der Geschmack ist ihm besonders bei Erlebnismahlzeiten (Restaurant, allein) wichtig, während er bei Versorgungsmahlzeiten (zwischendurch, Kantine) kleine Abstriche macht. Die Kriterien gesund und kalorienarm sind ihm eher unwichtig, lediglich zuhause und in der Kantine legt er auf etwas gesündere Kost Wert. Dieser Eßtyp kann als "*der unbekümmerte Esser*" charakterisiert werden. Die mittleren Situationsbewertungen sind in Tab. 3/21 dargestellt.

Typologie: Cluster 2

Die Personen in Cluster 2 (N = 538; 27,0 %) finden nahezu alle Kriterien in nahezu jeder Situation recht wichtig. Es gibt eine deutliche Betonung von naturbelassenen Bioprodukten und selbst bei Mahlzeiten zwischendurch wird (im Gegensatz zu den anderen Typen) auf gesundes und kalorienarmes Essen Wert gelegt. Damit läßt sich dieser Eßtyp als "*der Prinzipien-Esser*" bezeichnen. Die mittleren Situationsbewertungen sind in Tab. 3/21 dargestellt.

Typologie: Cluster 3

Das dritte Cluster umfaßt eine sehr kleine Gruppe von Menschen (N = 60; 3 %) mit allerdings einer sehr markanten und ausgeprägten Einstellung zur Eßentscheidung. Wichtig ist ihnen eigentlich nur der Geschmack, in der alltäglichen Versorgung auch noch der Preis. Kriterien wie gesund, fettarm, vitaminreich, und naturbelassen werden (in allen Situationen) geradezu als extrem unwichtig eingestuft. Die Probanden dieser Gruppe können plakativ als "*der Gesundheitsignorant*" eingestuft werden. Die mittleren Situationsbewertungen sind in Tab. 3/21 dargestellt.

Typologie: Cluster 4

Der vierte Eßtyp (N = 762; 38,2 %) kann als Repräsentant der aktuellen Eßmode betrachtet werden: Geschmack ist das wichtigste Entscheidungskriterium, aber auch Gesundheit, Frische, Vitamine, Bioprodukte und Exclusivität werden hoch gewertet. Es zeigen sich situationsbezogen relativ variable Entscheidungsgründe. Dieser Eßtyp kann daher als "*der dynamische Exclusiv-Esser*" bezeichnet werden. Die mittleren Situationsbewertungen sind in Tab. 3/21 dargestellt.

Typologie: Cluster 5

Typ 5 (N = 212; 10,6 %) ist schließlich dadurch gekennzeichnet, daß vor allem "kalorienarm" ein wichtiges Kriterium ist, auf das in jeder Situation geachtet wird. Ebenso spielen gesund, fettarm und vitaminreich eine wichtige Rolle. Lediglich auf naturbelassene Bioprodukte wird (im Gegensatz zu Typ 2) kein großer Wert gelegt. Da gleichzeitig auch für ihn der gute Geschmack ein wichtiges Kriterium ist, kann davon ausgegangen werden, daß er in vielen Eßsituationen widerstrebenden Motivationen ausgesetzt ist. Dieser Eßtyp kann als "*der diätbewußte Konflikt-Esser*" betrachtet werden. Die mittleren Situationsbewertungen sind in Tab. 3/21 dargestellt.

Tab. 3/21: Mittlere Situationsbewertungen für alle Cluster

	ZU	R	ZW	K	A
Der "unbekümmerte Esser"					
schmeckt	4.1	4.6	3.3	3.8	4.5
gesund	3.2	2.1	1.8	3.1	2.4
preiswert	2.9	2.2	3.3	3.8	2.2
kalorienarm	2.1	1.5	1.6	2.3	1.8
naturbelassen	2.0	1.6	1.3	2.0	1.8
frisch	3.6	3.7	2.7	3.6	3.8
fettarm	2.5	2.3	2.0	2.6	2.2
vitaminreich	3.3	2.9	2.3	3.3	3.0
ausgefallen	2.1	3.5	1.5	1.9	3.7
Der "Prinzipien-Esser"					
schmeckt	4.6	4.7	4.0	4.4	4.7
gesund	4.4	4.2	3.9	4.3	4.3
preiswert	3.7	3.4	4.0	4.2	3.5
kalorienarm	4.1	4.0	4.0	4.3	4.2
naturbelassen	4.3	4.3	4.0	4.3	4.3
frisch	4.7	4.7	4.4	4.6	4.7
fettarm	4.4	4.4	4.0	4.4	4.4
vitaminreich	4.5	4.5	4.2	4.5	4.5
ausgefallen	3.4	4.3	3.1	3.3	4.4
Der "Gesundheitsignorant"					
schmeckt	4.3	45	3.4	4.0	4.6
gesund	2.0	0.9	0.5	1.6	1.1
preiswert	2.8	1.7	3.3	3.3	2.1
kalorienarm	0.8	0.4	0.5	0.9	0.5
naturbelassen	0.8	0.5	0.5	1.0	0.7
frisch	2.8	2.8	1.6	2.4	2.8
fettarm	1.1	0.9	0.6	1.1	0.9
vitaminreich	1.9	1.2	0.8	1.5	1.1
ausgefallen	1.2	2.7	0.7	1.0	3.2
Der "dynamische Exclusiv-Esser"					
schmeckt	4.1	4.4	3.3	3.7	4.3
gesund	3.6	3.0	2.7	3.4	3.1
preiswert	3.2	2.7	3.4	3.7	2.6
kalorienarm	3.2	2.8	2.8	3.2	2.9
naturbelassen	3.2	2.9	2.7	3.2	3.1
frisch	4.0	4.0	3.2	3.7	3.8
fettarm	3.5	3.3	2.9	3.4	3.3
vitaminreich	3.8	3.4	3.0	3.4	3.4
ausgefallen	2.7	3.7	2.7	2.5	3.8

	ZU	R	ZW	K	A
Der "diätbewußte Konflikt-Esser"					
schmeckt	4.6	4.8	3.7	4.2	4.7
gesund	4.2	3.6	3.0	3.9	3.7
preiswert	3.5	2.7	3.8	4.3	2.7
kalorienarm	3.8	3.2	3.3	3.8	3.4
naturbelassen	2.5	2.2	2.0	2.7	2.3
frisch	4.5	4.5	3.9	4.5	4.5
fettarm	4.1	4.0	3.8	4.2	4.0
vitaminreich	4.5	4.1	3.8	4.3	4.1
ausgefallen	2.2	3.8	1.5	2.1	4.0

ZU = zuhause, R = Restaurant, ZW = zwischendurch, K = Kantine, A = allein

Simulation der kognitiven Eßentscheidung

Auf der Basis der vorstehenden Überlegungen lassen sich die Lebensmittelentscheidungen der verschiedenen Eßtypen analog zum Vorgehen in Tab. 3/20 berechnen und simulieren. Ohne allzu große Genauigkeitsverluste ist eine Simulation aufgrund der Kenntnis der entsprechenden Mittelwerte in der Situationsbewertung je Cluster möglich.

So wurden für das bereits verwendete Beispielprodukt *Mousse au Chocolat* die verschiedenen Situationspräferenzen der Eßtypen und ihre Reaktion auf die Image-Veränderung des Produktes simuliert. Die Ergebnisse sind in Tab. 3/22 wiedergegeben. Die Resultate zeigen, daß die verschiedenen Typen in den verschiedenen Situationen sehr spezifische Reaktionen, d.h. unterschiedliche Veränderungen der Situationspräferenzen zeigen.

Typ 1, der als "unbekümmerter Esser" bezeichnet wurde, reagiert auf eine Veränderung der Exklusivität (Mousse gewohnheitsmäßig) ausschließlich in den erlebnisorientierten Eßsituationen "Restaurant" und "allein": Durch die Verringerung des Exklusivitätsfaktors sinkt seine Präferenz für Mousse in diesen Situationen. In den anderen drei Eßsituationen kann kein Einfluß der Imageveränderung festgestellt werden. Für Typ 1 hätte die Einführung einer Light-Variante in allen Eßsituationen weitreichende Konsequenzen. Hierdurch würde die Präferenz in den Versorgungssituationen "zuhause" und "Kantine" aus dem ausgeprägt negativen Bereich in den neutralen Bereich angehoben; in der Erlebnissituation "Restaurant" könnte keine weitere Steigerung der bereits hohen Präferenz beobachtet werden, in der Eßsituation "allein" erreichte eine solche *Mousse light* die Spitzenpräferenz.

Tab. 3/22: Simulierte Situationspräferenzen für die fünf Eßtypen für verschiedene Images von *Mousse au Chocolat*.

	ZU	R	ZW	K	A
Mousse au Chocolat					
Typ 1:	-0.77	0.84	-0.16	-0.50	0.75
Typ 2:	-1.23	0.82	-0.51	-0.77	0.62
Typ 3:	-0.29	0.77	0.07	-0.13	0.87
Typ 4:	-0.99	0.77	-0.36	-0.59	0.63
Typ 5:	-1.12	0.88	-0.28	-0.69	0.68
Mousse gewöhnlich					
Typ 1:	-0.68	0.42	-0.10	-0.50	0.40
Typ 2:	-1.09	0.30	-0.41	-0.77	0.21
Typ 3:	-0.24	0.45	0.10	-0.13	0.57
Typ 4:	-0.88	0.33	-0.27	-0.59	0.27
Typ 5:	-1.03	0.42	-0.23	-0.69	0.31
Mousse light					
Typ 1:	0.07	0.84	-0.08	0.07	0.91
Typ 2:	0.06	0.82	-0.30	0.13	0.95
Typ 3:	0.17	0.77	0.09	0.13	0.93
Typ 4:	0.05	0.77	-0.23	0.09	0.86
Typ 5:	0.10	0.88	-0.18	0.10	0.96

ZU = zuhause, R = Restaurant, ZW = zwischendurch, K = Kantine, A = allein

Typ 2, der als "Prinzipien-Esser" charakterisiert wurde, zeigt für *Mousse au Chocolat* in den Alltagssituationen zunächst die negativste Präferenz von allen fünf Eßtypen. Gleichzeitig ist bei ihm der Unterschied zur eindeutig positiven Präferenz in den Erlebnissituationen besonders hoch ausgeprägt. Die Gewöhnung oder Verringerung der Exclusivität würde bei ihm sowohl eine Verringerung seiner negativen Einstellung zu *Mousse* in den Alltagssituationen als auch eine Verringerung seiner positiven Präferenz in den Erlebnissituationen bewirken. Die Einführung einer *Light-Variante* würde auch für ihn die Probleme mit *Mousse au Chocolat* in den meisten Alltagssituationen verringern und die Präferenz in den neutralen Bereich bringen. Lediglich beim Imbiß "zwischendurch" lehnt er auch weiterhin die *Mousse light* ab.

Der plakativ als "Gesundheitsignorant" apostrophierte Typ 3 zeigt schon bei "normaler" *Mousse au Chocolat* in Alltagssituationen eine zumindest neutrale Präferenz, die in den Erlebnissituationen eine deutlich positive Ausprägung hat. Während sich an seiner neutralen Alltagspäferenz durch Verringerung der Exclusivität nichts verändert, würde die Präferenz in den Situationen "Restaurant" und "allein" vermindert. Auch die Einführung einer *Mousse Light* würde wenig an seinen Präferenzen ändern: neutral in den Versorgungssituationen und "zwischendurch", positiv besetzt in den Erlebnissituationen.

Der als "dynamischer Exclusiv-Esser" bezeichnete Typ 4, der zunächst in seinen Präferenzurteilen dem "unbekümmerten Esser" recht ähnlich ist, reagiert besonders ausgeprägt auf die Veränderung der Exclusivität bei der *Gewohnheits-Mousse*: Während ihre Bedeutung in Alltagssituationen nahezu unverändert ist, verringert sich ihre positive Präferenz bis fast in den neutralen Bereich. Die *Mousse light* brächte seine Präferenz in Alltagssituationen aus dem negativen in den neutralen Bereich, lediglich beim Imbiß "zwischendurch" wird er sie eher nicht verzehren. In der Eßsituation "allein" würde ein solches Produkt die ohnehin schon positive Präferenz noch weiter steigern.

Für den "diätbewußten Konfliktesser" ist die normale *Mousse au Chocolat* in Alltagssituationen völlig unakzeptabel. In den Erlebnissituationen "Restaurant" und "allein" besteht im Gegensatz hierzu eine besonders hoch ausgeprägte positive Präferenz. An diesem Präferenzmuster ändert auch die Verringerung der Exclusivität wenig, lediglich die positive Präferenz in den Erlebnissituationen wird etwas geringer. Die Variante der *Mousse light* wäre für ihn jedoch eine echte Bereicherung: in den alltäglichen Eßsituationen würde die Präferenz aus dem negativen in den neutralen Bereich angehoben und in den Erlebnissituationen "Restaurant" und "allein" hätte er (im Vergleich zu den anderen Eßtypen) die höchste Präferenz für ein solches Produkt.

Zusammenfassend lassen diese Simulationsergebnisse erkennen, daß neben den globalen durchschnittlichen Situationspräferenzen die einzelnen Eßtypen recht spezifische Reaktionsmuster haben. Verallgemeinernd kann davon ausgegangen werden, daß eine Imageveränderung des Beispielproduktes *Mousse au Chocolat* im Sinn einer Verringerung der Exclusivität bei fast allen Eßtypen zu einer geringeren Präferenz in den Erlebnissituationen führen würde. Auf alltägliche Eßsituationen hätte eine solche Veränderung jedoch typspezifisch unterschiedliche Auswirkungen.

Die Einführung einer *Light-Variante* würde die Präferenz in der Erlebnissituation "Restaurant" generell nicht verändern, hätte jedoch in der Erlebnissituation "allein" zumeist eine weitere Präferenzsteigerung zur Folge. Die Akzeptanz in den Alltagssituationen würde generell erhöht, wobei das jeweilige Ausmaß dieser Veränderung wiederum typspezifisch verschieden ausfällt.

Die Funktion und Bedeutsamkeit dieses kognitiven Modells der Eßentscheidung, auch bezogen auf unterschiedliche Eßtypen und damit Gruppen von Verbrauchern, kann weiterhin am Imagewandel des Mineralwassers demonstriert werden. Früher hatte Mineralwasser kein besonderes Image, seine Bewertung war daher weder besonders positiv noch besonders negativ besetzt. Unterstellt man als durchschnittliche Lebensmittelbewertung somit den Wert 0 für jedes der neun Beurteilungskriterien, so resultiert hieraus eine durchschnittliche Situationspräferenz von -0,10 bis -0,15 je nach Situation für alle fünf Eßtypen. Dieser Wert liegt somit ebenfalls im neutralen Bereich.

Unterstellt man weiterhin, daß der stattgefundene Imagewandel des Mineralwassers durch die Beurteilung als gesund (+2,0), kalorienarm (+2,5), naturbelassen (+2,5) und fettarm (+2,5) beschrieben werden kann, so ergeben sich deutlich veränderte Situationspräferenzen (Tab. 3/23). Mineralwasser ist zu einem Getränk geworden, das vor allem zuhause (von allen Typen) präferiert wird. Am geringsten ist diese Präferenz zuhause noch beim "Gesundheitsignoranten" (Typ 3) ausgeprägt, am stärksten beim "Prinzipien-Esser" (Typ 2) und beim "diätbewußten Konflikt-Esser" (Typ 5). Aufgrund der hier untersuchten Kriterien liegt Mineralwasser in den erlebnisorientierten Eßsituationen immer noch im neutralen Bereich, lediglich der "Prinzipien-Esser" (Typ 2) hat hier eine geringfügig höhere Präferenz. Bei Mahlzeiten als Imbiß "zwischendurch" wäre Mineralwasser wohl kaum das Getränk der Wahl, sieht man vom "Prinzipien-Esser" (Typ 2) ab, bei dem für Mineralwasser sogar in dieser Eßsituation eine positive Präferenz errechnet wird.

Tab. 3/23: Die simulierte Situationspräferenz von Mineralwasser

	zuhause	**Restaur.**	**zwisch.**	**Kantine**	**allein**
Gesamtstichprobe	0.60	0.01	0.07	0.32	0.08
Typ 1	0.45	-0.06	-0.02	0.22	0.00
Typ 2	0.75	0.09	0.18	0.43	0.17
Typ 3	0.21	-0.12	-0.10	0.02	-0.09
Typ 4	0.58	0.01	0.08	0.29	0.08
Typ 5	0.70	-0.03	0.03	0.36	0.08

3.6.6 Ausblick

Die empirische Erhebung von Präferenzdaten, bezogen auf verschiedene Situationen und einige beispielhafte Lebensmittel, liefert für die verschiedenen Simulationsberechnungen sehr plausible Ergebnisse. Es kann als Validitätskriterium angesehen werden, daß mit diesem kognitiven Modell der Ernährungsentscheidung ein gewisser Varianzteil im Ernährungsverhalten der Bevölkerung aufgeklärt und durch Simulation für andere Lebensmittelimages vorhergesagt werden kann.

Damit ist auf die Bedeutung der Einstellungen hingewiesen, die für konkrete Lebensmittel bei der Bevölkerung existieren. Die Aufgabe des ENTSCHEIDENS basiert in Abhängigkeit unterschiedlicher Situationsanforderungen auf der Einstellung zu bestimmten Lebensmitteln oder Speisen (Image). Eine Veränderung der Ernährungsentscheidung ist also möglich, wenn sich die Einstellungen gegenüber den Lebensmitteln ändert. Dieses ist ein vergleichsweiser neuer Aspekt, der bislang in der Ernährungsaufklärung kaum bedacht wurde.

Modellgemäß hat es z.B. wenig Zweck, das "*gesunde Image*" der Milch weiter zu steigern oder zu profilieren, da Milch auf dieser Dimension ohnehin hoch skaliert wird. Es soll dem Leser überlassen bleiben, falls sein Interesse geweckt wurde, mit einem Taschenrechner zu simulieren, wie die Situationspräferenz von *Trinkmilch* sich ändert, wenn dieses Getränk

1) ein stärker exklusives Image bekommt oder wenn durch
2) entsprechende kommunikative Maßnahmen der relativ hohe Gehalt an Vitamin B_2 herausgestellt würde oder wenn
3) Trinkmilch durch "*lose*" Abgabe aus der "*stählernen Kuh*" ein gesteigertes Frische-Image bekäme.

Das hier vorgestellte und anhand von empirischen Daten zur Simulation genutzte Modell erweitert das Handlungsfeld für Ernährungsaufklärung und Ernährungsberatung. Bislang lag die *Aufklärungs-* und *Beratungsarbeit* vor allem darin, die Einstellungen des Bürgers bzw. des Klienten zu verändern. Er wurde in Überzeugungstrategien hereingezogen, damit er gesundheitliche Faktoren höher gewichtet und entsprechend seine Lebensmittelwahl verändert. Dieser Ansatz hat natürlich nach wie vor seine Berechtigung. Er ist jedoch vergleichsweise schwer zu realisieren.

Der neue, zusätzliche Weg, der durch das kognitive Modell der Ernährungsentscheidung gewiesen wird, besteht darin, die Images der Lebensmittel – nach den Vorgaben des Modells – aktiv zu verändern, um über diese Maßnahmen zu einer Änderung des Eßverhaltens beizutragen. In diesem Fall werden die Einstellungen des Verbrauchers akzeptiert, die Images der Lebensmittel allerdings entsprechend verändert. Bei der aufgezeigten, eher vagen und wenig konkreten Einstellungs- und Kenntnisstruktur, die die Bevölkerung gegenüber verschiedenen Lebensmitteln hat, erscheint dieser Weg nicht ohne Aussicht.

3.7 Weiterführende Literatur

Deutsche Gesellschaft für Ernährung: Ernährungsbericht 1988. Henrich, Frankfurt 1988

Iglo-Forum: Iglo-Forum-Studie '89 "Die Deutschen und ihre Einstellung zu Ernährungsfragen", Hamburg 1989

Iglo-Forum: Iglo-Forum-Studie '91 "Genußvoll essen – bewußt ernähren", Hamburg 1991

Nationale Verzehrsstudie 1991 – Ergebnisse der Basisauswertung. Schriftenreihe zum Programm der Bundesregierung, Forschung und Entwicklung im Dienste der Gesundheit. Band 18, Bonn 1991

4

Hunger, Appetit und Sättigung – zum Stand der Regulationstheorien

4.1 Definition: Hunger, Appetit und Sättigung

Die Regulation der Nahrungsaufnahme ist ein komplexer psychophysiologischer Prozeß. Eine Theorie dieser Regulation müßte erklären können, wodurch Essen ausgelöst, aufrecht erhalten und beendet wird und welche Bedingungen die Auswahl der Speisen steuern. Für diese Steuerung der Nahrungsaufnahme sind Begriffe wie *Appetit, Hunger* und *Sättigung* von zentraler Bedeutung. Mit diesen Begriffen wird jeweils eine Wahrnehmung von Körpergefühlen (*Interozeption*) bezeichnet, die das Eßverhalten steuern.

Mit *Hunger* und *Appetit* sind solche Wahrnehmungssignale gemeint, die im Sinn eines *Startsignals* zum Beginn der Nahrungsaufnahme führen, mit *Sättigung* wird das *Stopsignal* umschrieben, das zur Beendigung der Nahrungsaufnahme beiträgt. Allerdings steuern beim Menschen solche Wahrnehmungen und Signale das Eßverhalten nicht absolut, da Menschen in der Lage sind zu essen, ohne Hunger oder Appetit zu haben. Ebenso kann der Mensch die Nahrungsaufnahme beenden, ohne satt zu sein, was durch Hungerstreiks, Fastenkuren oder das Fasten der Anorexie-Patientinnen eindrucksvoll belegt wird.

Obwohl in der Umgangs- und leider auch oft in der Fachsprache die Begriffe *Hunger* und *Appetit* gleichbedeutend gebraucht werden, können beide Wahrnehmungen deutlich unterschieden werden. So bezeichnet Appetit eher eine lustvolle Motiviation zu essen, die häufig auch auf bestimmte Nahrungsmittel ausgerichtet ist. Hunger stellt hingegen eher ein unbehagliches, oft auch schmerzhaftes Verlangen dar, etwas zu essen, wobei dieses Verlangen zumeist nicht auf ein spezifisches Lebensmittel abzielt (DGE 1988; Blundell & Hill 1985).

Im Gegensatz zu dieser Unterscheidung für verschiedene Startsignale gibt es in der Umgangssprache keine Begriffe für verschiedene Sättigungsqualitäten. Sättigung wird definiert als der "*Prozeß der Beendigung einer Mahlzeit, der direkt durch die Aufnahme von Nahrung ausgelöst wird*" (DGE 1988, S. 204). Der Prozeß der Sättigung (engl. *satiation*) führt jedoch nicht nur zur Beendigung einer Mahlzeit, sondern das Resultat dieser Sättigung, das *Sattsein* (engl. *satiety*) bewirkt, daß bis zum Beginn der nächsten Nahrungsaufnahme eine gewisse Zeit vergeht, in der nichts gegessen wird. Diese beiden unterschiedlichen Sachverhalte, die Signale und Prozesse, die zum Beendigen einer Mahlzeit führen bzw. die den Beginn einer neuen Mahlzeit verhindern, werden häufig als *intra-meal satiety* bzw. *inter-meal satiety* bezeichnet (van Itallie & Vanderweele 1981).

4.2 Sättigungs-Kaskade

Es gibt eine Vielzahl von verschiedenen Mechanismen, die zum Sättigungsprozeß beitragen. Ein Ansatz, diese verschiedenen Sättigungsmechanismen in ein integratives Modell einzubinden, wurde von BLUNDELL (1990a) mit dem Modell der *Sättigungs-Kaskade* vorgeschlagen (Abb. 4/1). In diesem Modell werden die verschiedenen Sättigungsmechanismen mit verschiedenen Phasen des Sättigungsprozesses in Verbindung gebracht.

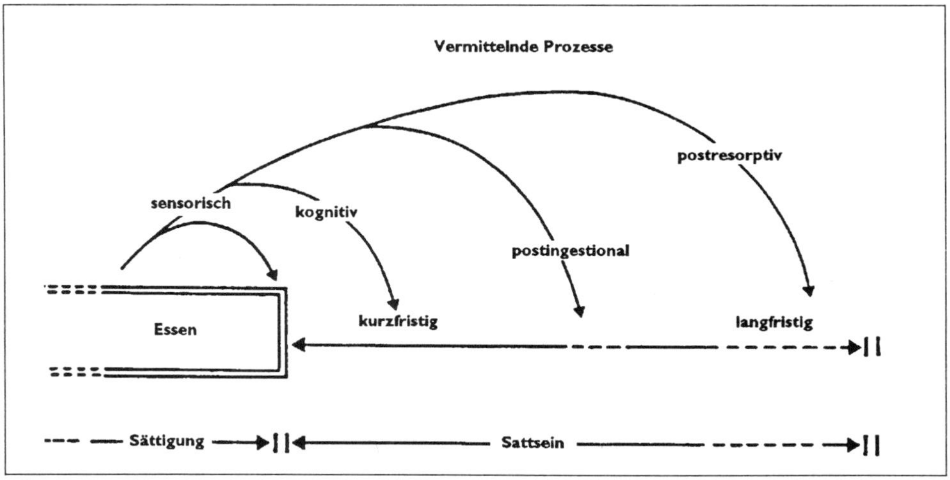

Abb. 4/1 zeigt die Sättigungs-Kaskade. In dieser Sättigungskaskade sind sensorische, kognitive, postingestionale und postresorptive Prozesse integriert und bestimmten Phasen der Sättigung zugeordnet (nach BLUNDELL 1990A).

In den sensorischen Prozessen kommen die spezifischen Eigenschaften der gegessenen Nahrung, wie Aussehen, Geruch, Geschmack, Konsistenz usw. zum tragen. Diese Prozesse können im Zusammenhang mit der *sensory specific satiety* gesehen werden, die zuerst von LEMAGNEN (1960) beschrieben wurde, und mit der das Phänomen bezeichnet wird, daß nach dem Essen von Nahrung mit einer bestimmten sensorischen Qualität Sättigung einsetzt, d.h. das Essen dieser Nahrung beendet wird. Werden jedoch Nahrungsmittel mit einer anderen sensorischen Qualität angeboten, dann wird weitergegessen. Diesem Phänomen kann auch die alltägliche Erfahrung zugeordnet werden, daß man nach einer umfangreichen Hauptmahlzeit zwar satt ist, aber ein Nachtisch häufig trotzdem noch gegessen werden kann.

Mit den kognitiven Prozessen werden die Effekte beschrieben, die auf der Meinung oder Einstellung gegenüber bestimmten Lebensmitteln beruhen. So konnte beispielsweise gezeigt werden, daß der *vermutete* (nicht der tatsächliche) Kaloriengehalt der gegessenen Nahrung bei bestimmten Personen, nämlich gezügelten Essern (siehe Kap. 6), einen deutlichen Einfluß auf die gegessene Menge hat.

Die postingestionalen Effekte, also die Effekte die nach der Nahrungsaufnahme einsetzen, umfassen eine ganze Reihe verschiedener Elemente. Hier wären die Magendehnung und die Entleerungsrate des Magens ebenso zu nennen, wie die Ausschüttung von gastrointestinalen

Hormonen wie Cholecystokinin (CCK) und die Stimulation von bestimmten Chemorezeptoren im Magen und oberen Dünndarmabschnitt (vgl. auch Birbaumer & Schmidt 1989).

Unter den postresorptiven Prozessen werden schließlich jene Mechanismen der Sättigung zusammengefaßt, die durch die Aufnahme der Nährstoffe bzw. durch ihre verschiedenen Stoffwechselprodukte ausgelöst werden. Hierzu gehören beispielsweise auch die Wirkungen von Glucose und verschiedenen Aminosäuren (z.B. Tryptophan und Tyrosin), die direkt in der zentralen Steuerung des Gehirns eine Rolle spielen, nachdem sie die Blut-Hirn-Schranke überwunden haben (Blundell 1990a).

In den Zusammenhang der postresorptiven Mechanismen können auch diejenigen Modellvorstellungen zur Regulation der Nahrungsaufnahme eingeordet werden, die als *glucostatische Hypothese* (Mayer 1953), *thermostatische Hypothese* (Brobeck 1948) und *lipostatische Hypothese* (LeMagnen 1976) bekannt geworden sind. Die glucostatische Hypothese geht davon aus, daß die abnehmende Verfügbarkeit von Glukose zu Hunger (der zu Sattsein reziproken Interozeption) führt und so die Nahrungsaufnahme motiviert. Die thermostatische Hypothese postuliert die Bedeutung der Wärmeregulation, die durch innere Thermosensoren gemessen wird, für die Nahrungsaufnahme. Ein Rückgang der Wärmeproduktion würde hiernach zu Hunger führen. Die lipostatische Theorie vermutet schließlich die Existenz von Liposensoren, durch die die Stoffwechselprodukte des Fettstoffwechsels registriert werden können. Hierdurch könnte dann der Abbau von Fettdepots bei Nahrungsmangel oder die Anlage von Fettdepots bei Nahrungsüberfluß als Hunger- bzw. Sättigungssignal verwertet werden (zu diesen Hypothesen siehe auch Birbaumer & Schmidt 1989).

Die verschiedenen Prozesse und Mechanismen überschneiden sich in ihrer zeitlichen Wirkung und führen insgesamt zu einem kombinierten Sättigungsprozeß.

Süßgeschmack steigert Appetit

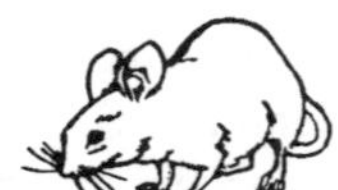

Experiment

Ein aufregendes Beispiel für die Wirkung der Sättigungskaskade sind Untersuchungen, die Rogers & Blundell (1989) zum Einfluß von Süßgeschmack und Kalorien auf die Sättigung durchgeführt haben. Ihre Versuchspersonen erhielten am Vormittag um 11.55 Uhr *Preloads* auf Joghurtbasis, die in zwei Kalorienstufen (131 kcal bzw. 295 kcal) angeboten und mit Süßstoff (Saccharin) bzw. mit Zucker (Glukose) gesüßt waren. Zudem gab es eine nicht süßschmeckende Variante. Um 13.00 Uhr fand eine Testmahlzeit statt, bei der die Versuchspersonen *ad libitum* essen konnten. Wird der Kaloriengehalt der Preloads und der Testmahlzeit addiert, dann zeigt sich, daß die mit Saccharin gesüßten Joghurts zu der insgesamt höchsten Nahrungsaufnahme führen. Die Kalorienersparnis durch den Süßstoff wird also – auch im Vergleich zum zuckerhaltigen Preload mit deutlich mehr Kalorien – mehr als kompensiert. *"Für praktische Zwecke heißt das, daß kalorienreduzierte Lebensmittel und Getränke, die mit Süßstoffen statt mit Zucker gesüßt sind, eine geringere Sättigungswirkung haben als vergleichbare, hochkalorische Lebensmittel"* (Rogers & Blundell 1989, S. 1097).

Der süße Geschmack des Süßstoffes kann, so erklären die Autoren, über die Stimulation einer präabsorptiven Insulinsekretion zu einem Anstieg des Hungers führen. Den Mechanismus einer cephalischen Insulinsekretion (Auslösen einer Insulinsekretion aufgrund von Geruch und Anblick von Speisen allein) konnten PAUL ET AL. (1984a) zeigen.
In einem weiteren Experiment verwendeten ROGERS, PLEMING & BLUNDELL (1990) einen anderen Süßstoff, nämlich *Aspartam*. Wird dieser Süßstoff in Kapseln geschluckt (ohne daß ein Süßgeschmack erlebt wird), so kommt es – wahrscheinlich über eine Stimulation des Cholecystokinins durch das Phenylalanin – zu einer Appetithemmung. Wird jedoch mit Aspartam gesüßtes Wasser getrunken, so kommt es nicht zu diesem Effekt. Die Aufnahme von Aspartam, so interpretieren die Autoren ihre Resultate, unterliegt zwei interagierenden Einflüssen: ein hemmender Effekt durch die Wirksubstanz selbst und ein stimulierender Effekt durch den Süßgeschmack.

4.3 Appetit und Sättigung als erlernte Reaktion

Eine wesentliche, wenn nicht gar die entscheidende integrative Komponente in der Regulation des Eßverhaltens kann in Lernprozessen gesehen werden. So wartet der Mensch mit dem Beginn des Essens im allgemeinen nicht, bis ein physiologisch definierbarer Mangelzustand oder ein intensiv erlebtes Hungergefühl eintritt. Vielmehr wird das Essen und damit die Energie- und Nährstoffzufuhr bereits antizipatorisch begonnen, sofern dies aufgrund situativer (aber auch kognitiver) Faktoren möglich ist (TUSCHL ET AL. 1988). Gleichfalls wird die Nahrungsaufnahme nicht erst bei einem intensiven Völlegefühl, oder gar Übelkeit, beendet. Appetit und Sättigung (im Sinn der *intra-meal satiety*) können als erlernte Reaktionen nach dem Schema der klassischen Konditionierung verstanden werden (BOOTH 1977; STUNKARD 1975b).

Das Modell der Sättigung als konditionierter Reaktion geht davon aus, daß bestimmte Signale wie sensorische Eindrücke oder Magenfüllung als *konditionierte Stimuli (CS)* mit den "*nutritiven Konsequenzen*" (BOOTH 1988) der Nahrung als *unkonditionierte Stimuli (US)* gekoppelt werden (BOOTH 1977, 1988, 1989; STUNKARD 1975b). Die nutritiven Konsequenzen, die als unkonditionierte Stimuli die konditionierten Stimuli verstärken, bestehen zum einen darin, daß die aufgenommen Nährstoffe bzw. ihre Stoffwechselprodukte nach einer gewissen Zeit über die Blutbahn die Sättigungszentren des Gehirn erreichen, und dort als unkonditionierter Stimulus fungieren (*postresorptive Sättigung*), wobei die Stärke dieses unkonditionierten Stimulus (US) zum Energie- oder Nährstoffgehalt der aufgenommen Nahrung in Beziehung steht (STUNKARD 1975b). Zum anderen kann auch die Veränderung der Absorptionsrate für bestimmte Nährstoffe im gastrointestinalen Trakt, die bereits kurz nach der Nahrungsaufnahme einsetzt, als unkonditionierter Reiz dienen (BOOTH 1977). Insbesondere die Wirksamkeit von Kohlenhydraten, von schnell oxidierbaren Substanzen wie Alkohol, von Fetten und von essentiellen Aminosäuren als unkonditionierter Reiz ist bereits gezeigt worden (BOOTH 1988).

Als konditionierte Stimuli (CS) können nahezu alle körpereigenen Signale oder Reize aus der Umwelt, sowie soziale, kognitive oder emotionale Umstände dienen (BOOTH 1988, 1989). Besonders sind hier die besonderen Eigenschaften der Nahrungsmittel, wie Geschmack, Geruch, Aussehen und Textur hervorzuheben (BOOTH 1988). So kann davon ausgegangen werden, daß die Kurzzeit-Sättigung, als Folge der Nahrungsaufnahme, zum einen auf Geschmacksreize (Booth, Lee & McAleavey 1976), zum anderen auf die Signale von intragastrische Chemorezeptoren (Deutsch & Tabuena 1986) konditioniert ist.

Solche CS treten normalerweise nicht isoliert, sondern in einem komplexen Zusammenwirken auf, wenn sich beispielsweise bestimmte körperliche Zustände (z.B. Mangel an einem Nährstoff) oder Nahrungsmittel vorzugsweise in einem bestimmtem Kontext (z.B. Tageszeit, soziale Situation) finden. Solche Konfigurationen werden von Booth (1988, 1989) als *"Appetit-Gestalt"* bezeichnet. Die identischen Lernprinzipien lassen sich auch auf spezifischen Appetit, also temporäre Nahrungspräferenzen in Abhängigkeit vom Zustand des Organismus, übertragen. Zusammenfassend können somit Appetit und Sättigung als konditionierte Präferenzen oder Aversionen verstanden werden, die vom nutritiven Status des Organismus abhängen (Booth 1977).

4.4 Zentrale Mechanismen zur Steuerung der Nahrungsaufnahme

Einer der Orte, denen für die Steuerung der Nahrungsaufnahme eine wesentliche Bedeutung zukommt, ist offenbar der Hypothalamus. In einer umfangreichen Übersicht der verschiedenen, vor allem tierexperientellen Studien entwerfen Leibowitz und Shor-Posner (1986) das folgende Bild.

Im medialen Hypothalamus, genauer im Paraventrikulären Kern (Paraventricular Nucleus PVN), kann eine Art *Sättigungszentrum* gesehen werden. Wird dieses Zentrum stimuliert, sei es durch elektrische Reizung oder durch den Neurotransmitter Serotonin (5-Hydroxy-Tryptamin 5-HT), dann sinkt die gegessene Menge, indem zum einen die Mahlzeitenlänge verkürzt wird und die Eßgeschwindigkeit (Eßrate) verlangsamt wird (*intra-meal satiety*). Auch wird hierdurch die Aufnahme von bestimmten Nährstoffen gesteuert, indem von dieser Sättigungswirkung insbesondere die Aufnahme von Kohlenhydraten bzw. das Verhältnis von Kohlenhydraten zu Protein betroffen ist.

Wird der PVN hingegen gehemmt, so können die umgekehrten Effekte beobachtet werden: die Eßrate steigt, die Mahlzeitendauer nimmt zu und es findet eine bevorzugte Kohlenhydrataufnahme statt. Für diese Hemmung ist offenbar als Neurotransmitter Noradrenalin (Norepinephrin) durch seine Wirkung auf alpha-2-Rezeptoren zuständig. Diese Überlegungen werden auch dadurch gestützt, daß bei Nahrungsdeprivation ein Anstieg des Noradrenalin-Umsatzes im Hypothalamus beobachtet werden. Ebenso kann bei einer gezielten Zerstörung dieser Hirnregion eine entsprechend gesteigerte Nahrungsaufnahme beobachtet werden.

Der laterale Hypothalamus, insbesondere die Perfornicalregion, stellt hingegen eine Art *Hungerzentrum* dar. Wird dieses Hungerzentrum durch den Neurotransmitter Dopamin gehemmt, so verringert sich die Nahrungsaufnahme, insbesondere dadurch, daß sich der Beginn einer erneuten Nahrungsaufnahme verzögert, während die Mahlzeitenlänge unbeeinflußt bleibt. Damit scheint die Perfornicalregion an der *inter-meal satiety* beteiligt zu sein. Weiter scheint der laterale Hypothalamus besonders die Proteinaufnahme zu regulieren, d.h. ein Protein-Hungerzentrum zu sein, bei dessen Hemmung durch Dopamin die Proteinzufuhr sinkt. Wird diese Hirnregion gezielt zerstört, so kann eine Verringerung der Nahrungsaufnahme, eine sog. hypothalamische Anorexie beobachtet werden.

Es konnte weiter festgestellt werden, daß die Nahrungsaufnahme einen direkten Einfluß auf diese zentrale Steuerung hat. Eine kohlenhydratreiche Mahlzeit führt zu einer deutlichen Insulinausschüttung. Hierdurch erhöht sich der Anteil der Aminosäure Tryptophan im Blutplasma im Vergleich zu den neutralen Aminosäuren. Dies hat einen vermehrten Einstrom von Tryptophan ins Gehirn zur Folge. Da Tryptophan ein Stoffwechselvorläufer des Neurotransmitters Serotonin ist, kann die Serotoninsynthese gesteigert werden, was nach dem oben dargestellten Prozeß zu einer Sättigung für Kohlenhydrate führt. Nach einer solchen Modellvorstellung würde also die Kohlenhydrataufnahme als Konsequenz zu einer spezifischen Sättigung für Kohlenhydrate führen. Die Proteinzufuhr verringert hingegen den Einstrom von Tryptophan ins Gehirn und führt so zu einer geringeren Serotoninsynthese.

Es gibt Hinweise darauf, daß sowohl durch Kohlenhydrat- wie Proteinzufuhr die Verfügbarkeit der Aminosäure Tyrosin im Gehirn erhöht wird, wobei der Effekt einer proteinreichen Mahlzeit größer ist als der einer Kohlenhydratmahlzeit. Da Tyrosin ein Stoffwechselvorläufer der Neurotransmitter Dopamin und Noradrenalin ist, könnten somit auch hier analoge Steuerungs- und Rückkopplungsprozesse stattfinden.

4.5 Die Setpoint-Theorie der Regulation des Körpergewichts

Die Beobachtung, daß das Körpergewicht von Menschen, aber auch von Tieren über lange Zeiträume bemerkenswert stabil ist, hat zu der Hypothese geführt, daß das Körpergewicht, ähnlich wie Blutdruck oder Körpertemperatur, eine regulierte Größe ist (Keesey & Powley 1986). Wäre dies nicht so, dann müßten bereits kleinere *"Fehler"* bei der Nahrungaufnahme zu einer Gewichtszu- oder -abnahme führen. Mit solchen Gewichtsveränderungen sind (zumeist) allerdings nicht Veränderungen der Muskelgewebsmasse (wie bei sportlichem Training), sondern Veränderungen der Menge des Fettgewebes gemeint. Unterstellt man, daß ein Kilogramm Fettgewebe einen durchschnittlichen Brennwert von 7000 kcal hat, so müßte bereits ein *"Irrtum"* von 50 kcal pro Tag, das ist ein mittelgroßer Apfel, eine Praline oder auch ein kleines Glas Milch, zu einer Gewichtsveränderung von 2,5 Kilogramm pro Jahr führen. Im Lauf von zehn Jahren würde sich auf diese Weise eine Gewichtsveränderung von 25 Kilogramm aufsummieren, eine Schwankung, wie sie wohl die wenigsten Menschen in ihrem Leben erleben dürften.

Bereits ein Glas Cognac, ein halbes Brötchen oder ein Eßlöffel Crème fraîche, also weitere 50 kcal pro Tag mehr, müßten nach dieser Logik die Rate der Gewichtsveränderung verdoppeln. Nun ist es sehr unwahrscheinlich, daß selbst gut ausgebildete Ernährungsfachkräfte ihre Nahrungaufnahme tagein, tagaus und das über Jahre hinweg so genau kontrollieren können, daß ihre Kalorienaufnahme nicht mehr als 100 kcal variiert. Dennoch nehmen die meisten Menschen nicht soviel zu, und noch weniger dürften über Jahre hinweg soviel abnehmen. Der langfristige Mißerfolg der meisten Diätmaßnahmen belegt dies auf frappierende Weise.

In der Tat ist die Energiezufuhr nur eine Seite der Medaille, die andere Seite ist der Energieverbrauch. Wenn eine erhöhte Energiezufuhr durch einen erhöhten Energieverbrauch ausgeglichen würde, oder eine erniedrigte Energiezufuhr durch einen erniedrigten Energieverbrauch, wäre das gesamte System im Gleichgewicht, eine Gewichtsveränderung, oder genauer eine Veränderung der Fettgewebsmasse würde nicht erfolgen (Faust 1984). Keesey und Powley (1986) vermuten, daß nicht das Körpergewicht direkt reguliert wird, sondern vielmehr die Energiezufuhr und der Energieverbrauch. Das Körpergewicht, oder genauer die Fettgewebsmasse als Energiespeicher, erscheint dann als Folge dieser zugrundeliegende Regulation ebenfalls als reguliert.

4.5.1 Setpoint

Der Begriff *Setpoint* stammt aus der kybernetischen Regulationstheorie und bezeichnet in einem Regelkreis das Referenzsignal bzw. den Sollwert, mit dem der Systemzustand verglichen wird. Bei Abweichungen von diesem Sollwert werden entsprechende Regulationsvorgänge eingeleitet, um das Gesamtsystem wieder zu stabilisieren (Keesey & Powley 1986).

Theoretisch sind solche Modellvorstellungen eng mit dem Begriff *Homöostase* verknüpft, der von Cannon (1932) eingeführt wurde. *Homöostase* bezeichnet einen Zustand des Körpers (*"steady state"*), der durch entsprechende physiologische Mechanismen und/oder entsprechendes Verhalten aktiv aufrechterhalten wird. Durch solche kompensatorischen Vorgänge wird ein hohes Ausmaß an Stabilität für die regulierte Größe erreicht. Gleichwohl bedeutet Stabilität nicht, daß eine solche regulierte Größe nur einen bestimmten Wert annimmt. Vielmehr können körperliche Zustände – abhängig von den jeweiligen Umständen oder etwaigen Störungen – innerhalb bestimmter Toleranzbereiche variieren. Blutdruck und Körpertemperatur gelten als prototypische Beispiele für solche regulierten Größen.

4.5.2 Energiebedarf

Die dem Organismus zugeführte und von diesem verwertete Energie läßt sich in drei Komponenten aufteilen:

(1) Energie, die zur Aufrechterhaltung der grundlegenden Stoffwechselvorgänge im Ruhezustand benötigt wird, also der *Grundumsatz* (engl. *basal metabolic rate* BMR) bzw. der *Ruheumsatz* (engl. *resting metabolic rate* RMR);
(2) Energie, die für die "Verstoffwechselung" erneut zugeführter Nahrung benötigt wird, und
(3) Energie, die für Aktivitäten und Bewegung benötigt wird.

Energie, die darüber hinaus zugeführt wird, wird im Organismus – zumeist in Form von Fett – gespeichert.

Nach Kleiber (1947) ist der Energieverbrauch von verschiedenen Tieren – von Mäusen, über Ratten, Hasen, Hunde, Schafe, Menschen bis zu Rindern – proportional zum Körpergewicht. Der Energiebedarf (in kcal pro Tag) läßt sich über diese ganze Bandbreite sehr genau vorhersagen, wenn das Körpergewicht in Kilogramm mit 0,75 exponentiert wird:

Energiebedarf (kcal/Tag) = Körpergewicht (in kg) ^{0,75}

Im doppelt logarithmischen Koordinatensystem wird diese Gleichung als Gerade dargestellt (Abb. 4/2). Es wurde gezeigt, daß sich diese Beziehung über eine Bandbreite vom Einzeller bis zu den größten Säugetieren erstreckt (Hemmingsen 1956-1960, zit. nach Keesey

& Powley 1986). Auch gibt es einige Anhaltspunkte dafür, daß diese Beziehung zwischen Energiebedarf und Körpergewicht nicht nur für den Vergleich zwischen verschiedenen Spezien gültig ist, sondern auch für den Vergleich von Tieren mit verschiedenem Körpergewicht innerhalb einer Spezies gilt (Keesey & Powley 1986; Kleiber 1975).

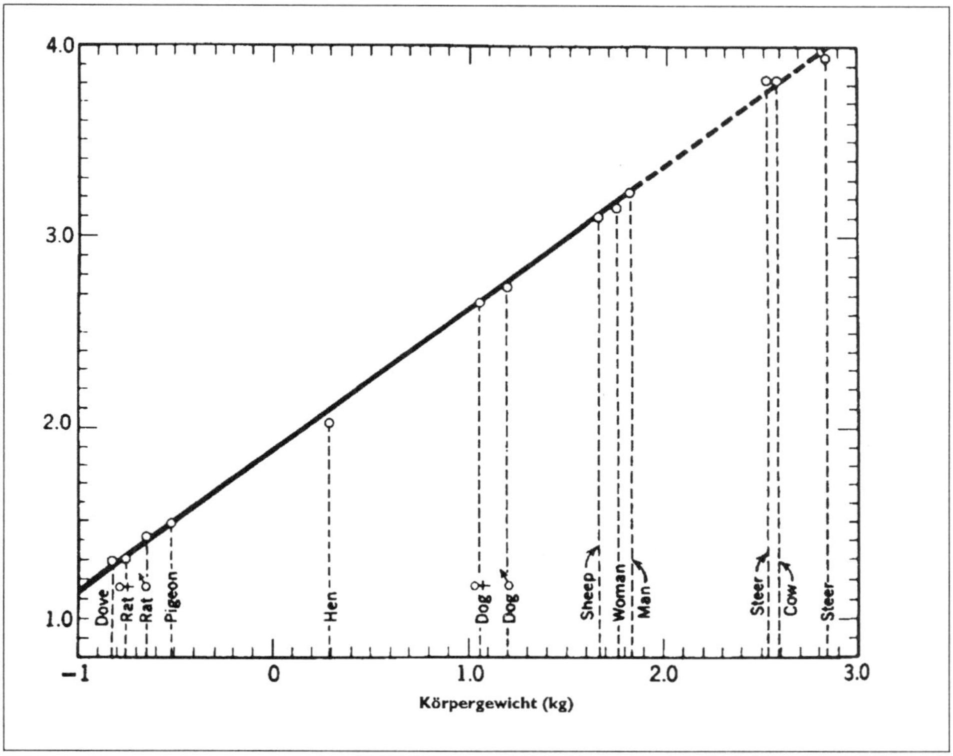

Abb. 4/2 zeigt den Energiebedarf in Abhängigkeit vom Körpergewicht (aus Keesey & Corbett 1984)

Grundlage für diese Formel von Kleiber sind allerdings im wesentlichen Beobachtungen an Tieren. Daher muß ihre Gültigkeit auf solche Organismen eingeschränkt werden, die ihr "*normales Gewicht*" haben, sich in ihrem *Set-Point* befinden. Wenn die Energiezufuhr durch "*Überfütterung*" oder Nahrungsrestriktion manipuliert wird, folgt der Energiebedarf nicht mehr der Kleiberschen Beziehung.

4.5.3 Anpassung des Energieverbrauchs

Wird die Nahrungszufuhr eingeschränkt, so erfolgt eine Reduzierung des Energieverbrauchs, die deutlich höher ist, als durch den Verlust an Körpergewicht (nach der Kleiberschen Formel) vorherzusagen wäre. Im Tierexperiment bei Ratten wurde beobachtet, daß ein Gewichtsverlust von 5,8 % mit einem Absinken des Energieverbrauchs von 14,7 % verbunden ist (Keesey & Corbett 1984).

In der Minnesota-Studie von Keys et al. (1950; s. Kasten) wurde auch beim Menschen festgestellt, daß eine Gewichtsreduktion von 25 % mit einer Reduktion des Ruheumsatzes von 40 % verbunden ist. Selbst wenn der Verlust von stoffwechselaktivem Gewebe berücksichtigt wird, liegt der Energiebedarf noch 16 % unter dem Ausgangsniveau (Keesey & Corbett 1984). Wenn die Versuchspersonen nach Ende der Diätphase wieder soviel essen durften, wie sie wollten, kehrte das Gewicht wieder rasch zum Ausgangsniveau zurück.

Die Minnesota-Studie

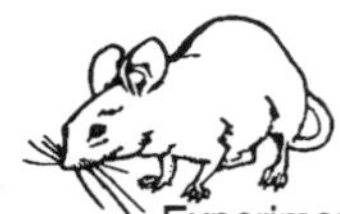
Experiment

Eine der bedeutsamsten Untersuchungen zu den Auswirkungen des Hungerns ist die "*Minnesota-Studie*", die von Keys et al. (1950) unter dem Titel "*The Biology of Human Starvation*" in zwei umfangreichen Bänden auf über 1000 Seiten detailliert dargestellt wird. Historischer Hintergrund dieser Untersuchung war das Ende des zweiten Weltkriegs, in dessen Folge weite Teile der Bevölkerung in Europa, aber auch in Asien unter der Verknappung von Lebensmitteln, Lebensmittelrationierungen und damit unter Hunger zu leiden hatten. Von den Opfern der nationalsozialistischen Gewaltherrschaft in den Konzentrationslagern und von Kriegsgefangenen lagen teilweise dramatische Berichte über die Folgen des Hungerns, ja Fast-Verhungerns vor. Ziel der Minnesota-Studie war es zu untersuchen, welche Folgen sich als Einschränkung der Nahrungaufnahme einstellen, und ob diese Folgen reversibel sind.

Untersucht wurden 36 junge, gesunde Männer, die trotz der damals (1944) bestehenden Wehrpflicht in den USA den Kriegsdienst aus Gewissensgründen verweigerten. Sie wählten die Teilnahme als Versuchspersonen an diesem Experiment als Alternative zum Kriegsdienst.

Die eigentliche Untersuchung ging über ein knappes Jahr und bestand aus einer Kontroll- oder Baselinephase von 12 Wochen zu Beginn, einer Hungerphase von 24 Wochen, in der die Kalorienzufuhr für jede Versuchsperson (gegenüber der Baselinephase) individuell halbiert wurde und einer anschließenden Rehabilitationsphase von 12 Wochen, in der wieder mehr gegessen wurde.

Die wesentlichen Ergebnisse zeigen, kurz zusammengefaßt, daß selbst eine Kalorienreduktion von 50 % über ein halbes Jahr lediglich zu einer Gewichtsabnahme von 25 % Prozent führt. Es kommt zu einer Anpassung des Energieverbrauchs an die Energiezufuhr durch eine Reduktion des Ruheumsatzes um 40 %, sowie einer damit einhergehenden Reduktion des allgemeinen Aktivitätsniveaus. Durch die Kalorienrestriktion traten bei den Versuchspersonen weiterhin Veränderungen ihrer Eßgewohnheiten und eine gesteigerte gedankliche Beschäftigung mit dem Thema "*Essen*" auf. Essen wurde im Verlauf der Untersuchung zu einem zentralen Lebensinhalt für die Versuchspersonen. Bei manchen Versuchspersonen blieben auch nach Abschluß der Kalorienrestriktion schwere Störungen der Sättigungsregulation: es kam zu Heißhungeranfällen, die Versuchspersonen hatten Schwierigkeiten, Mahlzeiten zu beenden und selbst nach großen Mahlzeiten wurde Sättigungsgefühl nur abgeschwächt und mit Verzögerung verspürt. Auch im kognitiven, emotionalen und sozialen Bereich ergaben sich bei den Versuchspersonen schwerwiegende Veränderungen: Konzentrationsstörungen, verminderte Vigilanz, sozialer Rückzug, Verlust sexuellen Interesses, Stimmungsschwankungen und Depressionen.

Viele der von KEYS ET AL. (1950) beschriebenen Phänomene lassen zwei Schlußfolgerungen zu: Erstens läßt sich das Körpergewicht nicht beliebig manipulieren; offenbar existieren physiologische und psychologische Gegenregulations-Mechanismen, die in Richtung einer Gewichtskonstanz wirken und so die Lebens- und Überlebensfähigkeit unter den Bedingungen von Energierestriktion weitgehend erhalten.

Zweitens gibt es eine auffallende Übereinstimmung zwischen den von KEYS ET AL. (1950) beschriebenen Phänomenen und der Symptomatik bei Eßstörungen wie *Anorexia nervosa* und *Bulimia nervosa*. Offenbar sind die dargestellten Symptome eine direkte Folge der Nahrungsrestriktion und der damit verbundenen Gewichtsreduktion. Dies läßt dann die begründete Vermutung zu, daß viele der beschriebenen Symptome bei Eßstörungen nicht auf eine Form spezifischer Psychopathologie der Eßstörungen zurückzuführen sind; sie können vielmehr als Folge des veränderten Eßverhaltens verstanden werden.

Auch eine Überernährung führt zu einer entsprechenden adaptiven Anpassung des Energieverbrauchs. Im Tierversuch an Ratten wurde gezeigt, daß eine "*Überfütterung*" mit einer abwechslungsreichen "*cafeteria-diet*" zu einem drastischen Anstieg des Ruheumsatzes führt (ROTHWELL & STOCK 1979).

Essen für die Wissenschaft

In den als klassisch zu bezeichnenden Untersuchungen zur experimentellen Erzeugung von Übergewicht am Menschen wurden Versuchspersonen aus dem Vermont-State-Gefängnis, die sich freiwillig zur Versuchsteilnahme bereit erklärt hatten, überernährt, um eine Gewichtszunahme von 20 bis 25 % zu erreichen (SIMS 1976; SIMS ET AL. 1968, 1973). Manche Versuchspersonen konnten enorme Mengen an Nahrung aufnehmen, bis zu 10000 kcal pro Tag, ohne mit der erwarteten Geschwindigkeit zuzunehmen (SIMS 1976). Eine vier- bis sechsmonatige Überernährung war notwendig, um die gewünschte Gewichtszunahme zur erreichen. Während in der Baselinephase eine Zufuhr von 27 kcal pro Kilogramm Körpergewicht zur Stabilisierung des Körpergewichts ausreichend war, war hierfür nach der Gewichtszunahme 37 kcal/kg notwendig. Nach der Rückkehr zur "normalen" Ernährung kehrte das Gewicht der Versuchspersonen wieder sehr schnell zum Ausgangsgewicht zurück. Lediglich 4 von 15 Versuchspersonen nahmen durch die Überernährung rasch an Gewicht zu. Bei zwei dieser 4 Versuchspersonen wurde Übergewicht oder Diabetes in der familiären Vorgeschichte festgestellt. Die übrigen Versuchspersonen mußten für die Gewichtszunahme "*hart arbeiten*" (SIMS ET AL. 1968, S. 170), drei Probanden konnten das Ziel einer 25 %igen Gewichtszunahme nicht erreichen. Diese elf Versuchspersonen verloren wieder sehr schnell an Gewicht.

Genetische Disposition der "Futterverwertung"

In einer Untersuchung von BOUCHARD ET AL. (1990) wurden 12 Paare von eineiigen Zwillingen, junge erwachsene Männer, nach einer Baseline-Phase überernährt. Die Überernährung betrug 1000 kcal pro Tag (relativ zur Baseline-Phase) und wurde an sechs Tagen pro Woche über einen Zeitraum von insgesamt 100 Tagen verabreicht. Die durchschnittliche Gewichtszunahme lag bei 8,1 kg, mit einer Spannbreite von 4,3 bis 13,3 kg. Nur 5 der 24 Probanden nahmen mehr als 10 kg zu. Aufgrund der Zunahme an Fettgewebsmasse und fettfreier Körpermasse errechnen die Autoren, daß durchschnittlich 29 000 kcal (von insgesamt 84 000 kcal zuviel zugeführten) "*auf irgendeine Weise verschwunden sind*" (S. 1481).

Ein Vergleich der Zwillingspaare zeigt, daß die Zwillinge jeweils sehr ähnlich auf die Überernährung reagieren. Dies äußert sich in einer signifikanten Korrelationen innerhalb der Zwillingspaare für die Gewichtszunahme (r = 0,55), die Zunahme der Fettgewebsmasse und das Fettverteilungsmuster. Für die starke Variation der Reaktion zwischen den verschiedenen Zwillingspaaren und die Ähnlichkeit innerhalb der einzelnen Zwillingspaare werden in erster Linie genetische Faktoren verantwortlich gemacht. Allerdings weist Bouchard (pers. Mitteilung) darauf hin, daß kaum von einem sehr starken genetischen Einfluß gesprochen werden kann, da die durch die Zwillingspaare aufgeklärte Varianz lediglich rund 25 % beträgt, die restliche Variation sei wohl auf erworbene Einflüsse zurückzuführen.

In mehreren Kurzzeitexperimenten wurden Zwillingspaare über einen Zeitraum von 22 Tagen überernährt bzw. durch sportliches Training in eine negative Energiebilanz gebracht und der Ruheumsatz bestimmt (Bouchard & Tremblay 1990). Dabei zeigte sich, daß der Ruheumsatz, aber auch der thermogenetische Effekt von Mahlzeiten bei positiver Energiebilanz zunahm, bei negativer Energiebilanz abnahm. Unter beiden Bedingungen ergaben sich beträchtliche Unterschiede in der Veränderung des Ruheumsatzes zwischen den verschiedenen Zwillingspaaren. Es zeigte sich jedoch, daß die Veränderung des Ruheumsatzes, die durch Überernährung ausgelöst wurde, zwischen den eineiigen Zwillingen mit 0,63 korrelierte; die Veränderungen durch negative Energiebilanz korrelierte mit 0,81 zwischen den Zwillingen. Auch diese Befunde deuten auf eine genetische Komponente in der Regulation des Energieverbrauchs und seiner Anpassung hin.

4.5.4 Anpassung der Nahrungsaufnahme

In einem Experiment ernährte Wooley (1971) elf Versuchspersonen über einen Zeitraum von 15 Tagen ausschließlich mit Flüssignahrung. Dabei wurde die kalorische Dichte der Flüssignahrung für jeweils Fünf-Tages-Abschnitte variiert. Es zeigte sich, daß die Versuchspersonen bei niederkalorischer Flüssignahrung mehr Volumen zu sich nahmen als bei hochkalorischer Flüssignahrung und somit ihre Nahrungsaufnahme in Richtung einer Kalorienkompensation regulierten, ohne jedoch eine vollständige Kompensation zu erreichen.

In einer Untersuchung von Spiegel (1973) wurden die Versuchspersonen über 10 bis 21 Tage mit Flüssignahrung aus einem Fooddispenser ernährt, wobei die Probanden die verzehrte Nahrungsmenge nicht visuell kontrollieren konnten. Nach einer Anfangsperiode, in der die kalorische Dichte der Flüssignahrung 1 kcal/ml betrug, wurde den Versuchspersonen eine verdünnte Flüssignahrung mit 0,5 kcal/ml verabreicht. Es zeigte sich, daß einige der Versuchspersonen, allerdings nicht alle, in der Lage waren innerhalb von zwei bis fünf Tagen ihre Nahrungsaufnahme durch die Erhöhung des getrunkenen Volumens um durchschnittlich 87 % an die veränderte kalorische Dichte anzupassen. Diese Kompensation beinhaltete sowohl eine Erhöhung der Mahlzeitenfrequenz als auch der Mahlzeitengröße.

Diese Befunde deuten darauf hin, daß neben der Veränderung des Energieverbrauchs auch die Steuerung der Nahrungsaufnahme im Sinn einer kompensatorischen Erhöhung bzw. Verringerung zu den Effektoren des Regulationssystems des Körpergewichts gezählt werden kann.

4.5.5 Die Rolle der Fettzellen in der Regulation des Körpergewichts

Überschüssige Energie wird vom Körper – neben einem begrenzten Vorrat an schnell verfügbarem Glykogen – vor allem in Form von Triglyceriden in den Fettzellen (*Adipozyten*) des Fettgewebes gespeichert. Bei einem länger anhaltenden Energiedefizit wird Energie durch den Abbau dieser Fettdepots verfügbar gemacht.

Die Menge des Fettgewebes hängt von zwei Faktoren ab: von der Größe bzw. dem Gewicht der einzelnen Fettzellen (*Adipozyten*) und von ihrer Anzahl. Diesen zwei Faktoren entsprechend können die *hypertrophe* Form des Übergewichts (größeres Volumen der einzelnen Fettzellen), die *hyperplastische* Form (größere Anzahl von Fettzellen), sowie eine kombinierte Form unterschieden werden (Krotkiewski et al. 1977).

Wesentlicher Aufschluß über die Wirkungsweise dieser beiden Faktoren kommt unter anderem aus einem Tierexperiment von Faust et al. (1978). Werden Ratten über einen längeren Zeitraum mit fettreichem Futter überernährt, so vergrößern sich zunächst die vorhandenen Fettzellen, bis diese eine maximale Größe (etwa zwei- bis dreifache Größe) erreicht haben. Dann setzt eine rasche Vermehrung der Fettzellen, also ein Anstieg der Fettzellen-Anzahl, ein. Wenn die Versuchstiere anschließend wieder mit dem normalen Laborfutter ernährt werden, kehren sie wieder rasch in die Nähe des Ausgangsgewichts zurück. Die Vergrößerung der Fettzellen ist ebenfalls vollständig zurückgegangen.

Im Gegensatz hierzu ist allerdings die Anzahl der Fettzellen nicht reversibel, sondern bleibt vollständig erhalten. Da die überschüssige Anzahl der Fettzellen nicht durch ein kleineres Volumen der einzelnen Fettzellen ausgeglichen wird, stabilisiert sich die Fettgewebsmasse insgesamt auf einem etwas höheren Niveau als vor Beginn des Experiments. Somit können zwei Effekte der experimentellen Überernährung festgestellt werden: die Anzahl der Fettzellen wird irreversibel vermehrt, das Volumen der einzelnen Fettzellen wird reversibel vergrößert.

Der Befund, daß einmal angelegte Fettzellen nicht wieder abgebaut werden, gilt – auch für den Menschen – bislang weitgehend unwidersprochen (Bennett & Gurin 1982; Faust 1980, 1984; Stunkard 1986; van Itallie 1984). Auch bei Einschränkung der Nahrungszufuhr wird lediglich das Volumen bzw. das Gewicht der einzelnen Fettzellen verringert, ihre Anzahl bleibt jedoch konstant. Es gibt Hinweise darauf, daß – in Abhängigkeit von verschiedenen Faktoren – der Organismus die durchschnittliche Größe der Fettzellen reguliert, und es somit schwierig ist, über längere Zeit einen verkleinertes Fettzellvolumen (*hypothropher Zustand)* aufrecht zu erhalten (Faust 1980; van Itallie 1984).

5

Übergewicht – von einem gewichtigen Irrtum der Forschung

5.1 Das Prinzip der Energiebilanz

Es ist sicher kein Zufall, daß das Übergewicht als das erste Aufgabenfeld der Ernährungspsychologie schon Anfang der 60er Jahre zunächst von der Verhaltensforschung, dann konsequenterweise auch von der Verhaltenstherapie entdeckt und bearbeitet wurde. Das Problem selbst ist nicht zu übersehen und ebenso offensichtlich wie das Phänomen selber wird seine Entstehungsgeschichte gedeutet, die ihrerseits wieder die Therapie nahelegt. Schon 1825 beschreibt BRILLAT-SAVARIN die absoluten Grundpfeiler der Übergewichtsbehandlung: "*Zurückhaltung beim Essen, Mäßigung beim Schlafen und Anstrengungen zu Fuß oder zu Pferd*". Bereits in der Bibel zum Sündenfall (1. Mose 3, 19) ist die Aufforderung nachzulesen "*Im Schweiße deines Angesichts sollst du dein Brot essen...*"[8]. Heute fordert der moderne Slogan "*Essen und Trimmen, beides muß stimmen*".

Schon immer, solange es Übergewicht gibt, werden Nahrungsaufnahme und körperliche Bewegung mit seiner Entstehung in Verbindung gebracht. Diese "Theorie" ist nicht nur plausibel, sie wird auch durch Erfahrung und Wissenschaft unterstützt. Hungersnöte lassen Menschen abmagern; die *klinische* Variante der Hungersnot, die *Null-Diät*, "beweist" die Theorie des Bilanzprinzips ebenso; in den Nachkriegsjahren der Lebensmittelkarten gab es kein Übergewicht; die neun Strafgefangenen, die SIMS ET AL. (1968) mit 6000 bis 10.000 Kalorien überernährten, nahmen 10-25 % ihres Ausgangsgewichtes zu; Leistungssportler, die ihren Sport aufgeben, werden oft übergewichtig. Plausible Beobachtungen, die einen Irrtum begünstigen.

Diese *klaren Beweise* nämlich legten das Fundament für das Prinzip der Energiebilanz: "*Der Fettsüchtige ißt zuviel und bewegt sich zuwenig, bzw. er ißt vielleicht normal und bewegt sich viel zuwenig, bzw. er ißt vielleicht viel zuviel und bewegt sich normal*" (WALLIS 1975). Die Balkenwaage wurde zum Symbol, um die Entstehung des Übergewichts zu erklären: die eine Waagschale steht für die Energiezufuhr, die andere Waagschale steht für den Energieverbrauch. Werden auf der Energiezufuhrseite z.B. täglich 80 Kalorien zusätzlich "*aufgelegt*", ohne daß der Verbrauch adäquat gesteigert wird, so entsteht eine *Überlast*, die nach 365 Tagen gut 29.000 Kalorien ausmacht.

---

8 Und im 2. Thess. 3, 10 heißt es noch zutreffender: "Wenn jemand nicht arbeiten will, soll er auch nicht essen." Für diesen Hinweis danken die Autoren Herrn Professor Wierlocher, Bayreuth.

Da das körpereigene Fettgewebe einen Brennwert von ca. 7.000 Kalorien/kg hat, wandelt sich diese *Überlast* – entstanden z.B. durch ein zusätzliches, tägliches Hühnerei (80 kcal) – in Jahresfrist in 4,5 kg Gewicht. Solche Rechnungen wurden immer wieder aufgemacht, ohne daß allerdings empirische Befunde vorlagen, daß auch mit diesen, eher *moderaten* Veränderungen in der Kalorienaufnahme die Energiebilanz tatsächlich "*aus der Waage*" zu bringen ist. Gleichwohl, die Verhaltensforschung wurde auf den Plan gerufen, um mit ihren Methoden zu ergründen, *warum* Übergewichtige zuviel essen, um dann mit der Verhaltenstherapie zu bewirken, daß Übergewichtige *weniger* essen. Die beiden ersten verhaltenstherapeutischen Konzepte zur Therapie der Adipositas wurden von FERSTER, NURNBERGER und LEVITT (1962) sowie STUART (1967) entwickelt. Zeitgleich wurden, angestiftet durch das *Prinzip der Energiebilanz* und seines so plausiblen, jedoch nicht überprüften Erklärungswertes, Hunderte von Reduktionsdiäten propagiert, deren Mißerfolge und unerwünschte Nebenwirkungen heute erst erkannt werden.

Bevor es weiter um die Aufklärung dieses "*plausiblen Irrtums*" geht, sollen die Grundlagen dargestellt werden, die eine therapeutische Intervention bei Übergewicht überhaupt rechtfertigen.

5.2 Definition und Begriffsbestimmung

Übergewicht und *Adipositas* werden häufig noch als synonyme Begriffe benutzt. Oft spricht man auch von Adipositas, wenn ein *beträchtliches Übergewicht* besteht. Der dafür früher übliche Terminus der *Fettsucht* ist inzwischen weniger gebräuchlich, zumal er auch von seiner Begrifflichkeit her nicht zutrifft (vgl. PUDEL 1982, S. 20 f). Im angloamerikanischen Sprachraum hat sich eine Differenzierung zwischen Adipositas (*obesity*) und Übergewicht (*overweight*) durchgesetzt:

Adipositas liegt dann vor, wenn der *Anteil des Fettgewebes* am Körpergewicht höher als "*normal*" ist (BRAY 1978). Adipositas wird definiert als ein Übermaß an Fettgewebe, das zu einer Beeinträchtigung der Gesundheit führt (NATIONAL INSTITUTE OF HEALTH 1985). Der Anteil des Fettgewebes am Körpergewicht wird z.B. für 18jährige mit ca. 15-18 % für Männer und ungefähr 20-25 % für Frauen angegeben, wobei mit zunehmendem Alter im statistischen Durchschnitt der relative Fettanteil am Körpergewicht ansteigt (BRAY 1978).

Adipositas steht aufgrund seiner mannigfaltigen ungünstigen Folgen im Blickpunkt vieler medizinischer, sozialer und psychologischer Bemühungen: "*Obesity may decrease longevity, aggrevate the onset and clinical progression of maladies, and modify the social or economical quality of life*" (BRAY 1986, S. 3)[9].

Allerdings ist die genaue Bestimmung des Fettanteils im Körper, z.B. durch Unterwasser-Wiegemethode (BARNES 1987), durch bioelektrische Impendanzmessung (CAMPOS, CHEN & MEGUID 1989) oder über Isotop-Messungen (SJÖSTRÖM, KVIST & CEDERBLAD 1986) methodisch schwierig und aufwendig, so daß in den meisten Untersuchungen nicht die Adipositas sondern das *Übergewicht* gemessen wird (BRAY 1978, 1986, GROßKLAUS 1990). Mit dem Begriff *Übergewicht* wird normalerweise nicht direkt auf die Menge an Fettgewebe Bezug

9 "Adipositas kann die Lebenserwartung kürzen, Beginn und klinische Manifestation von Krankheiten beschleunigen sowie die soziale oder ökonomische Lebensqualität ändern"

genommen, sondern das Körpergewicht wird auf Tabellen bezogen, die für eine bestimmte Körpergröße ein wünschenswertes oder normales Gewicht angeben. Außerdem existieren Indizes für das relative Gewicht, wie der *Broca-Index* oder der *Body Mass Index BMI* (vgl. Bray 1978, 1986). Unter dem *relativen Gewicht* wird das auf die Körperhöhe eines Menschen bezogene Gewicht verstanden.

Der *Broca-Index* (benannt nach dem französischen Arzt *Paul Broca*) ist äußerst einfach zu berechnen:

BI = Körpergewicht [kg] / (Körperhöhe [cm] – 100)

Ein Broca-Index von BI = 1.0 entspricht dem *Normalgewicht*, das inzwischen immer häufiger auch als *Referenzgewicht* bezeichnet wird. Die Indices BI = 1,1 bzw. BI = 1,2 beschreiben ein Gewicht, das 10 % bzw. 20 % über dem Normalgewicht liegt. Ein BI = 0.9 steht ein Gewicht, daß 10 % unter dem Normalgewicht liegt, und das früher als das sog. "Idealgewicht" bezeichnet wurde. Der Broca-Index bietet eine gute Annäherung nur bei Personen mit einer durchschnittlichen Körgergröße. Sehr große oder sehr kleine Menschen werden mit dem Broca-Index nicht zutreffend beurteilt.

Der Body Mass Index (*Körper-Massen-Index*) gleicht diesen Mangel des Broca-Index weitgehend aus. Er ist ebenfalls relativ leicht zu berechnen, zudem sind Somatogramme (Bray 1978) erhältlich, mit denen ein Klient sein Gewicht grafisch beurteilen kann.

BMI = Gewicht [kg] / (Größe [m])^2

Nach der von Bray (1978) vorgeschlagenen, an praktisch-klinischen Belangen orientierten Klassifikation liegt das akzeptable Normalgewicht

- für Frauen bei einem BMI von 19 bis 24,
- für Männer bei einem BMI von 20 bis 25.
- Übergewicht beginnt darüber und reicht bis zu einem BMI von 30.
- Adipositas, die als behandlungsbedürftig angesehen wird, liegt immer vor, wenn der BMI den Grenzwert von 30 übersteigt (vgl. auch Grossklaus 1990).

Diese Einteilung ist inhaltlich weitgehend deckungsgleich mit den Empfehlungen der Deutschen Gesellschaft für Ernährung, die ein Überschreiten des *Broca-Referenzgewichts* um mehr als 20 bis 30 % als *absolute* Indikation zur Gewichtsreduktion ansieht (Arbeitsgruppe "Übergewicht" der Deutschen Gesellschaft für Ernährung 1980). Bei einem Übergewicht minderen Grades, so wird dort ausgeführt, sollte eine Indikation zur Gewichtsreduktion davon abhängig sein, ob Risikofaktoren für Herz-Kreislauferkrankungen (Diabetes, Hypertonus, Hyperlipidämien, etc.) bestehen.

Der BMI, der in der internationalen Literatur inzwischen nahezu ausschließlich verwendet wird, verfügt über die günstigsten Eigenschaften wie eine geringe Korrelation zur Körpergröße, eine hohe Korrelation zur Fettmasse, Einfachheit der Berechnung und – im Gegensatz zu Durchschnittsgewichten etc. – über Populationsunabhängigkeit (Benn 1971; Keys et al. 1972; Oberwittler et al. 1974). Die Korrelation zwischen BMI und Fettgewebsmasse beträgt jedoch lediglich r = 0,7 bis 0,8 (Bray 1986). Im deutschen Sprachraum ist die Verwendung des Broca-Index aufgrund seiner – im metrischen System – einfachen Berechenbarkeit noch verbreiteter.

Die Problematik der Verwendung solcher Gewichtsindices wird allerdings insbesondere bei Hochleistungssportlern deutlich, die häufig über ein – in Relation zur Körpergröße – *hohes* Gewicht verfügen, das jedoch zum Großteil aus Muskelgewebe, also fettfreier Körpermasse besteht (Bray 1986). Im Normalfall haben Personen mit einem hohen Fettanteil (Adipositas) auch ein hohes Körpergewicht (Übergewicht), während umgekehrt Personen mit hohem Gewicht nicht unbedingt auch adipös sein müssen.

Für Zwecke der Forschung ist es unumgänglich, das Ausmaß des Übergewichts zu quantifizieren. Zur Beurteilung des Übergewichts (und noch schwieriger: der Adipositas) im Einzelfall bleiben solche Indices aus den erwähnten Gründen immer problematisch. Sie haben mitunter den Nachteil, daß sie ein bestimmtes, rechnerisches *"Normgewicht"* suggerieren, ohne auf die individuelle Konstitution Rücksicht zu nehmen. So sollte zur Beurteilung des Einzelfalles nicht ein *Grenzwert*, sondern besser ein *Grenzbereich* verwendet werden, der bei ca. +/- 10 % um das Broca-Referenzgewicht herum liegen kann.

5.3 Adipositas als Risikofaktor

In den Blickpunkt einer Reihe von medizinischen, psychologischen und sozialmedizinischen Präventions- und Therapiemaßnahmen ist die Adipositas aufgrund ihrer ungünstigen Auswirkungen auf die körperliche Gesundheit und das psychische Wohlbefinden des Menschen gerückt. Ausführlichere Darstellungen der verschiedenen Studien zu den Auswirkungen von Adipositas auf Gesundheit und Wohlbefinden finden sich u.a. bei Barrett-Connor (1985), Bray (1986), Keys (1980a) und Wolfram (1990).

Erhöhtes Mortalitätsrisiko

An erster Stelle der gesundheitlichen Risiken ist das erhöhte *Mortalitätsrisiko* von Adipösen zu nennen, auf das zuerst, und schon sehr früh zu Beginn des Jahrhunderts, durch die statistischen Untersuchungen der amerikanischen Lebensversichungsgesellschaften hingewiesen wurde (Medico-Actuarial Mortality Investigation 1912). Weitere Bestätigung fanden diese frühen Resultate dann durch die Lebensversicherungsstudien von 1959 und 1979 (Society of Actuaries 1960, 1979).

Nach diesen Statistiken steigt das Mortalitätsrisiko der Versicherten ab einem BMI von 25 kontinuierlich an. Allerdings haben diese Untersuchungen einige, mitunter grobe methodische Mängel, deren Auswirkungen auf die Ergebnisse nur schwer abgeschätzt werden können. So sind die Versicherten im allgemeinen Weiße (europäischer Abstammung), die in relativ ungefährlichen Berufen arbeiten, ein überdurchschnittliches Einkommen beziehen und keine ernsthaften Erkrankungen aufweisen (Bray 1986). Auch ist der Anteil der Überwichtigen deutlich geringer als nach bevölkerungsrepräsentativen Daten zu erwarten wäre, wofür möglicherweise die erhöhten Prämien für Übergewichtige eine Rolle spielen (Keys 1980a). Die Daten basieren weiterhin auf Selbstauskunft oder auf den Angaben der Ärzte, die die Eintrittsuntersuchung für den Abschluß der Versicherung durchführten.

Eine erhöhte Mortalität bei *massivem* Übergewicht wurde auch in den Untersuchungen von DRENICK ET AL. (1980) und in der umfangreichen Studie der AMERICAN CANCER SOCIETY (LEW & GARFINKEL 1979) gefunden. Danach muß als gesichert gelten, daß Adipositas ein erhöhtes Mortalitätsrisiko darstellt. Unklar bislang jedoch bleibt, welchen exakten Verlauf die Beziehungsfunktion zwischen Übergewicht und Risikoanstieg hat, d.h. ab welchem Grad besteht ein meßbar relevantes Risiko, das im Einzelfall die Indikation zur Gewichtsreduktion zwingend nahelegt (vgl. hierzu auch Kap. 9.5.2 zum *Paradoxon der Prävention*).

Erhöhtes Morbiditätsrisiko

Relativ gut abgesichert ist die Bedeutung von Übergewicht als Risikofaktor für erhöhte Morbidität, insbesondere für kardiovaskuläre Erkrankungen und Belastungen des Bewegungsapparates. Besondere Bedeutung hat hier die als prospektive Studie angelegte *Framingham Studie* (vgl. HIGGINS ET AL. 1988, die auch eine Bibliographie der über 30 Publikationen zur *Framingham Studie* geben). Bei einer Analyse der Todesfälle nach 26 Jahren (HUBERT ET AL. 1983; GARRISON ET AL. 1983) und zum 30-Jahre-*Follow-up* (GARRISON & CASTELLI 1985) zeigte sich, daß der Grad an Übergewicht zu Beginn der Studie ein unabhängiger Prädiktor für koronare Erkrankungen und Tod infolge koronarer Erkrankungen war.

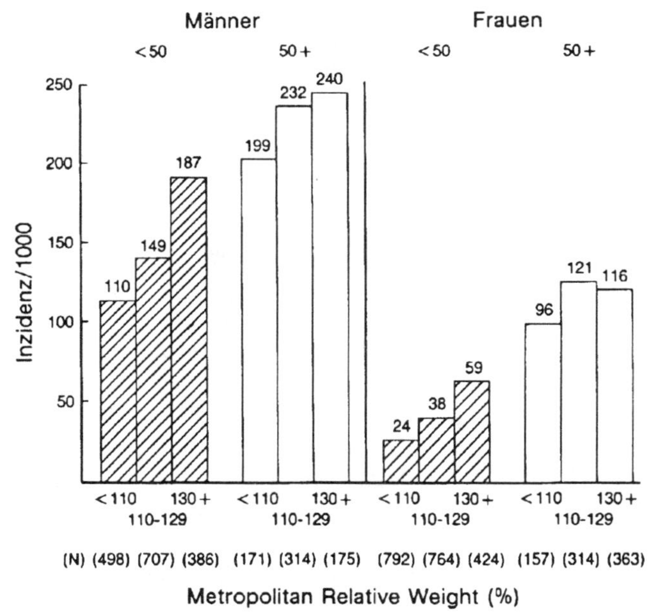

Abb. 5/1 zeigt die Erhöhung des Infarktrisikos mit höherem Körpergewicht nach Daten der Framingham-Studie (nach: WOLFRAM 1990).

Die Ergebnisse der *Manitoba Studie* (RABKIN, MATHEWSON & HSU 1977), des *Honolulu Heart Program* (RHOADS & KAGAN 1983) und der *Framingham Studie* (HIGGINS ET AL. 1988) zeigen, daß die Beziehung zwischen Mortalität bzw. kardiovaskulärer Erkrankung und Körpergewicht möglicherweise bei jüngeren Probanden stärker ausgeprägt sind, während in der *Seven-Countries-Study* (KEYS 1980a, 1980b) bei Probanden mittleren Alters erst ein erhebliches Übergewicht mit einem BMI ab etwa 35 bis 40 mit einem erhöhten Risiko verbunden war.

Fettverteilungsmuster

Neuerdings wird zunehmend die Bedeutung des *Fettverteilungsmusters* als unabhängiger Risikofaktor für kardiovaskuläre Erkrankungen wieder diskutiert. Von VAGUE war 1947 und dann nochmals 1950 bereits eine Unterteilung in zwei verschiedene Unterformen der Adipositas vorgeschlagen worden:

- ❑ eine *androide* Form, wie sie vor allem bei Männern anzutreffen ist, bei der eine Fettablagerung vor allem am Bauch zu beobachten ist,
- ❑ sowie eine *gynoide* Form, die vor allem bei Frauen zu finden ist, mit einer Fettgewebsansammlung vor allem an Hüften und Oberschenkeln.

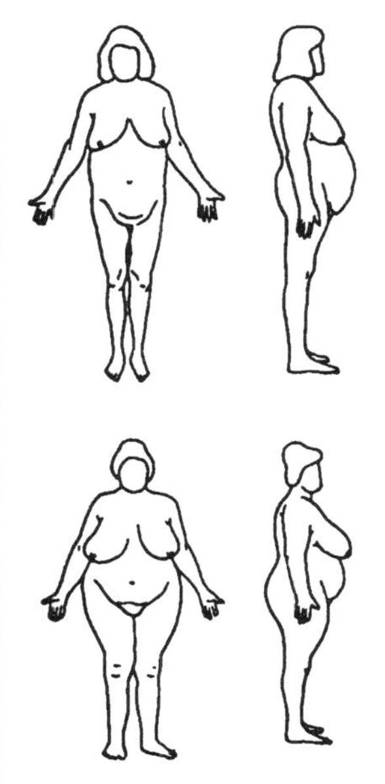

Abb. 5/2: Androides und gynoides Fettverteilungsmuster (aus: HAUNER 1987)

Für die androide Form der Adipositas werden auch die Begriffe *abdominell, zentral, stammbetont* oder "*upper body*" gebraucht, für die gynoide Form die Synonyme *gluteal-femoral, peripher, hüftbetont* oder "*lower body*" (HAUNER & PFEIFFER 1989)[10]. Bereits von VAGUE (1950) stammte auch die Beobachtung, daß vor allem die androide, weniger aber die gynoide Adipositas mit Stoffwechselstörungen einhergeht.

Erst über 30 Jahre später erlebt die VAGUE'sche Hypothese eine "*erstaunliche Renaissance*" (HAUNER 1987), nachdem in einer Untersuchung von KISSEBAH ET AL. (1982) gezeigt wurde, daß bei Frauen mit androider Adipositas häufiger eine gestörte Glukosetoleranz und erhöhte Triglyceridspiegel zu finden sind. In mehreren prospektiven Längsschnittstudien konnte diese Hypothese seither bestätigt werden. Ein sehr einfaches Maß zur Charakterisierung des Fettverteilungsmusters ist der Quotient aus Taillen- und Hüft-Umfang (engl. *waist-to-hip-ratio, WHR*).

In der "*Göteburg-Studie von Männern, die 1913 geboren wurden*" konnte gezeigt werden, daß nicht das Ausmaß an Übergewicht, erfaßt durch den BMI, sondern der *WHR* ein guter Prädiktor für die Sterberate, die Häufigkeit von Schlaganfällen sowie kardiovaskulären Erkrankungen ist (LARSSON ET AL. 1984). Auch die Häufigkeit von Diabetes

10 Umgangssprachlich wird auch von einem "Apfel-Typus" (androide Form) und einem "Birnen-Typus" (gynoide Form) gesprochen, was sehr bildhaft den Phänotypus der Fettverteilung beschreibt.

nach 13,5 Jahren konnte durch die Kombination von BMI und WHR gut vorhergesagt werden (Ohlson et al. 1985). Diesen Einfluß des Fettverteilungsmusters, erfaßt durch das einfache Maß des *waist-hip-ratio,* auf die Überlebenschance und das Risiko von Herz-Kreislauf-Erkrankungen bestätigte sich ebenfalls beim 12jährigen Follow-up der *Göteborg-Frauen-Studie* (Lapidus et al. 1984).

Eine erste deutsche Untersuchung zur Korrelation von Fettverteilungstypus und Risikofaktoren bestätigte den Zusammenhang ebenfalls mit großer Deutlichkeit (Pudel & Schlaf 1991). In Tab. 5/1 ist angegeben, in welchem Prozentsatz Diabetes, Hypertonie und Hyperlipidämie in den weiblichen bzw. männlichen Teilnehmerkollektiven der Vier-Jahreszeiten-Kur[11] in Abhängigkeit vom Fettverteilungstypus repräsentiert sind. Basis der Analyse waren über 120.000 Selbstmessungen des Taillen- bzw. Hüftumfanges von Teilnehmern, die angeben konnten, ob bei ihnen ein Riskofaktor der genannten Art vorliegt oder nicht vorliegt. Personen, die keine Kenntnis darüber hatten, sind von der Analyse ausgeschlossen worden.

Tab. 5/1 gibt die Prävalenz für bestimmte Risikofaktoren in Abhängigkeit der WHR (Grenzwert für Frauen 0,85; Männer 1,0) im Kollektiv der Vier-Jahreszeiten-Kur an. Zusätzlich ist die Prävalenz von Gicht und Gallensteinen aufgeführt, die anzeigt, daß in der Beziehung zwischen WHR und Risikofaktoren auch das Übergewicht selbst eine Bedeutung hat.

Tab. 5/1: Prävalenz für bestimmte Risikofaktoren in Abhängigkeit der WHR

Risikofaktor	**Männer**		**Frauen**	
	WHR<1,0	**WHR>1,0**	**WHR<0,85**	**WHR>0,85**
Diabetes	2,0 %	2,8 %	0,9 %	2,7 %
Hypertonie	21,6 %	27,3 %	13,8 %	15,4 %
Hyperlipidämie	19,9 %	49,3 %	9,4 %	23,7 %
Gicht	15,2 %	21,9 %	2,9 %	6,0 %
Gallensteine	1,7 %	2,5 %	3,3 %	5,6 %
n =	14048	4260	82622	20805

Eine gesonderte Darstellung für den Zusammenhang zwischen Prävalenz der Hypertonie und WHR (Abb. 5/3) zeigt, daß mit ansteigendem Taille-Hüft-Quotient eine Hypertonie zunehmend häufiger wird. Ein bestimmter Grenzwert für eine sprunghafte Steigerung ist nicht erkennbar. Gleiche Verteilungsmuster ergeben sich für Diabetes und Hyperlipidämien.

11 Die Vier-Jahreszeiten-Kur ist ein rechnergestütztes Trainingsprogramm zur Gewichtsreduktion über ein Jahr, bei dem sich in fünf Jahren mehr als 300.000 Teilnehmer angemeldet haben.

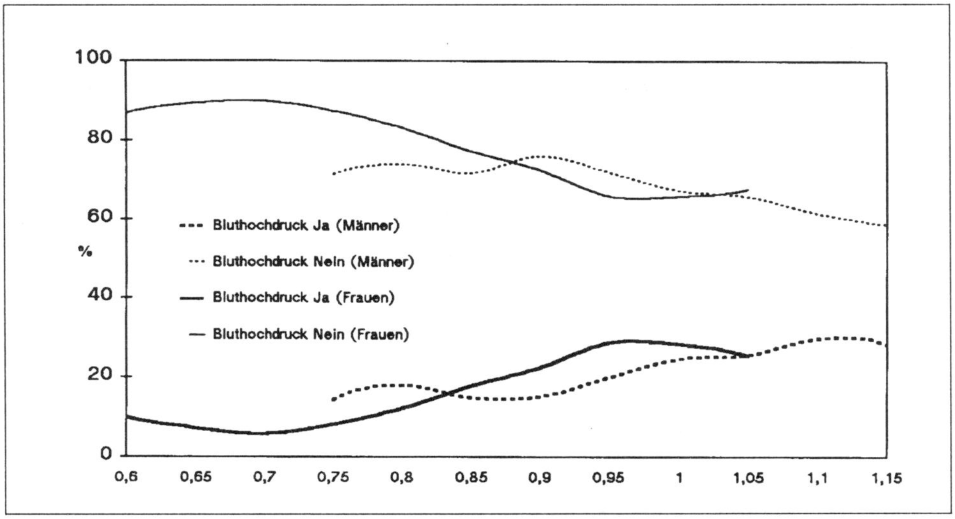

Abb. 5/31[12] *zeigt den Zusammenhang zwischen Hypertonie (untere Kurve* "Ja, ich habe Bluthochdruck"*; obere Kurve* "Nein, ich habe keinen erhöhten Blutdruck"*) für Frauen und Männer im Kollektiv der Vier-Jahreszeiten-Kur in Beziehung zum Taille-Hüft-Quotient.*

Die Zusammenhänge zwischen verschiedenen Risikofaktoren und einer abdominellen Fettverteilung konnten auch in einer Reihe weiterer Studien belegt werden, die jedoch zur Charakterisierung der Adipositasform nicht den *WHR*, sondern zumeist die subscapulare Hautfaltendicke verwendeten. Hierzu zählen das *Honolulu-Heart-Program* (DONAHUE ET AL. 1987), eine Auswertung der *Framingham-Studie* (HIGGINS ET AL. 1988), die *Paris Prospective Study* (DUCIMETIERE ET AL. 1984), die *Western Electric Study* (PAUL ET AL. 1963) und die *Japan-Hawaii-Studie* (ROBERTSON ET AL. 1977).

Über den Wirkmechanismus für das erhöhte Risiko bei abdomineller bzw. androider Adipositas liegen bislang lediglich Hypothesen vor. Eine Rolle spielt möglicherweise der unterschiedliche Stoffwechsel in den verschiedenen Fettdepots und im Muskelgewebe (BJÖRNTORP 1987; HAUNER & PFEIFFER 1989).

In einer zusammenfassenden Literaturanalyse zur *"Neubewertung des Risikos"* durch Übergewicht kommt WOLFRAM (1990) zu dem Schluß, daß Übergewicht ab einem BMI von 24,4 – entsprechend einem *Broca-Index* von 1,0 bei 170 cm Größe – einen *unabhängigen* Risikofaktor für den Herzinfarkt darstellt. Allerdings müsse stärker als bisher in Rechnung gestellt werden, daß der BMI mit dem geringsten Risiko bei zunehmenden Alter höher liegt als bei BMI = 24. Die androide Adipositas stelle jedoch einen empfindlicheren Parameter für

12 Die Abb. 5/3, 5/4, 5/11, 5/12, 5/13 sind nach der Datenanalyse der Vier-Jahreszeiten-Kur von Dipl.-Kfm. G. Schlaf, Ernährungspsychologische Forschungsstelle der Universität Göttingen, erstellt worden, dem die Autoren dafür herzlich danken. Die Auswertung der Daten zur Vier-Jahreszeiten-Kur unterstützte der AOK-Bundesverband.

das Koronarrisiko dar. Eine androide Adipositas liegt vor, wenn der *waist-to-hip-ratio (WHR)* bei Männern 1,0 und bei Frauen 0,8 übersteigt (Björntorp 1985). Wolfram schlägt vor, daß sich die Bewertung des Risikos auch an Richtwerten zur WHR orientieren müßte, die allerdings bislang nicht vorliegen.

Einen ersten Anhaltspunkt über die Verteilungskurven bietet die Auswertung der Selbstmessungen von Teilnehmern der Vier-Jahreszeiten-Kur.

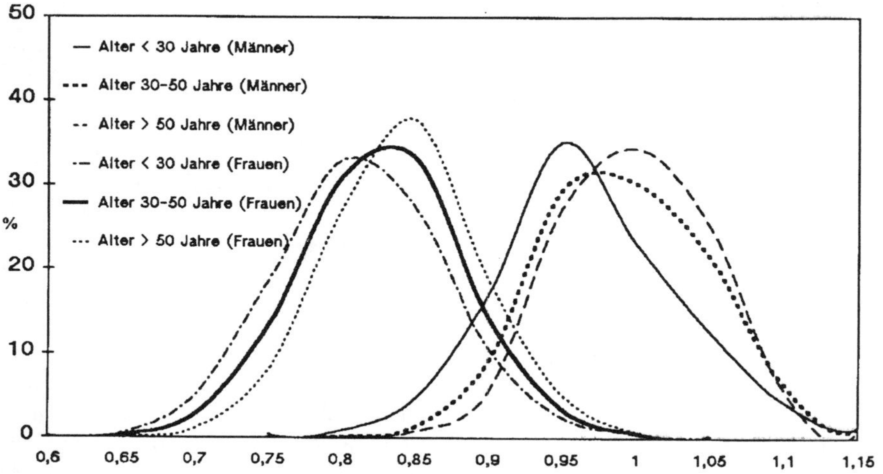

Abb. 5/4 zeigt die Verteilungskurven für Frauen und Männer, getrennt für drei verschiedene Altersgruppen. Der Unterschied zwischen den weiblichen und männlichen Verteilungskurven ist offensichtlich.

5.4 Prävalenz von Übergewicht

Zur Prävalenz von Übergewicht und Adipositas in der Bundesrepublik Deutschland[13] liegen aus den letzten Jahren Ergebnisse einer Repräsentativuntersuchung für den Ernährungsbericht 1980 (DGE 1980a), Resultate der *Deutschen Herz-Kreislauf-Präventionsstudie DHP* (Bergmann et al. 1989), Ergebnisse aus Repräsentativumfragen von 1989 (Westenhöfer & Pudel 1990a) und Daten aus der *Nationalen Verzehrsstudie* (NVS 1991) vor.

Die *Nationale Verzehrsstudie* (NVS 1991) erhob neben den Verzehrsdaten bei 24.632 Personen in einer Feldphase zwischen 1985 und 1989 auch Körpergröße und Gewicht.

13 Die hier referierten Ergebnisse beziehen sich, wenn nicht anders erwähnt, jeweils auf die Bundesrepublik Deutschland in den Grenzen vor Oktober 1990.

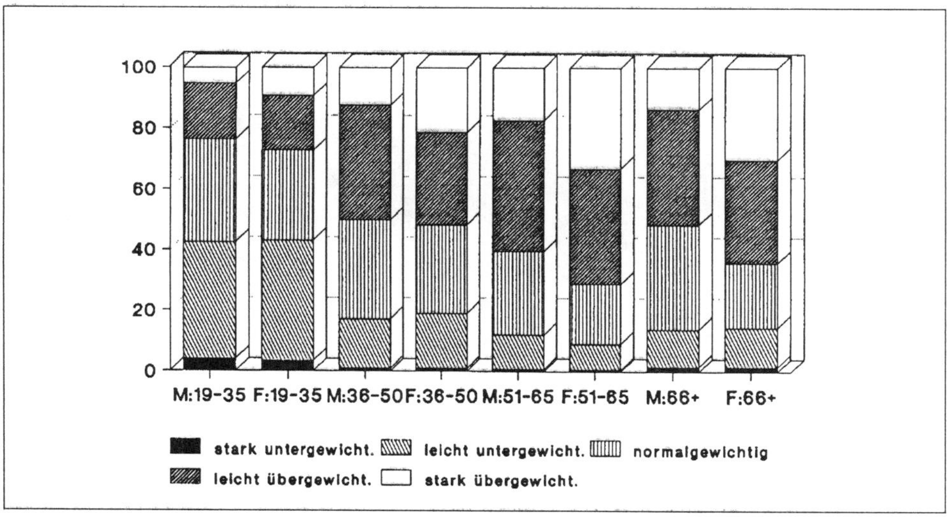

Abb. 5/5 zeigt die nach Alter und Geschlecht (M, F) gegliederte Auswertung zum Gewichtsstatus der deutschen Bevölkerung (alte Bundesländer) in der NATIONALEN VERZEHRSSTUDIE *(nach: NVS 1991, S. 29). Die Klassifikation erfolgte nach folgender Formel[14]: BMI/BMI-Referenzwert x 100 – 100; stark untergewichtig: unter 80; leicht untergewichtig: 80 bis unter 95; normalgewichtig: 95 bis unter 105; leicht übergewichtig: 105 bis 120; stark übergewichtig: 120 und mehr (S. 12).*

Die Analyse von drei weiteren bevölkerungsrepräsentativen Erhebungen im November 1990 sowohl in den alten als auch den neuen Bundesländern kommt zu folgenden Ergebnissen:

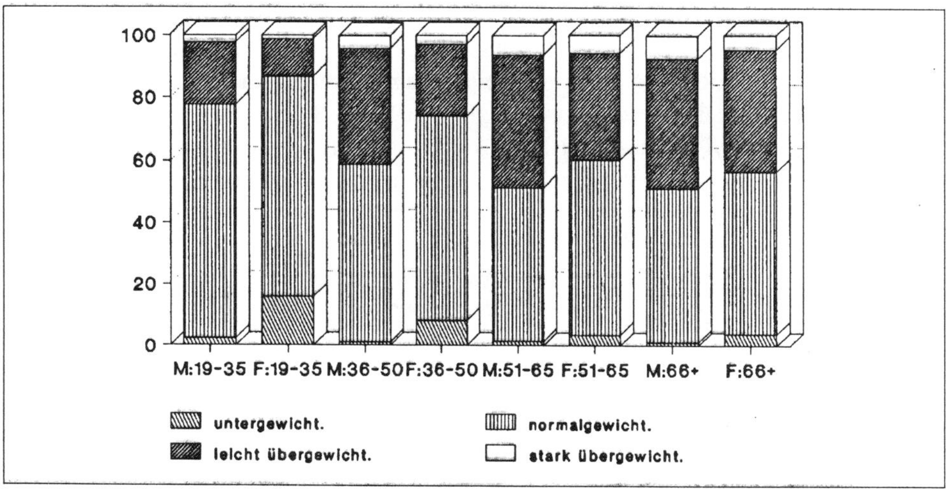

Abb. 5/6 gibt die prozentualen Anteile in den Gewichtsklassen getrennt nach Geschlecht (M, F) und Alter an. Bezugsgröße ist der BMI (Body Mass Index) mit folgenden Grenzwerten: BMI < 20 (Untergewicht); 20 <= BMI < 24 Frauen/ < 25 Männer (Normalgewicht); 24/25 <= BMI < 30 (Übergewicht); BMI >= 30 (starkes Übergewicht). Basis: zwei repräsentative Erhebungen[15], November 1990, jeweils 2000-Personen-Stichprobe, alte Bundesländer.

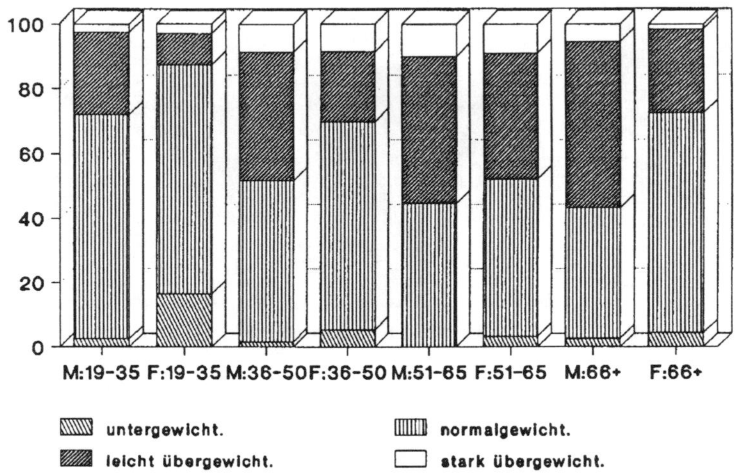

Abb. 5/7 zeigt die analoge Darstellung wie in Abb. 5/6 für die Bevölkerung in den neuen Bundesländern. Basis: eine repräsentative Erhebung, November 1990, 1000-Personen-Stichprobe (Daten aus: Iglo-Forum 1991).

Die Darstellungen in den Abb. 3/5, 3/6 und 3/7 kommen zu erheblich unterschiedlichen Beurteilungen über die Prävalenz des Übergewichts in der Bundesrepublik Deutschland, die möglicherweise über die fragliche Grenzwertbildung in der Nationalen Verzehrsstudie zu erklären sind. Der in der Nationalen Verzehrsstudie festgestellte Geschlechtsunterschied in der Prävalenz behandlungsbedürftiger Adipositas kann nur darauf zurückgeführt werden, daß für Frauen ein anderes Referenzgewicht gewählt wurde. Solche geschlechtsspezifischen Unterschiede im Gewicht wurden bisher in keiner Studie festgestellt[16].

Dies bestätigt auch ein Vergleich der Gewichtsverteilungen wie sie in den Repräsentativuntersuchungen für die Bundes-Bevölkerung ab 14 Jahren im Ernährungsbericht 1980 (DGE 1980a) und bei Westenhöfer und Pudel (1990a) mitgeteilt sind (Tab. 5/2).

Diese Untersuchung bestätigt, daß selbst bei einer Grenze von nur 15 % über Broca-Referenzgewicht der Anteil Übergewichtiger bei weitem nicht so hoch liegt wie er in der Nationalen Verzehrsstudie (1991) ausgewiesen wird.

Dabei ist weiter zu sehen, daß die Besetzung der Randgruppen mit dem niedrigsten bzw. höchsten Gewicht in den letzten 10 Jahren gleichermaßen zugunsten der Mittelgruppen abgenommen hat. Auf gleicher Datenbasis wurde versucht, die Gewichtsentwicklung der

14 Diese Formel ist den Autoren unbekannt und auch nicht nachvollziehbar. Wahrscheinlich ist hier der Broca-Index gemeint. Unklar bleibt, was ein "BMI-Referenzgewicht" sein kann.

15 Durchgeführt von IFAK, Taunusstein, für Iglo-Forum 1991 und von GFM, Hamburg, mit Unterstützung des Bundesministeriums für Gesundheit.

16 Letztlich bleibt daher die Frage nach der tatsächlichen Prävalenz der Adipositas ungeklärt.

Bevölkerung im 10-Jahresintervall abzuschätzen. Dazu wurden in der Stichprobe von 1989 jene Zielpersonen herausgefiltert, die zum Zeitpunkt der ersten Untersuchung 1979 das 14. Lebensjahr noch nicht vollendet hatten, also seinerzeit nicht hätten untersucht werden können. Abb. 5/8 vergleicht demnach den Gewichtsverlauf bestimmter Altersgruppen über 10 Jahre, wobei allerdings nicht die Personen selbst identisch, sondern nur die soziodemografische Gruppe gleich ist.

Tabelle 5/2: Gewichtsstatus bezogen auf das BROCA-Referenzgewicht. Vergleich der Veränderungen im Zehn-Jahresabstand: 1978/79 mit 1989 (aus Westenhöfer & Pudel 1990a).

		unter -15 %	**-15 % bis -5 %**	**-5 % bis +5 %**	**+5 % bis +15 %**	**über +15 %**
Gesamt stich-probe	1989	12,2 %	25,0 %	28,7 %	20,3 %	13,8 %
	1979	15,6 %	25,2 %	24,0 %	17,8 %	17,4 %
Frauen	1989	14,8 %	25,3 %	26,3 %	18,0 %	15,5 %
	1979	18,3 %	25,7 %	22,1 %	18,2 %	18,2 %
Männer	1989	9,2 %	24,8 %	31,4 %	22,9 %	11,7 %
	1979	12,5 %	24,6 %	26,2 %	20,4 %	16,3 %

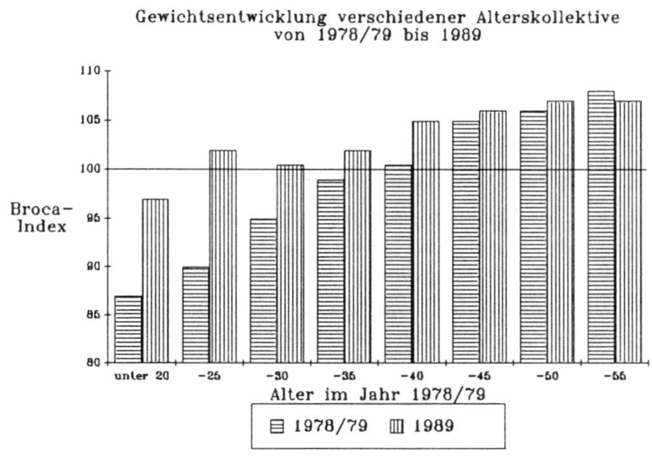

Abb. 5/8 läßt eine Veränderung des Körpergewichts im 10-Jahreszeitraum erkennen. Es werden zwei Querschnittsuntersuchungen gegenübergestellt, in dem die Personen des zweiten Kollektivs (1989) jeweils 10 Jahre älter sind (nach Iglo-Forum 1989).

Aus dieser Abbildung wird deutlich, daß die relativ größten Gewichtszunahmen im Alter zwischen 20 und 35 Jahren wahrscheinlich sind. Für die Prävention des Übergewichts ist damit die Zielgruppe ausgewiesen, die stärker in die präventiven Maßnahmen einbezogen werden sollte.

Diese Resultate zeigen relativ übereinstimmend, daß ein aus medizinischer Sicht behandlungsbedürftiges Übergewicht mit einem BMI über 30 bzw. einem Überschreiten des *Broca-Referenzgewichtes* um mehr als 20 Prozent nur bei einem geringen Teil der Bevölkerung, etwa in der Größenordnung zwischen 5 und 10 Prozent (je nach Untersuchung) vorhanden ist. Dabei muß jedoch auch berücksichtigt werden, daß nicht das Ausmaß an Übergewicht allein, sondern das spezifische Fettverteilungsmuster Aufschluß über das Gesundheitsrisiko gibt. Über Häufigkeitsverteilung bestimmter Adipositasformen können jedoch bislang keine allgemeingültigen Aussagen gemacht werden.

5.5 Ätiologie der Adipositas

Adipositas als ausgewiesener, gesundheitlicher Risikofaktor und ihre relativ hohe Prävalenz betonen die Notwendigkeit für langfristig erfolgreiche Therapiemaßnahmen. Die Übersicht in Abschnitt 5.3 hat aber auch belegt, daß nicht jede Abweichung vom Referenzgewicht die Indikation zur Therapie ergibt, vielmehr ist die Indikation zur Gewichtsabnahme nach neueren Resultaten strenger und differenzierter zu stellen, zumal auch unerwünschte Nebenwirkungen durch Diäten nicht auszuschließen sind (s. Kap. 7). Eine kausal wirkende Therapie setzt Kenntnisse über die Entstehung der Adipositas voraus. Daher soll das Thema der Einführung aus Abschnitt 5.1 hier wieder aufgegriffen werden.

5.5.1 Das Prinzip der positiven Energiebilanz

Als zentrales Element der Adipositasgenese gilt nach wie vor, trotz allen Widerspruchs, das *Prinzip der positiven Energiebilanz*, wonach die Energiezufuhr adipöser Menschen höher ist als ihr Energieverbrauch. "*Dabei kann theoretisch die Energiezufuhr erhöht, der Energiebedarf durch Bewegungseinschränkung vermindert oder aber auch der Energiestoffwechsel generell verändert sein*", betont LAESSLE (1990) und relativiert damit aber das vereinfachte Bilanzprinzip, in dem er auch Veränderungen des *Energiestoffwechsels* als eine Möglichkeit anspricht, die das "*Gewicht aus dem Gleichgewicht*" bringen können (S. 237 f).

Wenngleich also in einer positiven Energiebilanz eine notwendige Voraussetzung zur Manifestation der Adipositas gesehen werden kann, so muß der theoretische und praktische Wert des Bilanzprinzips angezweifelt werden, da es ebensowenig stimulierend für Forschung und Therapie ist, wie "*die analoge Behauptung, die 'Ursache' des Alkoholismus sei der überhöhte Alkoholkonsum*" (PUDEL 1982, S. 1).

Als besonders problematisch muß es zudem erscheinen, wenn das Bilanzprinzip verkürzt formuliert wird, und damit die theoretischen Sachverhalte unzutreffend wiedergegeben werden. So läßt sich die Aussage "*Wer mehr Energie zuführt als er verbraucht, nimmt zu*" nicht aus der Feststellung ableiten, daß "*eine den Verbrauch übersteigende Zufuhr (in der Vergangenheit) zu einem höheren Gewicht (in der Gegenwart) geführt hat*". Diese letztere Feststellung ist vielmehr kompatibel mit einer Aussage wie "*Wer mehr Energie zuführt als er verbraucht (in der Gegenwart), bei dem wird sich der Energieverbrauch erhöhen*".

Als vollends fragwürdig muß es erscheinen, wenn das bereits verkürzt formulierte Bilanzprinzip auch noch umgekehrt wird und zum Leitsatz der Adipositastherapie avanciert: "*Wer weniger Energie zuführt als er verbraucht, nimmt ab*". Eine ausführlichere Diskussion der Problematik, wenn nach dem physikalischen Energieerhaltungssatz von *Nahrungsenergie*-Differenzen auf *Körpermassen*-Differenzen geschlossen wird, findet sich bereits bei PUDEL (1982).

Da offenbar der *Erklärungswert* des Bilanzprinzips für die Genese der Adipositas sehr eingeschränkt ist, stellt sich die Frage nach anderen ätiologisch wirksamen Faktoren. Zuvor sei aber ein kurzer Überblick erlaubt, der zusammenfaßt, welche Forschungsansätze die *vereinfachte* Theorie des Bilanzprinzips zunächst erbracht hat.

Gesucht wurde nach Faktoren und Bedingungen, die erklären lassen, warum übergewichtige Menschen mehr essen.

5.5.2 Persönlichkeitsmerkmale

Sowohl bei Laien als auch bei vielen "Fachleuten" besteht übereinstimmend die Überzeugung, daß Übergewicht mit bestimmten Eigenschaften der Persönlichkeit verbunden sei (DIEHL, PAUL & DAUM 1984). So wird häufig die Ansicht vertreten, daß emotionale oder psychische Probleme für die Entstehung des Übergewichts ("kompensatorisches Essen") verantwortlich seien. Vor allem aus tiefenpsychologischer und psychoanalytischer Sicht wird vermutet, daß das Übergewicht auf zugrundeliegende neurotische Konflikte zurückzuführen ist. Wenngleich somit Persönlichkeitsstörungen oder unbewußte emotionale Konflikte als grundlegend angesehen werden, stehen doch die Verbindungen zwischen dem "Überessen" und emotionalen Belastungen im Mittelpunkt des Interesses, wenn Überessen als Reaktion auf depressive Verstimmungen oder andere belastende Gefühle verstanden wird (STRIEGEL-MOORE & RODIN 1986).

Das Problem solcher psychodynamischer Ansätze besteht zumeist darin, daß neben dem klinischen Eindruck der verschiedenen Autoren wenig empirische Belege angeboten werden. Für die Richtigkeit solcher psychodynamischer Interpretationen wurde u.a. vorgebracht, daß eine Gewichtsabnahme häufig mit depressiven Verstimmungen und Angst einhergeht. Es wurde jedoch darauf hingewiesen, daß Untersuchungen, die auf adipösen Patienten beruhen, die psychiatrische oder psychotherapeutische Hilfe in Anspruch nehmen, nicht repräsentativ für die Population der Übergewichtigen sind, sondern daß solche Patienten möglicherweise eine sehr spezielle Teilgruppe darstellen (LEON & ROTH 1977).

Weiter haben die Ergebnisse der *Minnesota-Studie* gezeigt, daß auch bei normalgewichtigen, körperlich und psychisch gesunden jungen Männern eine Einschränkung der Nahrungsaufnahme und der damit verbundene Gewichtsverlust mit depressiver Verstimmung, erhöhter Angst und Irritabilität einhergeht (KEYS ET AL. 1950, ausführlich referiert in Kap. 4). Daher ist es wichtig, die Frage nach *Ursache* oder *Wirkung* in diesem Zusammenhang besonders nachhaltig zu stellen.

In einer Vielzahl von Untersuchungen der Persönlichkeitsstruktur von Adipösen, die mit Hilfe standardisierter Persönlichkeitstests durchgeführt wurden, haben sich insgesamt sehr selten und zumeist wenig bedeutsame Unterschiede zwischen Adipösen und Normalgewichtigen bzw. den jeweils vorliegenden Normwerten gefunden (Überblick bei DIEHL ET

AL. 1984; auch LEON & ROTH 1977 und STRIEGEL-MOORE & RODIN 1986): Für nahezu jede Skala überwiegt die Anzahl nichtsignifikanter Befunde die Anzahl signifikanter Mittelwertsunterschiede (DIEHL ET AL. 1984). In einer Untersuchung mit einer sehr großen Stichprobe von 418 Frauen und 443 Männern ließen sich mit dem Freiburger Persönlichkeitsinventar FPI (FAHRENBERG, SELG & HAMPEL 1978) keine Beziehung zwischen dem relativen Gewicht und bestimmten Persönlichkeitsfaktoren nachweisen (DIEHL & PAUL 1985).

Solche Befunde bilden die Grundlage dafür, daß die Adipositas nicht als diagnostische Kategorie in das *Diagnostic and Statistical Manual of Mental Disorders DSM III* (AMERICAN PSYCHIATRIC ASSOCIATION 1980) aufgenommen wurde, *"weil sie im allgemeinen nicht mit ausgeprägten psychischen – oder Verhaltenssymptomen einhergeht"* (KOEHLER & SASS 1984).

Der Weg, bestimmte Persönlichkeitsmerkmale zu beschreiben, die als typisch für Adipöse gelten und erklären können, warum sie *soviel* essen, hat sich als aussichtslos herausgestellt und ist inzwischen längst verlassen worden. Es ist eher davon auszugehen, daß Adipöse, wie andere Personen auch, unter psychischen Störungen leiden können, die auch behandlungsbedürftig sein können. In solchen Störungen aber die psychogenetische Voraussetzung für die Manifestation einer Adipositas zu erkennen, wird durch empirische Befunde nicht gestützt.

5.5.3 Eßverhalten

Die Konsequenz des Bilanzprinzips lenkte – nach erfolgloser Suche nach prädisponierenden Persönlichkeitsstrukturen – die Aufmerksamkeit auf das Eßverhalten der Adipösen.

Mit den inzwischen sicher als *"klassisch"* zu bezeichnenden Experimenten in Eßlabors begründete SCHACHTER (1968, 1971) eine verhaltenswissenschaftliche Forschungsrichtung, die insbesondere der Verhaltenstherapie neue Maßnahmen zu eröffnen schien.

Diese experimentellen Studien ergaben eine Fülle von Resultaten, die seinerzeit zur Formulierung der *"Externalitätshypothese"* führten. Danach kann das Eßverhalten der Adipösen als *"außenreizgesteuert"* beschrieben werden. Umweltsignale beeinflussen deren Erleben von Appetit, Hunger und Sättigung. Umgekehrt sind ihre Körperwahrnehmungen weniger intensiv durch *"Innenreize"* gesteuert. Weitere Experimente zeigten eine gestörte Sättigungswahrnehmung bei Übergewichtigen; wiesen nach, daß bei ihnen der *Appetenzverlust* (Steigerung der Aversion zu essen) im Verlauf einer Mahlzeit zeitlich stark verzögert auftritt, und daß Streß zu einem gesteigerten Eßbedürfnis führen kann (hierzu ausführlich: PUDEL 1982).

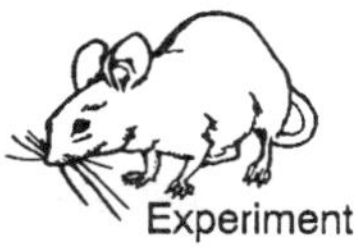

Der Trickteller

Freiwillige Versuchspersonen erhielten ihre *Suppenmahlzeit* aus einem Teller. Sie waren aufgefordert, solange zu essen, bis sie ausreichend gesättigt sind. Aus einem Suppentopf konnten sie sich zusätzlich bedienen. Nach drei Tagen wurde ohne Wissen der Versuchspersonen ein gleichaussehender Teller installiert, der durch ein Loch im Tellerboden auf gleichem Füllungszustand gehalten wurde. Dieses Experiment läßt zu, den "Außenreiz" des sich leerenden Tellers für das Erleben des Sättigungsgefühls zu überprüfen. Adipöse Versuchspersonen *überessen* in dieser Situation um durchschnittlich ca. 70 %. Nach dieser Mahlzeit wurden die Versuchspersonen über diesen besonderen *Trickteller* informiert. Dennoch tendieren Adipöse dazu, etwas mehr zu essen als in der Standardsituation mit dem sich leerenden Teller. *"LatentAdipöse"* (s. nächster Abschnitt 5.5.4) essen tendenziell eher etwas weniger, da sie sich in dieser Situation mit dem Trickteller stärker kontrollieren.

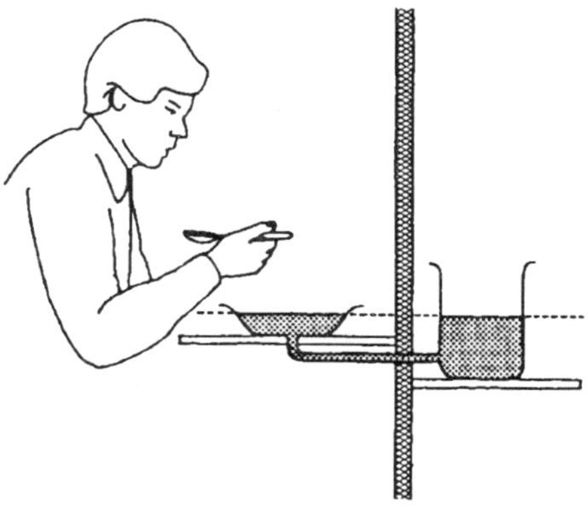

Abb. 5/9 erläutert den Versuchsaufbau mit dem "Trickteller", bei dem die entnommene Nahrung sofort wieder ersetzt wird.

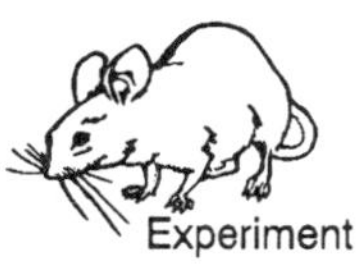

Die Essenskurven

Wird die Nahrungsaufnahme als Zeit-Volumen-Funktion aufgezeichnet, so sind Unterschiede zwischen über- und normalgewichtigen Versuchspersonen zu erkennen. Normalgewichtige reduzieren allmählich ihre Nahrungsaufnahme, so daß es zu diesen zunehmend abgeflachten Kurvenverläufen kommt. Übergewichtige nehmen konstant pro Zeitintervall ihre Mahlzeit ein. Dieser Befund wurde als Ausdruck der gestörten Sättigungswahrnehmung bei Übergewichtigen interpretiert, die während der Nahrungsaufnahme keinen "*bremsenden*" Einfluß ausübt.

Diese Befunde wurden – im Hinblick auf das Prinzip der Energiebilanz – als die typische Verhaltensdisposition des Übergewichtigen interpretiert und als *Ursache* der überhöhten Nahrungsaufnahme betrachtet. Theoretisch war es unschwer möglich, Denkmodelle zu

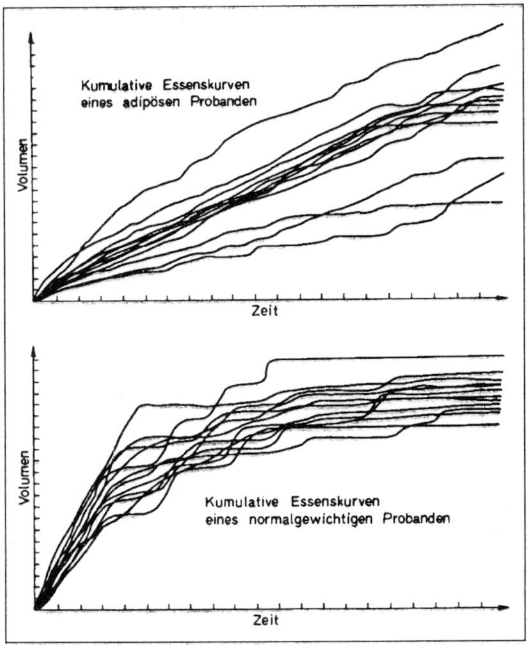

Abb. 9/10 zeigt Essenskurven von normal- und übergewichtigen Probanden.

finden, die verstehen lassen, wie durch Lern- und Erziehungsprozesse die Grundlagen zu diesen Verhaltensdispositionen gelegt werden. So wurde z.B. der Zwang zum Tellerleeressen als Konditionierungsprozeß beschrieben, der den Außenreiz "*leerer Teller*" zum entscheidenen Signal für die Sättigung werden läßt. Das "*Abspeisen*" der Kinder bei allen Mißempfindungen – so schrieb Hilde Bruch (1973) – erschwere den Lernprozeß einer Diskriminierung verschiedener Körperwahrnehmungen. So werde die Disposition zur hyperphagen Reaktion auf Streß gelegt, die sich im umgangssprachlichen "*Kummerspeck*" manifestieren könne.

Grundsätzlich also wurde die für Übergewichtige als charakteristisch beschriebene Verhaltensdisposition auf inadäquat verlaufene Lernvorgänge zurückgeführt. Damit war die Idee für verhaltenstherapeutische Konzepte nahegelegt. Es wurden im angloamerikanischen wie im deutschen Sprachraum Trainingsprogramme entwickelt, deren Ziel es war, die inadäquat erlernten Verhaltensweisen des Übergewichtigen zu modifizieren oder sie durch adäquates Neulernen zu ersetzen (Übersichten bei Foreyt 1977, Pudel 1982).

Entsprechend der Grundannahme vom Bilanzprinzip waren auch diese verhaltenstherapeutischen Maßnahmen immer von diätetischen Empfehlungen für eine brennwertreduzierte Kostform begleitet. Der Erfolg verhaltenstherapeutischer Konzepte wurde zudem immer an der erzielten Gewichtsabnahme gemessen, obschon dieser Parameter nicht die primäre Zielgröße der Verhaltenstherapie war. Nach Durchsicht der Literatur konnte seinerzeit festgestellt werden, daß die Erfolgsquote im Vergleich zu einer ausschließlichen diätetischen Behandlung gebessert wurde. Doch die Langzeitergebnisse blieben weiter bescheiden und hingen mehr vom Engagement des Forschers und der Intensität der Nachkontrolle ab als von den unterschiedlichen Therapiekonzepten.

5.5.4 Exkurs zum Hintergrund des Irrtums

Vor mehr als 10 Jahren wurde aufgrund weiterer Studien die Gültigkeit der Externalitätshypothese eingeschränkt. Als in Göttingen das Konzept des "*latent Übergewichtigen*" entwickelt wurde (Pudel, Metzdorff & Oetting 1975), publizierte zeitgleich die Arbeitsgruppe um Herman in Kanada (Hermann & Polivy 1975) ihr Konstrukt des "*gezügelten Essens*" (*restrained eating*).

Mit beiden Konzepten werden Menschen beschrieben, die mit mehr oder weniger großem Verhaltensaufwand ihre Nahrungszufuhr begrenzen, um einer Gewichtszunahme vorzubeugen oder um ihr Gewicht zu stabilisieren. Für beide Konzepte wurde seinerzeit ein Fragebogentest entwickelt, der eine Klassifikation von Personen erlaubte. Da die beiden Konzepte konvergierten, haben STUNKARD und MESSICK (1985) die beiden Fragebogentests zusammengefasst, leicht modifiziert und ergänzt. Inzwischen steht auch eine deutsche Fassung als *Fragebogen zum Eßverhalten* mit Normwerten zur Verfügung (PUDEL & WESTENHÖFER 1989b, s. Kap. 6).

Die weitere Forschung zeigte nun, daß z.B. die *"Außenreizabhängigkeit"* kein ausschließliches Kriterium für Übergewichtigkeit ist. Außenreizabhängigkeit, aber auch eine vermindert intensive Wahrnehmung der Körpergefühle sowie eine durch Streß ausgelöste Nahrungsaufnahme konnten jetzt – unabhängig vom aktuellen Körpergewicht – jenen Menschen zugeordnet werden, die als *"gezügelte Esser"* oder *"latent Übergewichtige"* klassifiziert wurden (PUDEL & OETTING 1977). Auf eine differenzierte Darstellung dieser neuen Konzepte zum *"gezügelten Eßverhalten"* wird in Kap. 6 ausführlich eingegangen.

Wenn also die bis zu jener Zeit für typisch gehaltene Disposition nicht an ein überhöhtes Körpergewicht gebunden ist, dann fällt es schwer, in dieser Disposition die *Ursache* der Übergewichtigkeit zu sehen. Eine Revision der bestehenden Hypothesen wurde also notwendig.

Zunächst sollte noch der Versuch unternommen werden, eine nachträgliche Erklärung zu liefern, warum überhaupt die Externalitätshypothese als Ursachenerklärung für die Genese des Übergewichts angenommen werden konnte. Diese Erklärung reflektiert eine *"schwache Seite"* des klinisch-experimentellen Vorgehens. Für Untersuchungen werden zumeist freiwillige Versuchspersonen gesucht. Damit wird eine gewisse Selektion vorgenommen, ohne daß die Kriterien bekannt sind. Wir wissen heute, daß sich zur Teilnahme an Studien über Diäten oder über das Eßverhalten weitgehend nur solche Übergewichtigen melden, die ein Problembewußtsein haben und gerne abnehmen möchten. Im modernen Verständnis sind es gerade die *"gezügelten Esser"*, die sich von solchen Studien eine Hilfe erwarten. Übergewichtige, die ihr Gewicht stabil halten und eher spontan essen, melden sich kaum für solche Studien. Sie allerdings können gewonnen werden, wie sich herausgestellt hat, wenn durch eine Zeitungsanzeige Übergewichtige für einen *"Geschmackstest für Puddings"* geworben werden. Hier wiederum melden sich nicht die gezügelt essenden Übergewichtigen, da sie von einem solchen Test Nachteile für ihr Gewicht erwarten, sondern gerade jene, die keine solche Befürchtungen haben und lediglich an dem Honorar interessiert sind.

Die Experimente der 70er Jahre haben explizit zwar das Eßverhalten von Normalgewichtigen mit dem Übergewichtiger verglichen, doch implizit wurden eigentlich *spontane* Esser mit *gezügelten* Essern verglichen. So hat offensichtlich das einfach zu messende Kriterium des Körpergewichts, aber auch ein unkontrollierbarer Selektionsmechanismus bei der Rekrutierung von freiwilligen Versuchspersonen den Weg zur Bestätigung einer im Grunde unzutreffenden Hypothese gebahnt.

So liegen heute empirische Resultate vor, die zeigen, daß eine restriktive Nahrungszufuhr zu einer Veränderung des Eßverhaltens führt. Sogesehen muß die ursprüngliche Ausgangshypothese[17] umgekehrt werden:

Die als typisch beschriebene Disposition der Adipösen ist *nicht* die *Ursache* für ihre Übergewichtigkeit, sondern sie folgt als Resultat auf eine Beschränkung der Nahrungsaufnahme.

5.5.5 Zweifel am vereinfachten Bilanzprinzip

Erst in den letzten Jahren wurde auch ein deutliches Interesse spürbar, die Grundannahme des vereinfachten Bilanzprinzips empirisch zu überprüfen, wonach Übergewichtige überdurchschnittlich viel essen. Die vielfältigen Experimente in den Eßlabors zeigten zwar eine Fülle von überraschenden Resultaten zu den Modalitäten des Eßverhaltens, doch die implizite Annahme, daß Übergewichtige mehr essen, war nicht Fragestellung dieser Experimente.

Heute ist die empirische Evidenz dafür, daß Übergewichtige auch überdurchschnittlich viel essen, eher spärlich. In einer ganzen Reihe von Studien wurde die Nahrungsaufnahme von Normal- und Übergewichtigen im Vergleich untersucht. Allein in 29 laborexperimentellen Studien, die von Spitzer & Rodin (1981) referiert werden, wird nur bei neun Untersuchungen tatsächlich ein Unterschied in der vermuteten Richtung gefunden. In naturalistischeren Feldstudien wurde in fünf von acht Studien eine solche Differenz gezeigt.

Aus einer repräsentativen Untersuchung für den Ernährungsbericht 1980 liegen von 1160 Probanden über drei Tage geführte Ernährungsprotokolle vor (DGE 1980a, S. 93-109). Wie ein Vergleich mit den entsprechenden Daten der Einkommens- und Verbrauchsstatistik EVS von 1978 zeigt, stimmen die Angaben für die durchschnittliche Kalorien- und Makronährstoffaufnahme aus beiden Quellen gut überein, so daß kaum von systematischen Verzerrungen durch die Erhebung ausgegangen werden muß. Die durchschnittliche Kalorienaufnahme, nach dem relativen Körpergewicht aufgegliedert, ist in Tab. 5/3 wiedergegeben (DGE 1980b, S. 120). Es zeigt sich, daß die Energiezufuhr nicht durchgängig mit einem höheren Körpergewicht korreliert, vielmehr findet sich die höchste durchschnittliche Energiezufuhr bei den Probanden mit dem niedrigsten Körpergewicht, die geringste Kalorienaufnahme bei den Untersuchungsteilnehmern mit dem höchsten Körpergewicht. Allerdings fällt die Gruppe der Personen mit einem Körpergewicht 15 bis 25 Prozent über dem *Broca-Referenzgewicht* auf, die eine etwas erhöhte Nahrungsaufnahme zeigt.

---

17 Einer der Autoren dieses Buches bekennt sich dazu, den plausiblen, aber falschen Weg mitgeschritten zu sein. Die in der Monografie (Pudel 1982) dargestellten Experimente würden heute in der revidierten Sichtweise interpretiert.

Tab. 5/3: Durchschnittliche Energiezufuhr in Abhängigkeit vom relativen Körpergewicht der Personen (nach DGE 1980b, S. 120)

BROCA-Referenz-Gewicht	**Energiezufuhr in kcal/Tag**
<= – 25 %	3197
– 25 % bis – 15 %	2938
– 15 % bis – 5 %	2821
– 5 % bis + 5 %	2842
+ 5 % bis + 15 %	2836
+ 15 % bis + 25 %	3100
>= + 25 %	2603

Im Ernährungsbericht 1984 (DGE 1984, S. 126 f) werden Ergebnisse für die Analyse eines dreitägigen Ernährungsprotokolls von 1500 Kindern und Jugendlichen mitgeteilt. Auch hier ergibt sich keine Beziehung zwischen relativem Körpergewicht und der Energiezufuhr, die Korrelation zwischen beiden Größen beträgt r = -0,02. Die Gruppe der übergewichtigen Kinder und Jugendlichen hat fast durchgängig die geringste Kalorienaufnahme, lediglich in der Gruppe der 10 bis 13-jährigen findet sich die höchste Energiezufuhr bei übergewichtigen Kindern (Tab. 5/4).

Tab. 5/4: Durchschnittliche Energiezufuhr in kcal/Tag von Kindern und Jugendlichen (nach: DGE 1984, S. 126)

Altersgruppe (in Jahren)	**Gewichtsgruppe** schlanke	normalgewichtige	übergewichtige
3 bis unter 6	1860	1940	1860
6 bis unter 10	2200	2100	2100
10 bis unter 13	2460	2360	2540
13 bis unter 18	2460	2500	2380

Eine Analyse von 200.000 Ernährungsprotokollen, die jeweils über sieben Tage geführt wurden, ergibt ebenfalls überzeugende Resultate, die in die gleiche Richtung weisen. Die Probanden füllten das Ernährungstagebuch als *Baseline-Erhebung* vor dem Beginn eines Abnahmetrainings aus (VIER-JAHRESZEITEN-KUR). Trotz denkbarer methodischer Einwände ist davon auszugehen, daß die Probanden relativ zuverlässig notiert haben, da ihnen bewußt war, daß die Güte der anschließend erfolgenden Beratung, für die sie auch bezahlen mußten, davon abhängig war. Außerdem ist zu bedenken, daß alle Teilnehmer – gleich in welchem Gewichtsbereich sich ihr aktuelles Startgewicht befand – zur Gewichtsabnahme motiviert waren und daher eine vergleichbare Ausgangssituation für diese Protokolle bestand.

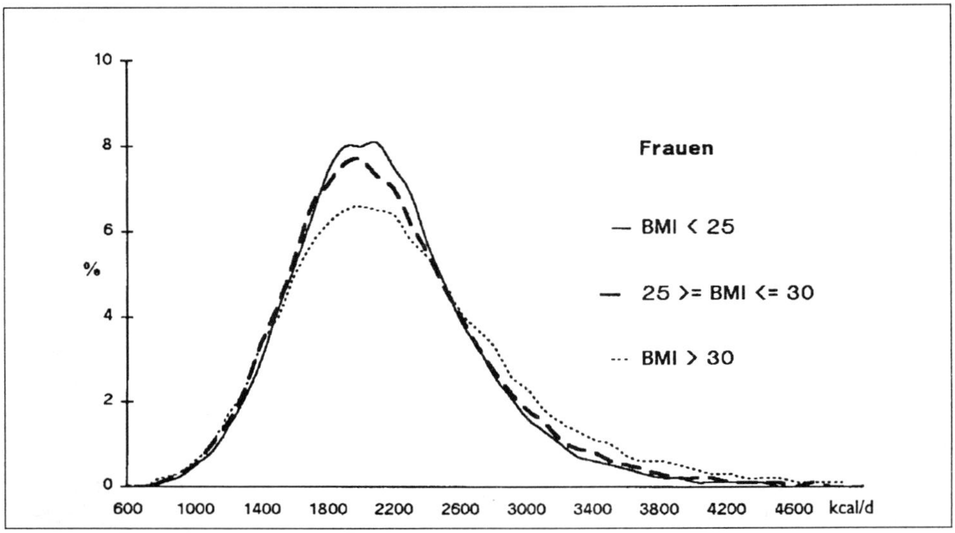

Abb. 5/11 zeigt die Verteilungskurven der durchschnittlichen Kalorienaufnahme pro Tag, dargestellt für Probanden unter BMI 25, BMI zwischen 25 und 30 und BMI über 30.

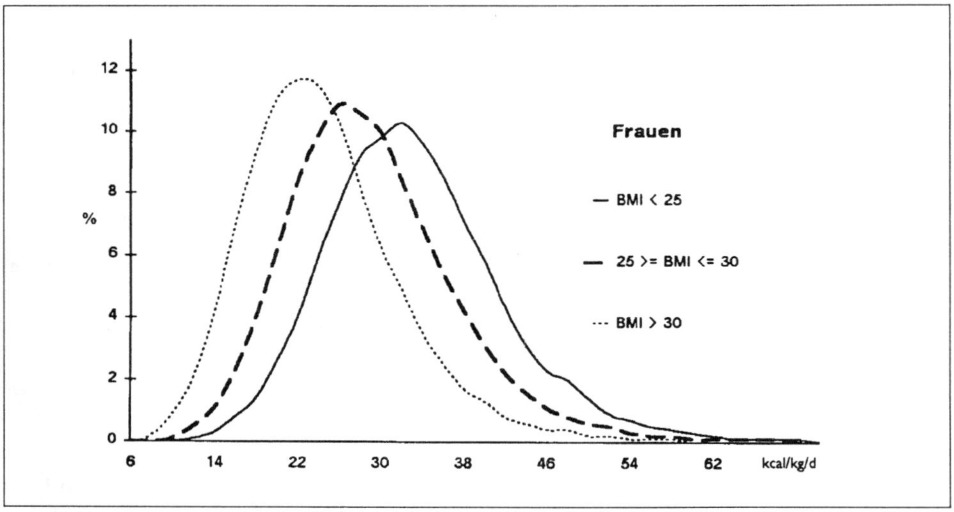

Abb. 5/12 zeigt die Verteilungskurven der durchschnittlichen Kalorienaufnahme pro Tag und Kilogramm Körpergewicht, dargestellt für Probanden unter BMI 25, BMI zwischen 25 und 30 und BMI über 30.

Die nahezu deckungsgleichen Verteilungen der Kalorienaufnahme in Abb. 5/11 auf der Basis von 200.000 individuellen Protokollen spricht eindrucksvoll gegen die These, daß übergewichtige Menschen – absolut betrachtet – mehr Nahrungsenergie aufnehmen. Wird gar der Bezugspunkt des Körpergewichts gewählt (Abb. 5/12), so liegt die Energieaufnahme der adipösen Probanden deutlich nach links verschoben.

Einen weiteren Anhaltspunkt für die Existenz sogenannter "*Wenig-*" und "*Vielesser*" ergab eine Studie von GEORGE ET AL. (1991) an der LAVAL UNIVERSITÄT in Quebec: Frauen im Alter von 29 bis 43 Jahren, die sich selbst als *Vielesser* bzw. *Wenigesser* einstuften, führten wiederholt Ernährungs- und Aktivitätsprotokolle. Jeweils 40 der Teilnehmerinnen mit der höchsten bzw. niedrigsten Kalorienaufnahme wurden in die Studie aufgenommen. Die Ergebnisse wiesen in beiden Gruppen keinen Unterschied hinsichtlich der Kohlenhydrat- und Fettaufnahme in Prozent der Gesamtenergieaufnahme auf, ebenso ergab sich kein Unterschied bei Kaffee-, Tee- oder Alkoholkonsum. Die *Wenigesserinnen* verzehrten etwas mehr Protein. Deutlich jedoch war die durchschnittliche Kalorienaufnahme, die bei 1488 *(Wenigesser)* bzw. bei 2393 *(Vielesser)* Kalorien/d lag. Die Wenigesserinnen wogen durchschnittlich 4,5 kg mehr und besaßen eine signifikant höhere Fettmasse. Die Bewegungsprotokolle ergaben keinen Aktivitätsunterschied zwischen beiden Gruppen.

In Kap. 3 wurde bereits durch Abb. 3/4 die durchschnittliche Energieaufnahme der deutschen Bevölkerung dargestellt, wobei hier der Zeitausschnitt der 40er und 50er Jahre interessiert. Statistiken belegen, daß sich das Übergewicht in der Bevölkerung während des sog. "*Wirtschaftswunders*" der 50er Jahre epidemisch entwickelt hat. Man sprach auch von einer "*Freßwelle*", die als kausale Erklärung für die Inzidenzraten der Adipositas herhalten mußte. Dennoch fällt es außerordentlich schwer, in der durchschnittlichen Energieaufnahme der Gesamtbevölkerung einen Anhaltspunkt für diese These zu finden. Wie in Abb. 3/4 dargestellt, ist gerade der Beginn der 50er Jahre durch eine eher unter dem Durchschnitt anderer Jahrzehnte liegenden Energieaufnahme gekennzeichnet[18].

Zusammenfassend kann also festgestellt werden, daß die empirische Evidenz für Unterschiede im Eßverhalten zwischen Übergewichtigen und Normalgewichtigen keineswegs so groß ist, wie sie lange Zeit auch in der Wissenschaft vermutet wurde. Bemerkenswert scheint, daß dies sowohl im Hinblick auf quantitative wie auch auf qualitative Unterschiede im Eßverhalten gilt. Zudem liegen viele empirische Hinweise vor, daß der Energieverbrauch keine durch konstitutionelle Parameter fixierte Größe ist, sondern z.B. durch die Energieaufnahme selbst im Sinne einer Adaptation verändert werden kann.

5.5.6 Genetische Faktoren

Neuere Untersuchungen haben zu der Hypothese geführt, daß genetische Faktoren bei der Entstehung von Übergewicht möglicherweise eine größere Rolle spielen. In einer Studie von 540 inzwischen erwachsenen Adoptivkindern, die über das dänische Adoptionsregister

18 Es könnte vermutet werden, daß die radikale Nahrungsrestriktion über Lebensmittelzuteilungen zu einer gewissen Adaptation an einen reduzierten Energiebedarf geführt hat, so daß die "*normale*" Energieaufnahme in diesem Sinne eine nur *relative* Überernährung darstellte.

identifiziert wurden, konnten STUNKARD ET AL. (1986b) zeigen, daß ein signifikanter Zusammenhang zwischen dem *Body Mass Index* der erwachsenen Kinder und dem der biologischen Eltern, nicht jedoch zu dem der Adoptiveltern besteht.

In einer Studie von rund 2000 ein- und zweieiigen Zwillingen konnten STUNKARD ET AL. (1986a) zeigen, daß die Übereinstimmung im Körpergewicht bei eineiigen Zwillingen ungefähr doppelt so hoch war wie bei zweieiigen Zwillingen. Allerdings waren die in dieser Studie untersuchten Zwillingspaare zumeist zusammen aufgewachsen.

In einer weiteren Studie in Schweden wurden folgende Zwillingspaare untersucht (STUNKARD ET AL. 1990):

93 Paare von *eineiigen* Zwillingen, die *getrennt* aufgewachsen waren,
154 Paare von *eineiigen* Zwillingen, die *zusammen* aufgewachsenen waren,
218 Paare von *zweieiigen* Zwillingen, die *getrennt* aufgewachsen waren und
208 Paare von *zweieiigen* Zwillingen, die *zusammen* aufgewachsen waren.

Auch diese Untersuchung zeigte eine hohe Übereinstimmung im *Body Mass Index* zwischen den eineiigen Zwillingspaaren, weitgehend unabhängig davon, ob sie zusammen oder getrennt aufgewachsen waren (Tab. 5/5).

Tab. 5/5: Body-Mass Index und Intrapaar-Korrelation bei ein- und zweieiigen Zwilligen an, die getrennt und gemeinsam aufgewachsen sind (nach STUNKARD ET AL. 1990)

	Männliche Paare			**Weibliche Paare**		
Zwillings-gruppe	**Paare**	**BMI Anzahl**	**Intra-paar-Korrelation**	**Paare Anzahl**	**BMI**	**Intra-paar-Korrelation**
Eineiig						
getrennt	49	24,8	0,70	44	24,2	0,66
gemeinsam	66	24,2	0,74	88	23,7	0,66
Zweieiig						
getrennt	75	25,1	0,15	143	24,9	0,25
gemeinsam	89	24,6	0,33	119	23,9	0,27

Die Autoren schlußfolgern aus ihren Daten, daß der Einfluß genetischer Faktoren sehr wesentlich ist, während der Einfluß der Kindheitsumgebung auf das spätere Körpergewicht gering oder gar nicht vorhanden ist. Die berechneten Heriditätsindices (0.70 für Männer und 0.66 für Frauen) interpretieren die Autoren im Schlußsatz ihrer Publikation als die womöglich bestimmenden Größen für das Körpergewicht: *"Genetic factors appear to be the major determinants of the body-mass-index in Western society, and they may account for as much as 70 percent of the variance"* (S. 1487)[19].

19 "Erbliche Faktoren scheinen in westlichen Industrienationen den Körper-Massen-Index am meisten zu bestimmen. Auf sie könnten bis zu 70 % der interindividuellen Unterschiede entfallen"

Ein möglicher Erklärungsmechanismus für die genetische *"Einflußnahme"* auf das Gewicht könnte in der interindividuell unterschiedlich stark ausgeprägten Anpassung des Organismus an Veränderungen der Energiezufuhr gesehen werden, wie sie im Zusammenhang mit der *Setpoint-Theorie* der Körpergewichtsregulation diskutiert worden ist. Verschiedene Untersuchungen an Zwillingspaaren haben nämlich gezeigt, daß bei Mastversuchen eineiige Zwillinge weitaus ähnlicher – was eine Gewichtszunahme angeht – auf die Überernährung reagieren (Bouchard & Tremblay 1990; Bouchard et al. 1990), was in Kap. 4 bereits im Zusammenhang mit der Set-Point-Theorie dargestellt wurde.

5.5.7 Zwischenbilanz zur Pathogenese

- Die Pathogenese der Adipositas stellt sich gegenwärtig eher als *ungeklärt* denn als *geklärt* heraus. Das vereinfachende Bilanzprinzip, das den Adipösen eine überdurchschnittliche Energiezufuhr unterstellt, die zur Manifestation der Adipositas führt, ist in dieser Vereinfachung nicht haltbar.
- Die genetische Disposition ist in der Vergangenheit unterschätzt oder gar negiert worden. Ihr kommt, insbesondere wahrscheinlich bei der biologischen Reaktion auf Über- bzw. Unterernährung, wesentlich größere Bedeutung zu.
- Das Körpergewicht sollte nicht mehr länger als eine abhängige Variable aufgefasst werden, die von den unabhängigen Variablen *"Energiezufuhr"* und *"körperliche Aktivität"* direkt beeinflußt wird. Der Set-Point-Theorie zufolge ist das Gewicht eine biologisch regulierte Variable, die auch von anderen Parametern abhängig ist (wie z.B. der Höhe der Nahrungszufuhr selbst).
- Unterschiede im Eßverhalten bei Menschen unterschiedlicher Körpergewichte sind nicht sicher zu replizieren und rechtfertigen nicht, von einem typischen Ernährungsverhalten der Adipösen auszugehen. Es ist nach der Datenlage der internationalen Literatur eher wahrscheinlich, daß *keine* relevanten Unterschiede, sowohl qualitativer als auch quantitativer Hinsicht bestehen.
- Eine sehr ähnliche Feststellung gilt für die früher postulierten *"besonderen Persönlichkeitsmerkmale"* der Adipösen, die empirisch nicht gesichert werden konnten.
- Epidemiologische Forschungen zeigen, daß der Risikofaktor *"Adipositas"* erst bei einem deutlichen Grad an Übergewicht meßbar ist, unter dem etwa 10 % der Population leiden. Die Indikation zur Therapie ist differenzierter (und zurückhaltender) zu stellen, wobei neben dem Körpergewicht auch das Fettverteilungsmuster und das Alter der Patienten bewertet werden muß.

5.6 Adipositastherapie

Die Überlegungen zur Adipositasgenese geben wenig Ansatzpunkte für therapeutisches Vorgehen an die Hand, und einige Konzepte, wie z.B. die *Setpoint-Theorie*, lassen durchaus sogar Zweifel an einer erfolgreichen Therapierbarkeit der Adipositas aufkommen. Langzeiterfahrungen unterstützen eine gewisse Resignation, da nicht die dauerhafte Gewichtsabnahme, sondern eher eine mitunter noch größere Wiederzunahme der praktischen, klinischen Erfahrung entspricht.

Ziele der Adipositastherapie

Die Zielsetzung der Adipositastherapie läßt sich in zwei Teilziele untergliedern. Zunächst muß eine Gewichtsreduktion initial erreicht werden, anschließend dann soll dieses erreichte Körpergewicht möglichst langfristig stabilisiert werden (PUDEL 1982). Das *übergeordnete* Ziel muß die langfristige Stabilisierung sein, denn eine kurzfristige Gewichtsabnahme, die dann eine Gewichtszunahme nach sich zieht, ist ungünstiger zu bewerten als stabilisiertes Übergewicht in gleichem Zeitraum. Im Hinblick darauf, daß nahezu alle traditionellen *Diätprogramme* nur den Aspekt der *initialen Gewichtsabnahme* abdecken, sind diese Methoden dem eigentlichen Ziel der Adipositastherapie nicht einmal verpflichtet.

Wenngleich bereits das erste Ziel einer Gewichtsabnahme keineswegs von allen Patienten problemlos erreicht werden kann, so bereitet vor allem das Ziel einer langfristigen Gewichtskonstanz erhebliche Schwierigkeiten.

5.6.1 Therapiekonzepte im Überblick

Unter der Überschrift "*Adipositastherapie*" firmiert eine beinahe zahllose Vielfalt von Methoden und Maßnahmen, die von Fachleuten oder selbst ernannten *Experten* kreiert wurden, oft nicht ohne das handfeste ökonomische Interesse, ein Stück vom "*millionenschweren Kuchen des Geschäfts mit den Dicken*" abzubekommen. Allein der Umsatz an Appetitzüglern lag im Jahr 1987 noch bei 70 Millionen DM. Für diätetische Lebensmittel wurden 1990 nach Schätzungen des Diätverbandes 3,267 Mrd. DM ausgegeben (ERNÄHRUNGSUMSCHAU 1991)

Neben seriösen und ernstzunehmenden Therapieansätzen finden sich auch Maßnahmen, die bestenfalls wirkungslos sind; ein Teil der Methoden muß allerdings als regelrecht gesundheitsgefährdend eingestuft werden (BENNETT & GURIN 1982; GARNER ET AL. 1985; POLIVY & HERMAN 1983). Unter psycho-hygienischem Aspekt haben alle Methoden, die eine dauerhafte Stabilisierung des Gewichts beim Patienten nicht leisten können, eine "*unerwünschte, negative Nebenwirkung*", die mindestens in Mißerfolgserleben, enttäuschten Erwartungen und Selbstzweifel besteht.

Grundstruktur

Die meisten Programme der Übergewichtsbehandlung bestehen aus folgenden – eng miteinander verzahnten – Grundelementen:
1) Energiereduzierte Diät
2) Verhaltenstherapeutische Methoden
3) Steigerung körperlicher Aktivität

Eine der Hauptlinien der Adipositastherapie ist die *diätetische* Beeinflussung der Nahrungsaufnahme. Die hier vorgeschlagene Palette der Möglichkeiten reicht von der totalen Nahrungsabstinenz, als Nulldiät, Fastenkur oder *Heilfasten* bezeichnet, über das modifizierte Fasten oder die *very low calory diets* (*VLCD*), weiter über Diäten mit einseitiger, unausgewogener Nährstoffzusammensetzung bis hin zur *energiereduzierten ausgewogenen Mischkost*. Solche Diätmaßnahmen werden auch in zahllosen populären Diätbüchern und Frauenmagazinen verbreitet. Eine Darstellung und Wertung dieser Diätformen würde über den Rahmen der vorliegenden EINFÜHRUNG IN DIE ERNÄHRUNGSPSYCHOLOGIE weit hinausgehen und findet sich u.a. in FAHRENKAMP (1986), NICHOLAS & DWYER (1986), ÖKOTEST: RATGEBER DIÄT (1989) und OBERBEIL (1991).

Zahllose Diätprogramme sind bisher entwickelt worden, die alle dem gleichen Wirkprinzip unterstellt werden: wer weniger Kalorien aufnimmt als gewohnt, nimmt ab (Prinzip der negativen Energiebilanz).

Gemäß den Empfehlungen der Mitglieder des COUNCILS OF SCIENTIFIC AFFAIRS in Chicago (1988) sollte eine Reduktionsdiät bestimmten Richtlinien entsprechen. Danach wird die Basis einer seriösen Abnahmekur gebildet durch

1) eine solide wissenschaftliche Grundlage,
2) gesundheitliche Unbedenklichkeit, d.h. gute Nährstoffqualität und – unter Berücksichtigung des Aspektes der Energiezufuhr – Befriedigung des wichtigsten Nährstoffbedarfs und
3) Praktikabilität sowie Langzeitwirkung.

Die wenigsten der *"auf dem freien Markt"* der Medien und des Buchhandels angebotenen *Diäten* entsprechen diesen drei Kriterien. Während gedruckte Hinweise für Diäten keinerlei Beschränkungen oder Kontrolle unterliegen, hat der Gesetzgeber der Bundesrepublik Deutschland durch Einfügung des § 14a in die DIÄTVERORDNUNG bestimmt, welche ernährungsphysiologischen Anforderungen solche *Lebensmittel* erfüllen müssen, die zur Gewichtsreduktion *"in den Verkehr"* gebracht werden. Damit ist zumindest der zweite Punkt des Anforderungskatalogs in der Bundesrepublik Deutschland für *konkrete Menüangebote*, die im Lebensmittelhandel oder Apotheken angeboten werden, erfüllt. Unabhängig davon aber bleiben die Punkte 1 und 3 als größtenteils unerfüllt bestehen.

5.6.2 Diätetische Maßnahmen

Folgende Kategorien der diätetischen Maßnahmen sind unterscheidbar:

Fastenkuren/"Null-Diät"

Obschon Fastenkuren in den 60er und 70er Jahren eine verbreitete Methode zur Gewichtsreduktion bei adipösen Patienten waren, werden sie mittlerweile mit großer Skepsis betrachtet, da die extreme Einschränkung der Nahrungszufuhr (bei der "Null-Diät" sogar totaler Nahrungsverzicht) zu klinischen Risiken führt, wie u.a. Ketose, Hyperurikämie, Hypokaliämie, Hypoglykämie, starker Abbau von Funktionsprotein, erhöhte renale Ausscheidung von Phosphat und Magnesium (NEWMARK & WILLIAMSON 1983b). Derartige Kuren sind deshalb langfristig nur unter strenger ärztlicher Kontrolle durchführbar. Diese extreme Diätform weist keine Vorteile gegenüber gemäßigteren Abnahmekuren auf und eignet sich nicht für eine langfristige Gewichtskontrolle. Durch einfaches Weglassen von Nahrung wird kein Lerneffekt im Sinne einer Veränderung des Eßverhaltens erzielt. Viele Patienten haben das Vor-Diät-Gewicht schon kurze Zeit nach Beendigung der Fastenkur wieder erreicht, wenn keine Nachsorge und intensive Schulung eingesetzt wird. Der Abbau von Fettgewebe ist bei proteinsubstitutiertem, modifiziertem Fasten (*Lexikon*) sogar größer als bei totalem Nahrungsverzicht.

Modifiziertes Fasten

Die Ulmer Gruppe um Ditschuneit (1989) hat die Nulldiät (= *Heilfasten* = *totale Nahrungskarenz*) vor Jahren modifiziert, indem bestimmte Mengen an Protein, Kohlenhydraten und Fett zugeführt wurden. Die Messungen der Verluste an Körpereiweiß, Fettgewebe und Körperwasser während verschiedener Variationen der Nährstoffe zeigte überaus deutliche Unterschiede. Das klinisch ungünstigste Ergebnis nach vier Wochen erzielt die reine Nulldiät mit einem Gewichtsverlust von 12,5 kg, wovon 37 % auf Körperprotein, 20 % auf Wasser und 43 % auf Fettgewebe entfallen. Das günstigste Resultat konnte mit einer relativ proteinreichen Substitution erzielt werden (50 g Protein; 25 g Kohlenhydrate; 10 g Fett in der Tagesration): 13,9 kg Gewichtsverlust, davon 3 % Körperprotein, 18 % Wasser und 79 % Fettgewebe. Zusätzlich wurden Vitamine und Mineralstoffe in der Höhe der Empfehlungen der Deutschen Gesellschaft für Ernährung zugesetzt. Nach diesen Resultaten ist das proteinsubstituierte, modifizierte Fasten der Null-Diät sowohl in der Gesamtgewichtsabnahme als auch im deutlich besseren Abbau von Fettgewebe eindeutig überlegen.

Unausgewogene, kalorienreduzierte Diäten

Hier liegt der Schwerpunkt der Ernährung in einer zumeist sogar extremen Verschiebung der Nährstoffrelation zugunsten einer Nährstoffgruppe. So sind mindestens ebensoviele "Fett-Diäten" (*Dr. Atkin's-, Felix-, Punkte-Diät, etc.*) entwickelt worden wie auch "Protein-" (*Steak-, Hollywood-, Mayo-, Quark-Diät, etc.*) und "Kohlenhydrat-Diäten" (*Brot-, Obst-, Reis-Diät, etc.*), deren angebliche, besonders gute Wirkung jeweils auf die Überbetonung der entsprechenden Nährstoffgruppe zurückgeführt wird. Allein diese Argumente widersprechen sich gegenseitig.

Diese Abnahmediäten sind nicht empfehlenswert, da das Gewicht wieder ansteigt, wenn nach Beendigung der Diät wieder "normal" gegessen wird. Eine wissenschaftliche, ernährungsphysiologische Begründung für solche Diäten ist meistens nicht gegeben. Das gilt auch für Diäten, die bestimmte Nährstoffkombinationen und Nährstoff-Trennregeln in den Vordergrund stellen (Trennkostprinzip).

Blitz- und Crashdiäten

Für diese Abnahmekuren wird nicht selten mit Schlagworten wie "*revolutionär*" oder "*garantiert 100 % erfolgreich*" geworben. Diese Blitzdiäten basieren auf speziellen Nahrungsmitteln, deren besondere *abnahmeaktive* Wirkung ausgelobt wird (z.B. die Enzyme *Bromelin* und *Papain* bei der "Ananas-Diät"). Zumeist stellen sie krasse Formen einer Fehlernährung dar, wie im Extremfall die *Zitronensaftkur*, die ausschließlich Ahornsirup mit Zitronensaft als "Kost" zuläßt.

Die Anbieter propagieren meist sensationelle Wirkungsweisen, die pseudologisch begründet werden. Gewichtsverluste treten zwar auf, die überwiegend auf Wasserverluste und Abbau von Funktionsprotein zurückzuführen sind. Nach dem zumeist raschen Abbruch solcher Blitzdiäten kommt es üblicherweise zu einem schnellen Wiederanstieg des Gewichtes. Für eine langfristige Gewichtskontrolle sind derartige Diäten aufgrund der Einseitigkeit des Nährstoffangebotes nicht geeignet (NEWMARK & WILLIAMSON 1983a).

Ausgewogene, kalorienreduzierte Diäten

Diese Form der energiereduzierten *Mischkost* enthält eine ausgewogene Nährstoffrelation. Die tägliche Energiezufuhr, die üblicherweise zwischen 1000 und 1200 kcal/d liegt, setzt sich zusammen aus z.B. mindestens 50 % Kohlenhydrate, 15-20 % Protein und höchstens 30 % Fett. Da diese Diäten meist aus Lebensmitteln zusammengestellt sind, die leicht zu beschaffen und vom Preis her erschwinglich sind, besteht hier besonders die Möglichkeit, ein wesentliches Ziel der Intervention zu erreichen – nämlich Gewicht nicht nur zu verlieren, sondern das neue Gewicht auch zu halten, wenn die grundsätzliche ernährungsphysiologische Basis dieser Kostform (fettreduziert) über die aktive Gewichtsabnahme hinaus langfristig realisiert wird.

Die besondere Wichtigkeit der Fettreduktion für eine längerfristige Stabilisierung des Gewichtsverlustes wird durch jüngste Datenanalysen des Kollektivs der Vier-Jahreszeiten-Kur bestätigt. Aus dem Gesamtkollektiv wurden solche Teilnehmer herausgenommen, die bei der 2. Ernährungserhebung (10 Monate nach Start) zwischen 300 und 400 Kalorien täglich weniger aufnahmen als zum Zeitpunkt der 1. Ernährungserhebung am Start. Dieses Kollektiv repräsentierte also Personen, die über Monate ihre Kalorienzufuhr reduziert hatten. Aus diesem Kollektiv wiederum wurden zwei Gruppen zusammengestellt: eine Gruppe (n = 163), bei denen die Energiereduktion auf eine Verringerung des Fettanteils zurückging; eine Gruppe (n = 159), die weiterhin einen vergleichbaren Anteil Fett mit der Nahrung aufnahm und die Kalorien bei anderen Nährstoffen einsparte. Wird die Gewichtsabnahme in beiden Gruppen verglichen, so zeigt sich, daß die *"Fettsparer"* wesentlich erfolgreicher ihre Gewichtsabnahme über die Trainingsmonate erreicht haben als die *"Fettesser"*, obschon beide Gruppen vergleichbar viel Nahrungsenergie reduziert haben (Abb. 5/13).

Eine möglichst fettreduzierte Mischkost ist daher zur langfristigen Gewichtskontrolle geeignet, allerdings ist ihre Anwendung bei massiv adipösen Patienten langwierig, wenig motivationsfördernd und auch nicht in jedem Fall ausreichend, da sich der Organismus auf diese reduzierte Kalorienzufuhr bei 1000 – 1200 kcal einstellen kann, so daß keine weitere Gewichtsabnahme mehr erfolgt.

Stark kalorienreduzierte Diäten

Diese Form der Diät hat sich im Bereich der Adipositastherapie unter *medizinisch-therapeutischer* Kontrolle bisher durchgesetzt. Die Energiezufuhr unter einer solchen "Minimalernährung" variiert je nach Konzeption; sie beträgt weniger als 800 kcal/d, meist liegt sie zwischen 300-600 kcal/d (s. *Lexikon*: modifiziertes Fasten)

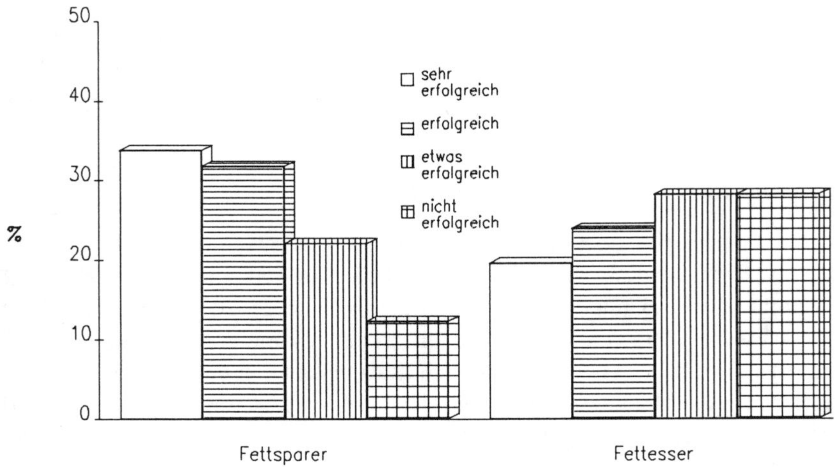

*Abb. 5/13 vergleicht die Abnahmeerfolge in zwei ausgewählten Gruppen von Klienten, die zwar vergleichbar zwischen 300 und 400 Kalorien pro Tag einsparen, aber dies fast ausschließlich über Fett (*Fettsparer*) bzw. über andere Nährstoffe erzielen (*Fettesser*).*

Die Anwendung stark kalorienreduzierter Diäten führt zu einem rapiden und beachtlichen Gewichtsverlust, nach Lerman und Cave (1989) in der ersten Woche üblicherweise zwischen 4,5 und 7 kg, später zwischen 1-2 kg/Woche; der Gesamtverlust beträgt im Mittel ca. 18 kg. Diese Diätformen werden mit der im amerikanischen gebräuchlichen Abkürzung "VLCD" (*Very Low Calorie Diet*) bezeichnet.

Diese Reduktionsdiäten basieren auf den Erkenntnissen, daß die Zufuhr relativ kleiner Mengen von hochwertigem Protein mit Kohlenhydratzugabe den Verlust fettfreier Körpermasse (Funktionsprotein) weitgehend, wenngleich auch nicht vollständig, verhindert, der andernfalls, z.B. bei der Null-Diät, aufgrund der stark reduzierten Energiezufuhr unvermeidbar wäre.

Während der Reduktionsphase werden *Formula Diäten* angewendet, also industriell hergestellte, bilanzierte Rezepturen, die den Anforderungen des § 14a der Diätverordnung (*Lexikon*) entsprechen müssen. Sie enthalten in der Regel 50 - 70 g hochwertiges Protein, wenig Fett (ca. 2g) und variierende Mengen an Kohlenhydraten (ca. 30 - 45 g) in wasserlöslicher Form. Vitamine, Mineralstoffe und Spurenelemente sind zugesetzt. Solche Nahrung wird fast ausschließlich in flüssiger Form zugeführt, zumeist sind es instantisierte Produkte, die in Wasser oder fettarmer Milch gelöst und dann getrunken werden. Zusätzlich müssen mindestens 2 Liter kalorienfreie Getränke getrunken werden.

§ 14 a DiätVO

Der § 14 a der Diätverordnung bestimmt konkrete Anforderungen an Lebensmittel, die für Übergewichtige bestimmt sind. Je nachdem, ob es sich um eine Mahlzeit oder Tagesration handelt, werden Grenzwerte gesetzt. So müssen Tagesrationen mindestens 50 Gramm Eiweiß und 7 Gramm Linolsäure und 90 Gramm Kohlenhydrate enthalten. Der Energiegehalt insgesamt darf 1200 Kalorien nicht überschreiten. Außerdem gelten für Tagesrationen weitere Mindestmengen, wie Eisen 18 mg, Kalzium 800 mg, Vitamin E 12 mg, Vitamin C 75 mg.

Wadden, Stunkard und Brownell (1983) haben die Effektivität dieser Diätform bei mehr als 10.000 Patienten untersucht und festgestellt, daß große Gewichtsverluste, im Mittel 20 kg in 12 Wochen, zu verzeichnen waren.

Die Durchführung dieser Diäten sollte jedoch grundsätzlich ärztlich überwacht werden. Lerman und Cave (1989) gehen ausführlich auf die medizinischen Aspekte ein, die bei der Patientenselektion sowie bei der Patientenbetreuung während der Diät beachtet werden müssen.

5.6.3 "Medizinische" Maßnahmen

Unter den im engeren Sinn *medizinischen* Maßnahmen der Adipositastherapie sind die medikamentöse Behandlung, z.B. durch Appetitzügler, sowie chirurgisch-operative Maßnahmen wie das Verdrahten des Kiefers (*jaw wiring*), der Dünndarm- bzw. Magenbypass sowie die Applikation von Magenballons, aber auch das direkte Entfernen von Fettgewebe (Fettschürzen) und das subkutane Absaugen von Fettgewebe (*Aspirationslipektomie*) zu nennen. Solche Maßnahmen, die teilweise mit erheblichen Risiken und – wie bei der Kieferverdrahtung – auch nur mit einem Kurzzeiterfolg verbunden sind, werden vor allem bei Patienten mit erheblichem Übergewicht angewendet. Zusammenfassende Bewertungen dieser Methoden geben Bray & Gray (1988a, 1988b), Holmes, Zysow und Delbanco (1989), Stunkard, Stinnett und Smoller (1986) sowie Lerman und Cave (1989).

Abgesehen von den Bypass-Techniken können aus verhaltenspsychologischer Sicht für alle die genannten Methoden keine Vorteile gesehen werden, da sie symptomzentriert durch "*exogene*" Maßnahmen die Nahrungsaufnahme zwangsweise verhindern bzw. reduzieren. Die eigentlichen Probleme bestehen denn auch nach Entfernung der Verdrahtung bzw. des Magenballons weiterhin und führen zu den beobachteten Rezidiven.

Nach einem Magenbypass allerdings wurden eine Fülle von Veränderungen im Eßverhalten beobachtet, die als Erklärung für eine relativ positive Langzeitprognose herangezogen werden, wie z.B. intensives Sättigungsfühl bereits nach 25 % der gewohnten Volumenaufnahme (Saltzstein & Gutmann 1980), stark verringerte Willensanstrengung bei Beendigung der Nahrungsaufnahme (Halmi, Stunkard & Mason 1980) oder gesteigerte Geschmacksaversionen gegen Fleisch, Fett und Zucker (Harris & Green 1982). Stunkard, Stinnet und Smoller (1986) spekulieren, daß es postoperativ zu einer Senkung des *Set-*

Points kommen könne, worauf schon frühere Experimente mit Ratten hingewiesen haben (Kissileff, Nakashima & Stunkard 1979; Sclafani et al. 1978). *"In diesem Fall"*, so vermuten sie, *"würde die physiologische Regulation die Einschränkung der Nahrungsaufnahme unterstützen und nicht erschweren, wie es bei einer Diät der Fall ist"* (S. 426). Gleichwohl ist die Indikation für diese operativen Verfahren nur bei einem sehr kleinen Teil extrem adipöser Patienten unter strenger Abwägung der Operationsrisiken zu stellen.

5.6.4 Verhaltenstherapeutische Maßnahmen

Eine der am häufigsten angewendeten Maßnahmen der Adipositastherapie dürfte die Verhaltenstherapie bzw. die Verhaltensmodifikation sein (Brownell & Wadden 1986). Stunkard (1982) vermutet, daß die Anzahl der Menschen, die sich wegen Adipositas in verhaltenstherapeutischer Behandlung befinden, größer ist als die Anzahl der Menschen, die wegen aller anderen Störungen und Auffälligkeiten zusammengenommen verhaltenstherapeutisch behandelt werden. Zu den zentralen Elementen der Verhaltenstherapie gehören Selbstbeobachtung und Verhaltensprotokollierung, Stimuluskontroll-Techniken, die Änderung des Eßverhaltens, das Kontingenzmanagement und die Verstärkung des neuen Verhaltens sowie kognitive Techniken (Hautzinger 1981, 1989; Pudel 1982, Stunkard & Pudel 1990).

Bereits die ersten verhaltenstherapeutischen Ansätze der Adipositasbehandlung von Ferster, Nurnberger und Levitt (1962) sowie Stuart (1967) basierten auf der Selbstkontrolle des Eßverhaltens. Eine solche Selbstkontrolle des Eßverhaltens wurde als wesentlich angesehen, da sie bleibender Bestandteil des zukünftigen Verhaltensrepertoirs eines Individuums werden kann und so auch nach dem Ende der Behandlung die Kontrolle des Eßverhaltens im Hinblick auf Gewichtsstabilität ermöglicht (Ferster et al. 1962). In eine andere Terminologie gefaßt, kann formuliert werden, daß es Ziel verhaltenstherapeutischer Maßnahmen ist, *"daß adipöse Patienten mit jenen Fertigkeiten ausgestattet werden, über die latent adipöse Personen ohnehin schon verfügen"* (Pudel 1982, S. 145), daß sie also die kognitive Kontrolle des Eßverhaltens, heute als *gezügeltes Essen* bezeichnet, erlernen.

Allerdings muß festgestellt werden, daß auch die Verhaltenstherapie die anfangs hochgesteckten Erwartungen in anhaltende Behandlungserfolge kaum erfüllen konnte. Bereits 1975 stellte Stunkard fest:

"Most obese people do not enter treatment for obesity. Of those who do enter treatment, most will not remain ... Of those who remain, most will not lose much weight... Of those who lose weight, most will regain it ... Many will pay a high price for trying" (Stunkard 1975a, S. 196)[20].

Ein Jahrzehnt später konstatieren Stunkard (1986) sowie Brownell & Wadden (1986) zwar wesentliche Verbesserungen in der Adipositasbehandlung, aber die Grundprobleme hoher Drop-out-Raten, moderater Abnahmeerfolge und seltener Langzeit-Gewichtsstabilität

---

20 Die meisten Übergewichtigen suchen keine Therapie auf. Von jenen, die doch kommen, brechen die meisten ab. Von jenen, die bleiben, nehmen die wenigsten ab. Von jenen, die abnehmen, nehmen die meisten wieder zu. Viele zahlen einen hohen Preis für diesen Versuch.

sind geblieben. Dennoch bilden verhaltenstherapeutische Maßnahmen den konzeptionellen Rahmen für eine multimodal angelegte Adipositasbehandlung, in die andere Elemente wie Ernährungsberatung, Programme zur Steigerung der körperlichen Aktivität oder *very-low-calory-diets* zur Erzielung eines initialen Gewichtsverlusts eingebaut werden (Brownell & Wadden 1986).

Der folgende kurze Überblick über die derzeitigen Behandlungsmethoden beschreibt die wesentlichen Grundprinzipien, ohne bereits auf die neueren Aspekte der *flexiblen* und *rigiden Kontrolle* einzugehen, die in Kap. 6 ausführlich dargestellt werden.

Verhaltenstherapeutische Interventionsmethoden

Ansatzpunkte für verhaltenstherapeutisch orientierte Behandlungsmethoden richten sich auf

1) Bedingungen, die einem bestimmtem Eßverhalten vorausgehen,
2) das Eßverhalten selbst und
3) die aus dem Eßverhalten folgenden Konsequenzen.

Die Therapieziele bestehen also in der Kontrolle der Stimuli, die dem Essen unmittelbar vorausgehen, in der Anwendung von Techniken, die das Eßverhalten beeinflussen und in der Anwendung von *Belohnungen* (Verstärkung) für erwünschtes Verhalten. Außerdem wird auf übergeordnete generelle Denk- und Verhaltensprinzipien, sowie auf mit dem Eßverhalten zusammenhängende psychische Faktoren eingegangen.

Üblicherweise werden derartige Adipositasbehandlungen in Gruppen von ca. 10 - 15 Klienten durchgeführt, die sich über einen festgesetzten Zeitraum einmal in der Woche für 1 - 2 Stunden treffen. Eine grundlegende Untersuchung von James und Christakis (1966) zeigte, daß die Übergewichtsbehandlung in Gruppen einzeltherapeutischen Interventionen überlegen ist.

Eine umfassende Adipositas-Behandlung beinhaltet heute folgende, sich überschneidende Elemente:

Selbstbeobachtung

Die Selbstbeobachung ist eine Standardmethode verhaltenstherapeutisch orientierter Interventionen. Sie ist eine wertvolle Hilfe für Patient und Therapeut, z.B. im Hinblick auf die Feststellung der Eß- und Ernährungsgewohnheiten des Patienten zu Beginn einer Abnahmekur, sowie zur Überprüfung von Veränderungen des Verhaltens während einer Diät. Die Selbstbeobachtung gibt Aufschluß darüber, welche Techniken sich für die Zielerreichung wirksam oder unwirksam erweisen und welche Situationen oder Verhaltensweisen besonders problematisch sind.

Üblicherweise führen die Patienten ein Tagebuch, in dem sie alle mit dem Essen in Zusammenhang stehende Informationen notieren: was, wann, wo und mit wem sie essen, welche Gefühle sie dabei haben, womit sie sich nebenher noch beschäftigen (Fernsehen, Lesen), etc..

Stimulus-Kontrolle

Bei dieser Technik geht es darum, Reize, die beim jeweiligen Patienten eine Nahrungsaufnahme auslösen, durch die Anwendung von Vermeidungsstrategien zu kontrollieren und automatische Verhaltensabläufe zu unterbrechen.

So werden die Abnahmewilligen z.B. dazu angehalten, Lebensmitteleinkäufe nur im gesättigtem Zustand zu tätigen, nur das einzukaufen, was sie vorher auf einer Liste notiert haben, nur zu festgelegten Zeiten an ganz bestimmten Orten zu essen, sich während der Mahlzeiten mit nichts anderem als dem Essen zu beschäftigen, problematische Nahrungsmittel nicht zu Hause aufzubewahren, usw.

Verstärkungstechniken

Verstärkungstechniken werden angewandt, um ein Gleichgewicht zwischen positiven und negativen Konsequenzen des veränderten Eßverhaltens herzustellen. Die einfachste Form positiver Verstärkung stellt das Erlangen der gewünschten Ziele (Verhaltensänderung, Gewichtsabnahme) dar. Eine weitere Möglichkeit ist die bewußte Selbst-Verstärkung des eigenen Verhaltens: Mit dem Klienten werden Zwischenziele festgelegt, bei deren Erreichung er sich selbst belohnt (z.B. Theaterkarte, Kleidungskauf). Eine wirksame Verstärkungsquelle ist auch das Lob und die Unterstützung aus dem sozialen Umfeld (Familie, Freunde, Arbeitskollegen).

Nicht selten wird auch Geld als Verstärker eingesetzt, das die Teilnehmer in der Regel vor Beginn der Abnahmekur selbst eingezahlt haben und beim Erlangen bestimmter Ziele festgesetzte Teilbeträge der Gesamtsumme ausgezahlt bekommen (Stunkard 1988).

Soziale Unterstützung

Viele Gewichtsabnahmeprogramme arbeiten heute gezielt mit der Einbeziehung des sozialen Umfeldes der Teilnehmer. Die Effektivität dieser Strategie ist bisher noch unklar. Verschiedene Studien haben eine positive Wirkung dieser Vorgehensweise auf das Behandlungsergebnis nachgewiesen (Brownell et al. 1978; Perri et al. 1987). Andere Untersucher konnten keinen fördernden Effekt sozialer Unterstützung feststellen (Weisz & Bucher 1980).

Kognitive Umstrukturierung

Durch die Methode der *kognitiven Umstrukturierung* (kognitive restructuierung) sollen die Patienten lernen, negative und irrationale Gedanken und Gefühle in bezug auf sich selbst bzw. ihr Eßverhalten zu verändern und durch positivere, rationalere Denkinhalte zu ersetzen. Ein positiver Zusammenhang zwischen Therapieerfolg und der Anwendung kognitiver Umstrukturierung konnte in mehreren Untersuchungen festgestellt werden (Bennett 1988; Sjoberg & Persson 1979).

Rückfallverhütungsstrategien

Die Verhinderung von *"Rückfällen"* nach Beendigung der Therapie wird bereits während der Behandlung geübt. So lernen die Klienten, z.B. stark risikobehaftete Situationen, die zu vermehrtem Essen führen könnten, rechtzeitig zu erkennen. Problemlösestrategien werden vermittelt, die dem Klienten helfen sollen, mit derartigen Situationen umgehen zu können. Die Kombination der Durchführung eines Rückfallverhütungsprogramms im Rahmen einer Verhaltenstherapie mit anschließendem telefonischem bzw. brieflichem Therapeutenkontakt erbrachte sehr gute Erfolge in einer Untersuchung von PERRI ET AL. (1984): Bei einer Follow-up-Untersuchung nach einem Jahr hatte keiner der Untersuchungsteilnehmer an Gewicht zugenommen.

Ernährungswissen

Im Gegensatz zu früheren Behandlungsformen wird heute bei der Adipositastherapie verstärkt Wert auf eine Verbesserung des Ernährungswissens der Teilnehmer gelegt. Die Klienten erhalten Informationen über eine ausgewogene, gesunde Ernährung, über die spezielle Wirkungsweise der Nährstoffrelation, den Kaloriengehalt und Nährwert einzelner Nährstoffe, usw.. Durch das Erlernen des *"sensible eating"* (LERMAN & CAVE 1989) werden die Klienten – im Sinne der Hilfe zur Selbsthilfe – in die Lage versetzt, sich selbst auch nach Beendigung der Behandlung einen ernährungsphysiologisch ausgewogenen Ernährungsplan zusammenstellen zu können.

Sportliche Aktivitäten

Sportliche Aktivitäten werden heute sowohl während einer Übergewichtstherapie als auch in der Nachbehandlungsphase eingesetzt. Mögliche Vorteile von Sport bzw. Bewegung sind z.B. die Steigerung des Energieumsatzes, eine Appetithemmung, Abbau von Fett- und Aufbau von Muskelmasse, die Verbesserung des allgemeinen Wohlbefindens.

Isoliert (d.h. nicht im Rahmen einer unterstützenden diätetischen Maßnahme) durchgeführte sportliche Aktivität hat sich zur Übergewichtsbehandlung als ineffektiv erwiesen, da eine Gewichtsabnahme – wenn überhaupt – nur sehr langsam erfolgt. In Kombination mit einem Diätprogramm ist die gesteigerte Wirksamkeit im Sinne einer vermehrten Gewichtsreduktion und einer besseren Gewichtsstabilisierung nach der Abnahmephase jedoch hinreichend gesichert. Interviews mit ehemals Übergewichtigen zeigten, daß das nach Beendigung der Abnahmekur durchgeführte Bewegungsprogramm sogar einer der wichtigsten Faktoren für die Stabilisierung des Gewichts darstellt (MARSTON & CRISS 1984).

Im Rahmen der Therapie unterziehen sich die Klienten meist einem individuell abgestimmten und graduell eingeführten Sportprogramm, zum anderen werden sie angehalten, sich auch im Alltag mehr Bewegung zu verschaffen, z.B. die Treppe statt des Aufzuges und das Fahrrad an Stelle des Autos zu benutzen. Die Integration von sportlichen Aktivitäten in den Alltag ist wichtig für eine langfristige Wirksamkeit des Behandlungserfolges. Deshalb sollten die während der Therapie durchgeführten Sportarten nicht zu aufwendig und speziell sein.

5.6.5 Kombinationstherapie – ein Beispiel

Eine vielbeachtete Studie zur langfristigen Wirkungsweise von *bilanzierten Diäten* – isoliert oder in Verbindung mit *Verhaltenstherapie* angewendet – haben WADDEN und STUNKARD (1986) durchgeführt. 59 Probanden wurden zufällig drei Behandlungsgruppen zugeordnet.

Gruppe 1 ernährte sich vier Monate lang nur auf der Basis einer VLCD *(very-low-calorie-diet)*; und zwar betrug die Energiezufuhr im 1. Monat 1200 kcal/d, im 2. und 3. Monat 400-700 kcal/d. Während des 4. Monats erhielten die Klienten eine dem *"normalen"* Eßverhalten angenäherte Reduktionsdiät.

Gruppe 2 unterzog sich sechs Monate lang einer verhaltenstherapeutisch orientierten Psychotherapie (VT).

Gruppe 3 wurde sowohl verhaltenstherapeutisch behandelt (wie Gruppe 2) und erhielt zudem die VLCD wie Klienten der Gruppe 1.

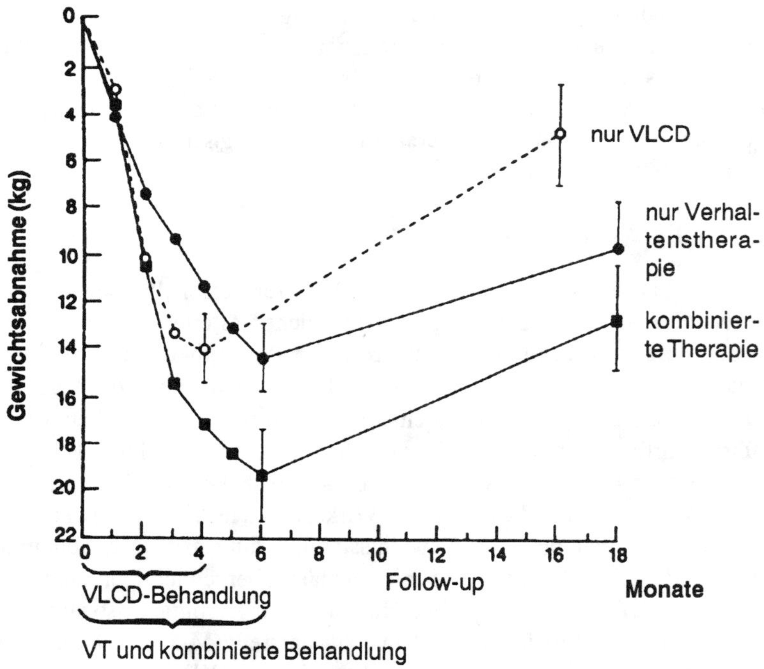

Abb. 5/14 zeigen die Gewichtsabnahme in der 6monatigen Behandlungsphase und im weiteren Follow-up über 12 Monate für die drei Behandlungsmethoden (nach WADDEN & STUNKARD 1986).

Die erzielten Resultate belegen einen durchschnittlichen Gewichtsverlust von 14,1 kg bei Gruppe 1 (VLCD) und von 14,3 kg bei Gruppe 2 (VT). Die mittlere Abnahme von 19,3 kg bei Gruppe 3 (VLCD und VT) lag signifikant höher als bei den beiden anderen Gruppen.

Bei einer Nachfolgeuntersuchung nach 1 Jahr betrug der durchschnittliche Gewichtsverlust bei der VLCD-Gruppe nur noch 4,6 kg; bei der VT-Gruppe 9,5 kg und bei der Kombination aus VLCD und VT 12,5 kg. In ihrer langfristigen Wirkung unterscheiden sich die erzielten Abnahmeerfolge der Gruppen VT und Kombination aus VLCD und VT also nicht mehr signifikant.

Bei einer weiteren Nachfolgeuntersuchung, jetzt drei Jahre nach Behandlungsende, hatte sich bei der VT-Gruppe der Gewichtsverlust auf 4,8 kg reduziert. Dazu kommentiert STUNKARD (1988): *"Wieder einmal haben die das Körpergewicht determinierenden Regulationsmechanismen offensichtlich über die Behandlungseffekte triumphiert!"*

Auch die beeindruckenden Erfolge dieser Kombinationsbehandlung werden dadurch abgeschwächt, daß die Klienten das reduzierte Gewicht langfristig nicht stabilisieren können. Darin wird die Forschungsaufgabe der Zukunft zu sehen sein, zumal die Bedingungen einer kurzfristigen Gewichtsabnahme und ihrer mittelfristigen Stabilisierung (bis zu einem Jahr) inzwischen relativ gut bekannt sind. Darauf läuft auch die zusammenfassende Bewertung hinaus, die sich im folgenden anschließt.

5.6.6 Langfristige Wirkung der Verhaltenstherapie

Die zunehmende Differenzierung der Behandlungsprogramme im letzten Jahrzehnt haben die Kurzzeitergebnisse von Adipositastherapien erheblich verbessert, die langfristige Wirkung von Übergewichtsbehandlungen kann jedoch immer noch nicht systematisch eingeschätzt werden (BENNETT 1987).

Gründe dafür sind u.a. in der Möglichkeit zu sehen, die Ergebnisse von Follow-up-Studien unterschiedlich zu interpretieren. Im Überblick lassen Nachfolgeuntersuchungen mit 1-Jahres-Intervall den spezifischen Einfluß von systematisch durchgeführten Therapie-Programmen positiv erkennen. Dieser Erfolg sinkt aber mit zunehmender Länge des Nachuntersuchungsintervalls (BROWNELL & KRAMER 1989).

Die entmutigenden Ergebnisse langfristiger Nachfolge-Untersuchungen könnten der Grund dafür sein, daß die mittlere Länge der durchgeführten Follow-up-Studien, die sich zunächst von durchschnittlich 15,5 Wochen im Jahr 1974 auf 58,4 Wochen 1984 verlängert hatte, 1986 wieder auf 44 Wochen gesunken ist (BROWNELL & KRAMER 1989). Darin könnte auch eine Strategie zur Mißerfolgsvermeidung der Forscher gesehen werden.

Überlegungen zur Verbesserung der Effektivität von Adipositastherapien zielen zur Zeit besonders auf die Entwicklung von differenzierten Screening-Kriterien ab, die eine effiziente Zuweisung von Klienten zu bestimmten Behandlungsverfahren ermöglichen. KINZL ET AL. (1989) stellten fest, daß Klienten, die bei einer Adipositastherapie "erfolglos" waren, sich von erfolgreichen Klienten durch signifikant höhere Werte in den Bereichen emotionale Labilität, Depressivität, Resignation und Selbstmitleid unterschieden. Erfolgreiche Teilnehmer verfügten über ein ausgeprägteres internales Kontrollgefühl und konnten emotionale und soziale Unterstützung besser akzeptieren. Diese Werte waren vor der Behandlung ermittelt worden und sind daher von prognostischer Relevanz.

PUDEL und WESTENHÖFER (s. Kap. 6) konnten das Ausmaß an *kognitiver Kontrolle* sowie die *Störbarkeit des Eßverhaltens* als Prädiktoren für den Abnahmeerfolg ausmachen. Daraus könnte abgeleitet werden, daß Klienten entsprechend ihrer “Ausgangswerte” auf den Testskalen “Kontrolle” und “Störbarkeit” verschiedene Trainingsprogramme im Rahmen einer Therapie geboten werden müßten.

Stunkard (1988) verwendet als Kriterien der Treatment-Zuweisung die Einteilung der Klienten nach dem Grad ihres Übergewichtes. Zur Behandlung leicht Übergewichtiger (darunter versteht er Klienten, die weniger als 23 kg abnehmen wollen) hält er ein langfristig angelegtes, umfassendes verhaltenstherapeutisch orientiertes Vorgehen (ohne Diät) für angemessen. Übergewichtigen, die ihr Gewicht um mehr als 23 kg reduzieren wollen, wird ein ähnlich konzipiertes Behandlungsprogramm in Kombination mit einer stark kalorienreduzierten Diät (VLCD) empfohlen. Bei Personen, die mehr als 100 % Übergewicht aufweisen, rät er, durchaus chirurgische Maßnahmen (z.B. Magenbypass) in Betracht zu ziehen.

Um die *differentielle Indikationsfrage* – eines der wesentlichen Probleme der Psychotherapieforschung – in den Griff zu bekommen, ist eine weitere intensive Forschung unumgänglich. Insgesamt weisen die Unklarheiten bei der Interpretation der Ergebnisse von Follow-Up-Untersuchungen, sowie die enttäuschenden Langzeit-Resultate der meist teuren und aufwendigen Nachfolgeuntersuchungen auf die Notwendigkeit der Evaluation entsprechender Forschungsmethoden hin.

Einen weiteren Ansatzpunkt für die Optimierung der Langzeitergebnisse von Übergewichtstherapien bildet die Einführung systematischer Nachfolgeprogramme für Klienten, die gerade eine Reduktionstherapie beendet haben. Perri et al. (1987) haben ein “*Multifaceted-Maintainance-Program*” entwickelt, das versucht, den individuellen Voraussetzungen der Probanden gerecht zu werden. Dieses Programm umfaßt eine breite Palette von Methoden, die den Klienten helfen sollen, ihr Nach-Diät-Gewicht zu halten, so z.B. Kontakt zum Therapeuten, Sport-Programme, Problemlösetraining, Einbindung von Familienangehörigen, Arbeitskollegen, etc.. Die einzelnen Elemente werden – speziell auf den Klienten zugeschnitten – einzeln oder in Kombination angeboten. Die Untersuchungsresultate erbrachten vielversprechende Langzeiterfolge und zeigten, daß auch während der Nach-Diät-Phase Kombinationen von Interventionsmethoden wesentlich effektiver sind als isoliert angewandte Verfahren.

5.6.7 Langfristige Perspektiven

Als langfristige Lösungsmöglichkeiten für die Probleme im Bereich der Übergewichtstherapie bieten sich folgende Aufgaben an:

- ❑ stärkere Konzentration auf präventive Aspekte;
- ❑ Verbesserung der allgemeinen Gesundheitserziehung, speziell des Ernährungswissens;
- ❑ sowie der entsprechenden Ausbildung von Ärzten, Psychologen und medizinischem Fachpersonal;
- ❑ Verstärkung der Zusammenarbeit verschiedener Disziplinen (Ärzte, Psychologen, Diätassistenten, Bewegungstherapeuten, Physiologen, Biochemiker);
- ❑ Veränderung der Einstellung der Bevölkerung zu Bewegung/Sport;
- ❑ Intensivierung der Forschung in den Bereichen Prävention, Screening, Therapiezuweisung, Entwicklung von Nach-Therapie-Programmen;

- ❑ Einbeziehung neuerer Forschungsergebnisse (z.B. "set point theory", genetische Dispositionen, etc) in die Planung von Gewichtsabnahmeprogrammen und zur Indikationsstellung im Einzelfall;
- ❑ Beeinflussung der Einstellung der Bevölkerung *dicken* Menschen gegenüber.

Köpp (1989) gibt nämlich zu bedenken, daß gerade Ärzte und Psychotherapeuten als vom Klienten akzeptierte Autoritätspersonen in die Rolle geraten können, "*unausgesprochen das gesellschaftliche Vorurteil vom Schlankheitsideal gegenüber den Klienten*" zu vertreten, wenn sie Empfehlungen bezüglich einer Gewichtsabnahme aussprechen. Gerade Fachleuten, die hauptsächlich mit der Adipositastherapie befaßt sind, wäre zu empfehlen, sich solche Einstellungen bewußt zu machen und gegebenenfalls auch einen eher "*kontrakulturellen Ansatz*" der Übergewichtsbehandlung zu wählen.

5.6.8 Ausblick

Die gegenwärtige Situation der Adipositastherapie läßt sich in einem einfachen Ablaufschema festhalten, das auch die therapeutischen Probleme erkennen läßt:

Psychologische Ebene	**Physiologische Ebene**	**Somatische Ebene**
(1) ungezügeltes, spontanes Eßverhalten (Non-Dieter)	(1) Energieaufnahme entspricht Energiebedarf: ausgeglichene Energiebilanz	(1) Körpergewicht stabil: Set-Point-Gewicht
(2) Gezügeltes Eßverhalten (Diät, FdH, Fastentage, etc.)	(2) Energieaufnahme geringer als Energieverbrauch: negative Energiebilanz	(2) Initiale Gewichtsabnahme unter das Set-Point-Gewicht
(3) Zunehmende Schwierigkeiten im Eßverhalten (Anstieg der "Störbarkeit" im FEV): Außenreizabhängigkeit, Streßessen, Heiß- und Süßhunger, verzögerte Sättigung	(3) Adaptation des Energieverbrauchs an Energiezufuhr: ausgeglichene Energiebilanz auf reduziertem Niveau	(3) Stabilisierung des Gewichts unterhalb des Set-Points im neuen Steady State
(4) Abbruch der "Diätmaßnahme". Rückkehr zum spontanen Eßverhalten	(4) Energieaufnahme übersteigt (reduzierten) Energieverbrauch: positive Energiebilanz	(4) Gewichtszunahme bis zum Set-Point-Gewicht oder darüberhinaus

Angesichts der theoretischen Überlegungen, wie sie in der *Set-Point-Theorie* der Körpergewichtsregulation angestellt werden (s. Kap. 4), ist davon auszugehen, daß die Klienten in der Therapie Verhaltenstrategien erlernen müssen, die es ihnen ermöglichen, die Verhaltensänderungen, die durch die Gewichtsreduktion entstehen, besser zu kompensieren. So gesehen besteht das Ziel der Verhaltenstherapie darin, die Folgen zu behandeln, die durch die diätetischen Maßnahmen erst entstehen.

Es kann allerdings bei dem gegenwärtigen Stand der Forschung nicht ausgeschlossen werden, daß drei mögliche Wirkmechanismen in der Adipositastherapie bestehen, die diese rein *kompensatorische Verhaltensstrategie* (die vereinfacht als ein erlerntes *Hunger-Management* zu bezeichnen wäre) überschreiten und langfristig tatsächlich zu veränderten günstigeren Gewichtssituation führen:

- Zum einen könnte durch die Steigerung der körperlichen Aktivität der *Set-Point* gesenkt werden, dieses würde die Stabilisierung des reduzierten Gewichts erleichtern.
- Weiterhin könnten Klienten mit den Fertigkeiten ausgestattet werden, die es ihnen ermöglichen, ihr Körpergewicht dauerhaft unter ihrem *Set-Point-Gewicht* zu halten, ohne ständig eine bewußte Selbstkontrolle zu aktualisieren, da sich ihr Verhalten habitualisiert und damit *selbstverständlich* wird. Von entscheidender Bedeutung ist dabei, ein selbstkontrolliertes Eßverhalten aufzubauen, bei dem individuelle Bedürfnisse und Motivationen berücksichtigt werden, und das Verhaltensspielräume bei der Nahrungsauswahl erhält. Damit würden offenbar Verhaltensstrategien erlernt, die eine Minimierung der *Störbarkeit* durch situative oder emotionale Einflüsse und eine Steigerung der *kognitiven Kontrolle* ermöglichen und so zu einer längerfristigen Stabilisierung des Körpergewichts beitragen (PUDEL & WESTENHÖFER 1989a).
- Ein dritter Wirkmechanismus könnte in der therapeutisch erzielten Verringerung des Fettanteils in der Nahrung liegen, da der Fettverzehr als eine *"unregulierte"* Komponente der Gewichtsregulation die Gewichtszunahme begünstigt (STUNKARD 1986). Eine damit verbundene Steigerung der Kohlenhydrataufnahme wirkt sich positiv auf die Regulation von Hunger und Sättigung aus und erleichtert das *"Gewichtsmanagement"*.

Zukünftige Forschungsergebnisse erst werden belegen können, ob jede Gewichtsabnahme eine permanente kognitive Gegensteuerung gegen einen biologischen Regulationsprozeß erzwingt oder ob auch auf biologische und/oder verhaltenspsychologische Adaptationsmechanismen zur Erhaltung des niedrigen Gewicht vertraut werden kann.

Gegenwärtig erscheint eine bilanzierte, ausgewogene Ernährung mit betonter Fettreduktion, eine gesteigerte körperliche Aktivität und ein verhaltenstherapeutisch orientiertes Training in verstärkter Kontrolle des Eßverhaltens der einzig erfolgversprechende Weg für die Adipositastherapie. Dabei spielt – wie in Kap. 6 ausführlich dargelegt wird – der neue Aspekt einer *flexiblen* Verhaltenskontrolle (im Unterschied zu *rigiden* Kontrollmaßnahmen) eine entscheidende Rolle.

5.7 Weiterführende Literatur

Brownell, K.D. & Foreyt, J.P. (eds.). Handbook of eating disorders. Physiology, psychology, and treatment of obesity, anorexia, and bulimia. New York: Basic Books (1986).

Pudel, V.: Zur Psychogenese und Therapie der Adipositas. Untersuchungen zum menschlichen Appetitverhalten (2. Aufl.). Berlin: Springer 1982

Stunkard, A.J. & Stellar, E. (Eds.), Eating and its disorders. New York: Raven Press 1984

6

Gezügeltes Eßverhalten – der aktuelle Ansatz der Verhaltensforschung

6.1 Begriffsklärung: Restrained Eating

Kein anderer Begriff hat in den letzten Jahren die Forschung zum Eßverhalten und die wissenschaftliche Bearbeitung von Eßstörungen so geprägt wie das Konstrukt (*Lexikon*) *gezügeltes Essen* (engl. *restrained eating*). Mit diesem Begriff wird die Tendenz bezeichnet, die Nahrungsaufnahme einzuschränken, um an Gewicht abzunehmen oder zumindest nicht zuzunehmen. Neben dem Bemühen, weniger zu essen, fallen unter diese Bezeichnung eine Vielzahl von Verhaltensweisen und Kognitionen (Einstellungen, Werturteile usw.), die eine genaue definitorische Abgrenzung schwierig machen. Ausdruck von gezügeltem Essen kann das wiederholte Durchführen besonderer Schlankheitskuren (Schlankheitsdiäten) sein oder ein in den normalen Lebensrhythmus integriertes alltägliches Diäthalten.

Lexikon

Konstrukt

Unter einem Konstrukt wird in der Psychologie (und den Sozialwissenschaften) eine theoretische Annahme verstanden, die nicht den Anspruch erhebt, die Wirklichkeit direkt oder als Modell abzubilden. Es ist sozusagen eine *begriffliche Hilfsgröße*, die höchstens empirisch gedeutet werden kann. So ist auch *Intelligenz* ein Konstrukt, dem das entspricht, was zu *intelligenten Verhaltensweisen* führt. Konstrukte selbst sind nicht beobachtbar oder gar meßbar. Sie werden repräsentiert durch entsprechendes Verhalten, das auf dieses Konstrukt zurückgeführt wird.

Kalorien überschatten den Tag

Eva N. achtet sehr auf ihr Gewicht. Jeden Morgen geht ihr erster Weg zur Waage. Das Frühstück besteht meist aus einem Knäckebrot mit Magerquark, zu dem sie schwarzen Kaffee trinkt (Zucker in den Kaffee hat sie vor zwei Jahren aufgegeben – wegen der Kalorien). Im Lauf des Tages achtet sie darauf, daß nicht mehr als 1800 Kalorien zusammenkommen. Wieviel Kalorien die meisten Lebensmittel haben, hat sie im Kopf. Daß sie Mittags in der Kantine möglichst Salate bevorzugt und den Nachtisch weg läßt, versteht sich von selbst. Eines ihrer Lieblingsgetränke ist inzwischen Cola-Light.

Gezügeltes Essen und *Diäthalten* bezeichnen also keine prinzipiell verschiedenen Dinge: *Gezügeltes Essen* wird lediglich etwas allgemeiner, umfassender, auch im Sinn einer längerfristigen oder überdauernden Verhaltenstendenz verstanden.

Bei diesen Begriffen spielen auch die Schwierigkeit und Umständlichkeit der deutschen Sprache eine Rolle, mit der die entsprechenden Worte der größtenteils angloamerikanischen Fachliteratur wiedergegeben werden können. In der englischen Fachliteratur werden die Begriffe *dieting*, *restrained eating* oder *dietary restraint* häufig austauschbar und synonym verwendet. Darüber hinaus ist auch eine Redewendung wie "*they restrain their eating*" Bestandteil der Umgangssprache. Dies trifft auf den deutschen Begriff *gezügeltes Essen* nicht zu. Solche Benennungsschwierigkeiten setzen sich fort, wenn der eingebürgerte angloamerikanische Begriff '*dieter*' umständlich als "*jemand, der Diät hält*" übersetzt werden muß. Der "*Diätler*" ist zur Zeit noch ungebräuchlich.

Wichtig ist, daß mit dem Begriff *gezügeltes Essen* lediglich die Absicht bezeichnet wird, die Nahrungsaufnahme zum Zweck der Gewichtskontrolle einzuschränken. Eine solche Definition bedeutet nicht, daß es dem gezügelten Esser auch gelingt, seine Nahrungsaufnahme tatsächlich einzuschränken. Vielmehr ist es gerade das Problem von vielen gezügelten Essern, daß es ihnen nicht gelingt, ihr Eßverhalten *dauerhaft* zu kontrollieren. Ebenso bedeutet *gezügeltes Essen* nicht, daß *tatsächlich* eine Gewichtsreduktion erreicht wird.

Wenn weiter berücksichtigt wird, daß das Eßverhalten normalerweise durch eine ganze Reihe von physiologischen und psychologischen Hunger-, Appetenz- und Sättigungssignalen gesteuert wird (s. Kap. 4), dann bietet sich der folgende zusammenfassende Definitionsvorschlag an:

"Als gezügeltes Eßverhalten (restrained eating) wird ein zeitlich relativ überdauerndes Muster der Nahrungsaufnahme bezeichnet, gekennzeichnet durch eine kognitive Kontrolle und Übersteuerung physiologischer Hunger- und psychologischer Appetenzsignale, das auf eine geringere Kalorienzufuhr zum Zweck der Gewichtsreduktion und/oder Gewichtskonstanz zielt." (Westenhöfer & Pudel 1989, S. 150f)

Der Begriff *restrained eating* wurde von der Arbeitsgruppe um Peter Herman in die Literatur eingeführt (Herman & Mack 1975; Herman & Polivy 1975). Dabei wurde der Begriff allerdings nicht theoretisch präzise definiert, sondern lediglich die praktisch-operationale Festlegung getroffen, daß mit einem eigens hierfür entwickelten Fragebogen die "*chronic dieters*" identifiziert werden.

6.2 Historischer Hintergrund des Konstrukts "gezügeltes Essen"

6.2.1 Externalität

Als einer der ersten genuin experimentalpsychologischen Erklärungsansätze für die Unterschiede im Eßverhalten zwischen Übergewichtigen oder Adipösen einerseits und Normalgewichtigen andererseits kann die *Externalitätshypothese* angesehen werden, die von Stanley Schachter und seiner Arbeitsgruppe entwickelt wurde (Schachter 1968, 1971). Diese Hypothese besagt, daß übergewichtige Probanden in ihrem Eßverhalten stärker von Außenreizen (z.B. Anblick von Speisen, Uhrzeit) gesteuert werden, während das Eßverhalten von Normalgewichtigen stärker durch internale Reize wie das Erleben von Hunger und Sättigung bestimmt ist. Es wurde dann weiter vermutet, daß diese erhöhte *Außenreizabhängigkeit* (*Externalität*) für die Entstehung von Übergewicht verantwortlich ist, also einen *pathogenetischen Faktor* der Adipositas darstellt (s. Kap. 5).

6.2.2 Setpoint

Richard Nisbett, ein Student Schachters, stellte jedoch fest, daß es eine ganze Reihe von auffälligen Übereinstimmungen im Verhalten von *adipösen* und *hungrigen* Menschen gibt (Nisbett 1972). Aufgrund einer Literaturanalyse formulierte er die Hypothese, daß das Körpergewicht weitgehend biologisch festgelegt ist. Dieses "*biologische Gewicht*" wird sowohl bei Über- als auch Unterernährung durch Anpassungsmechanismen "*verteidigt*". Im Sinn einer kybernetischen Sollgröße wird dieses "*biologische Gewicht*" von Nisbett als "Setpoint" bezeichnet. Dieser *Setpoint* wird nach Nisbett durch die Anzahl der Fettzellen bestimmt, die sich beim Erwachsenen nicht mehr verändere, da die Fettzellenanzahl durch Vererbung und die frühkindliche Ernährung festgelegt sei. Er vermutete weiter, daß Übergewichtige aufgrund des sozialen Drucks bemüht sind, ihre Nahrungsaufnahme einzuschränken und auf diese Weise ihr Körpergewicht unter dem vorgegebenen biologischen *Setpoint* zu stabilisieren. Demnach wären Adipöse lediglich in Hinblick auf soziale oder statistische Normen übergewichtig, während sie im biologischen Sinn durchaus untergewichtig sein können.

Nisbett fand weiter eine frappierende Parallele im Verhalten von Übergewichtigen und Hungrigen: die erhöhte Externalität, Störungen der Hunger- und Sättigungsregulation, aber auch Auffälligkeiten im emotionalen Bereich und im Aktivitätsniveau wie sie für Adipöse beschrieben wurden, können ebenso bei hungrigen Personen gefunden werden. Diese Beobachtungen legen die Schlußfolgerung nahe, daß sich Adipöse in der Tat in einem Zustand des Nahrungs- und Energiemangels befinden und hungrig sind. Somit wären die beobachteten Verhaltensphänomene keineswegs als verursachende Faktoren für Übergewicht anzusehen, sondern müßten als eine Folge der – durch Abnahmebemühungen verursachten – Nahrungsdeprivation verstanden werden.

6.2.3 Das berühmte Preload-Experiment

Ausgehend von diesen Überlegungen wurde 1975 von PETER HERMAN und seiner Arbeitsgruppe der Begriff *restrained eating* (gezügeltes Essen) in die Literatur eingeführt. In einer ersten Arbeit (HERMAN & MACK 1975) wurde die Hypothese formuliert, daß sich nicht nur Übergewichtige darin unterscheiden, wie weit sie unter ihrem *Setpoint* liegen, sondern daß sich solche Unterschiede auch bei Normalgewichtigen finden lassen.

Eigentlich müßten *statistisch* Normalgewichtige, aber *biologisch* Untergewichtige eine Tendenz zum "Überessen" zeigen. Gleichzeitig sind sie aber einem entgegengesetzten kulturellen und sozialen Druck ausgesetzt: sie schränken daher ihre Nahrungsaufnahme ein ("restrain their eating", HERMAN & MACK 1975, S. 649), um ein "*ideales Gewicht*" zu erreichen oder zu halten. Wenn diese bewußte Einschränkung der Nahrungsaufnahme, so postulierte HERMAN, durch eine experimentelle Manipulation aufgehoben wird, so müßten *gezügelte Esser* mehr essen.

In einer ersten Untersuchung stellten die kanadischen Psychologen drei Gruppen von College-Studentinnen zusammen, die zu einem Geschmackstests ins Institut eingeladen wurden. Eine Gruppe bekam zunächst einen Milchshake, die zweite Gruppe bekam zwei Milchshakes, während die dritte Gruppe kein *Preload* erhielt. Als Preload wird in der ernährungspsychologischen Forschung eine standardisierte "*Vor-ab-Portion*" bezeichnet, deren Auswirkung dann bei einer nachfolgenden Mahlzeit gemessen wird. Die Studentinnen hatten nach dem Preload Gelegenheit, soviel Eis-Creme-Proben zu kosten, wie sie wollten (*ad libitum*). Da die Experimente jeweils nachmittags oder abends, also nach den Essenszeiten, durchgeführt wurden, konnte erwartet werden, daß die Milchshakes für diese Versuchspersonen eigentlich "*zu viel*" waren. Anhand eines kurzen Fragebogens wurden die Versuchspersonen zusätzlich in zwei Gruppen "*stark gezügelte Esser*" und "*wenig gezügelte Esser*" eingeteilt.

In diesem Experiment verhielten sich die wenig gezügelten Esser so, wie es eigentlich erwartet werden sollte: Sie aßen um so weniger Eiscreme, je mehr Milchshakes sie zuvor getrunken hatten. Ganz anders jedoch verhielten sich die stark gezügelten Esser: Sobald sie einen Milchshake getrunken hatten, verzehrten sie anschließend mehr Eiscreme (s. Abb. 6/1).

Als Erklärung für dieses zunächst paradoxe Ergebnis wurde vermutet, daß durch den Verzehr der Milchshakes die gezügelten Esser sozusagen experimentell gezwungen wurden, ihre "*erlaubte Menge*" zu überschreiten und daß sie daraufhin ihr gezügeltes Essen zumindest zeitweise aufgeben. Durch die experimentelle Manipulation wurde die *kognitive Kontrolle* des Eßverhaltens *enthemmt*. Diese *Enthemmung der kognitiven Kontrolle* des Eßverhaltens wird in der anglo-amerikanischen Literatur als *disinhibition* bezeichnet (POLIVY & HERMAN 1989; RUDERMAN 1986; STUNKARD & MESSICK 1985).

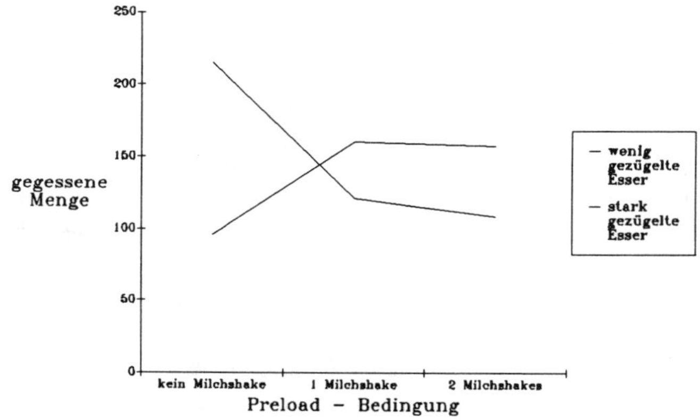

Abb. 6/1 zeigt den "disinhibition-effect" *anhand der verzehrten Eiscreme-Menge unter verschiedenen Preload-Bedingungen für gezügelte und nicht gezügelte Esser (nach Herman & Mack 1975).*

So wichtig und stimulierend diese Ergebnisse auch für die weitere Forschung waren, als ebenso ungewöhnlich und überraschend wurden sie aufgenommen, da sie zu jener Zeit kaum in die Wissenschafts- und Erkenntnislandschaft hineinpaßten. Es war im Grunde ein provozierender Befund, der zeigte, daß normalgewichtige Menschen, die eigentlich wenig essen, weil sie auf ihr Gewicht achten, unter bestimmten Bedingungen dazu neigen, sich zu überessen. In einem Interview bekannte Herman später: *"Wir hatten mit dieser ersten Untersuchung allen möglichen Ärger; sie wäre fast nicht als Examensarbeit anerkannt worden, weil keiner den Daten glauben wollte – sie waren einfach zu verrückt. Und wir hatten alle möglichen Schwierigkeiten, als wir sie veröffentlichen wollten."* (aus Bennett & Gurin 1982, S. 44) So zeigt diese Untersuchung auch, wie schwierig es sein kann, bis sich neue Erkenntnisse – selbst in einer empirisch orientierten Wissenschaft wie der Psychologie – durchsetzen können.

6.3 Die Theorie des gezügelten Essens

6.3.1 Zwei zentrale Hypothesen

Seit 1975 rückte das Konstrukt des *gezügelten Essens* allmählich in den Mittelpunkt verschiedener Untersuchungen. Gleichzeitig wurde hiermit die Einteilung der Versuchspersonen nach der biologischen Variablen *Körpergewicht* abgelöst, die für Ernährungsexperimente üblich war. Jetzt setzte sich die Klassifikation der Versuchspersonen anhand des *psychologischen Konstrukts* nach gezügelten und nicht gezügelten Essern durch. Auch wenn es relativ rasch üblich wurde, die Versuchspersonen in gezügelte und spontane, ungezügelte Esser einzuteilen, so wurde diese Klassifikation eher als etwas Abstraktes, Künstliches angesehen. Gezügeltes Eßverhalten wurde vielmehr als ein Pol eines Kontinuums verstanden, auf dem es die unterschiedlichsten Ausprägungen und Zwischenstufen gibt, und dessen Gegenpol als *spontanes, ungezügeltes Eßverhalten* bezeichnet werden kann (HERMAN & POLIVY 1980; RUDERMAN 1986; WESTENHÖFER & PUDEL 1989).

Die Theorie des gezügelten Essens (*restraint theory*) beruht im wesentlichen auf zwei grundlegenden Hypothesen (RUDERMAN 1986).

- Die erste Hypothese besagt, daß gezügelte Esser mehr essen, wenn die selbst auferlegte Einschränkung der Nahrungsaufnahme unterbrochen oder gestört wird (*disinhibition hypothesis*).
- Die zweite zentrale Hypothese stellt fest, daß erhöhte Externalität eine *Folge* des gezügelten Essens ist, und die erhöhte Externalität der Adipösen darauf zurückgeführt werden kann, daß Adipöse aufgrund des sozialen Drucks eher gezügelt essen und sich damit in einem Energiemangel unterhalb ihres Setpoints halten.

6.3.2 Das Boundary-Modell

HERMAN und POLIVY (1984) entwickelten ein *Boundary-Modell* des Eßverhaltens, in dem sie die Befunde zum gezügelten Eßverhalten integrierten. Nach diesem Modell ist die Nahrungsaufnahme dadurch gekennzeichnet, daß sie durch zwei Begrenzungen (*boundaries*) reguliert wird. Diese Begrenzungen, Hunger auf der einen Seite, Sättigung auf der anderen Seite, sind im wesentlichen physiologischer Natur und wirken aversiv, d.h. ein Organismus wird bestrebt sein, beide Grenzzonen zu meiden.

Zwischen diesen beiden Grenzen liegt ein Bereich physiologischer Indifferenz, in dem das Eßverhalten durch soziale, kognitive, emotionale und viele andere Faktoren bestimmt werden kann (Abb. 6/2). Überschreitet ein Organismus die Grenze zur aversiven Hungerzone, dann entsteht eine Motivation zu essen. Durch Essen kehrt er in den Bereich der physiologischen Indifferenz zurück. Dabei wird durch Hunger nicht zwangsläufig Nahrungsaufnahme ausgelöst, sondern es entsteht ein "*biologischer Druck*" zu essen, der umso größer wird, je weiter jemand die Hungerschwelle unterschritten hat. In der Zone der *physiologischen Indifferenz* ist dieser Druck nicht gegeben. Überschreitet der Organismus – durch zuviel essen – die Grenze zur aversiven Sättigungszone, so stellt sich entsprechend wieder ein Druck ein, der zur Beendigung der Nahrungsaufnahme veranlaßt.

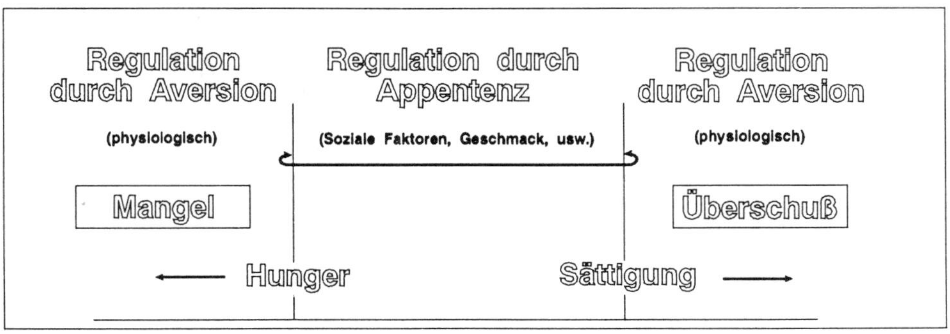

Abb. 6/2 gibt das Boundary-Modell des Eßverhaltens wieder (aus HERMAN & POLIVY 1984).

Ein weiteres Element dieses *Boundary-Modells* bilden Lernerfahrungen. Der Mensch muß nicht erst die Hungergrenze unterschreiten, um mit dem Essen zu beginnen, und er muß auch nicht erst die Sättigungsgrenze überschreiten, um es zu beenden. Vielmehr ermöglichen Lernerfahrungen, daß solche Grenzüberschreitungen durch entsprechendes präventives Verhalten verhindert werden können. Durch rechtzeitiges oder regelmäßiges Essen kann vermieden werden, daß Hunger überhaupt erst entsteht, und wenn Hunger vorhanden ist, wird mehr gegessen als das absolute Minimum, das nötig wäre, um den Organismus gerade eben aus der Hungerzone heraus zu bringen, da sonst der Organismus in absehbar kürzester Zeit wieder in die Hungerzone abrutschen würde. Auch das Erreichen der Sättigungsgrenze kann vorweggenommen werden: Die meisten Menschen essen nicht immer solange bis sie *"zum Platzen voll"* sind oder bis ihnen *schlecht* wird.

6.3.3 Ergänzung des Boundary-Modells

Schließlich gehen HERMAN und POLIVY davon aus, daß es individuelle Unterschiede gibt, an welchen Punkten sich die Hunger- oder Sättigungsgrenze befindet, und wie weit der Bereich biologischer Indifferenz ist. Insbesondere gehen sie davon aus, daß *gezügelte Esser* eine tiefere Hungergrenze haben, d.h. ein weit höheres Ausmaß an Nahrungsdeprivation tolerieren können, bevor aversiver physiologischer Druck wirksam wird. Auf der anderen Seite verfügen sie über eine höhere Sättigungsgrenze, die unter bestimmten Umständen eine höhere Nahrungsaufnahme erlaubt (Abb. 6/3). Schließlich ist das Eßverhalten von gezügelten Essern noch durch eine dritte Grenze gekennzeichnet, eine *Diätgrenze* (*diet boundary*), die zwischen Hunger und Sättigung angesiedelt ist. Diese Diätgrenze ist jedoch nicht physiologischer Natur, sondern ist eine selbst auferlegte, ausschließlich kognitive Grenze, die bestimmt, wieviel unter normalen Umständen gegessen werden "darf".

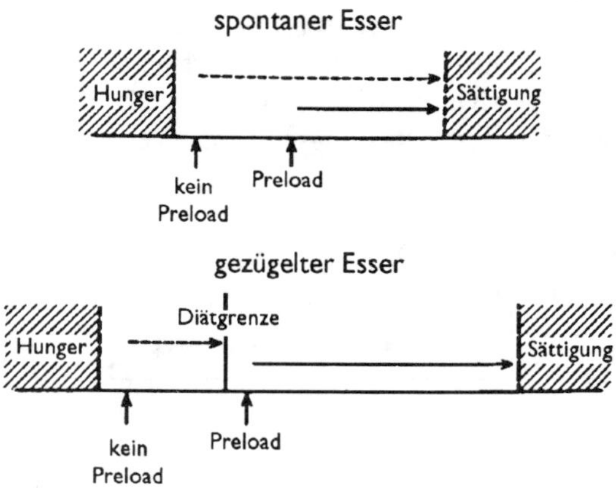

Abb. 6/3 spezifiziert das Boundary-Model des Eßverhaltens: Unterschiede zwischen gezügelten Essern und nicht-gezügelten Essern, sowie 'Regulation' und 'Gegenregulation' (aus HERMAN & POLIVY 1984).

Wird diese Diätgrenze durch bestimmte Umstände, z.B. ein experimentelles *Preload*, überschritten, dann wird die kognitive Kontrolle des Eßverhaltens zeitweise enthemmt und bis zur Sattheitsgrenze weiter gegessen (*Disinhibition-Hypothese*). Der spontane, ungezügelte Esser ißt nach einem Preload weniger als ohne Preload. Im Rahmen des *Boundary-Modells* kann dies dadurch veranschaulicht werden, daß weniger Raum bis zur Sättigungsgrenze verbleibt (Abb. 6/3). Ein solches Eßverhalten kann als *reguliertes Eßverhalten* bezeichnet werden. Überschreitet ein gezügelter Esser hingegen durch das Preload die Diätgrenze, so wird er mehr essen als ohne Preload (siehe die in Abschnitt 6.2.3 dargestellte Untersuchung von HERMAN & MACK 1975). Dieses Phänomen wurde auch als *Gegenregulation* (*counter regulation*) bezeichnet (HIBSCHER & HERMAN 1977; HERMAN & POLIVY 1980 1984).

6.4 Gezügeltes Eßverhalten im Laborexperiment

6.4.1 Der Disinhibition-Effect

Ein ausführlicher Überblick über die experimentelle Forschung zum *gezügelten Essen* findet sich bei RUDERMAN (1986). Hier sollen nur einige wesentliche Befunde der umfangreichen Forschungsliteratur dargestellt werden. Der von HERMAN und MACK (1975) gefundene *disinhibition-effect* der gezügelten Esser wurde auch in anderen Untersuchungen von HIBSCHER und HERMAN (1977) und RUDERMAN und CHRISTENSEN (1983) bestätigt. Im allgemeinen essen *ungezügelte Esser* nach einem *Preload* weniger, *gezügelte Esser* eher mehr. Wie stark die *Gegenregulation* der *gezügelten Esser* ausfällt, scheint allerdings vom Anteil der übergewichtigen Probanden in der Gruppe der gezügelten Esser abzuhängen (RUDERMAN 1986).

6.4.2 Kognitiver Einfluß

In einer Untersuchung von SPENCER und FREMOUW (1979), die allen Versuchspersonen einen identischen Milchshake als *Preload* gaben, aber die eine Hälfte informierten, daß dieser Milchshake "*hochkalorisch*" sei, die andere Hälfte, daß er "*kalorienarm*" sei, zeigte sich, daß die gezügelten Esser etwas *mehr* essen, wenn sie annehmen mußten, *viele* Kalorien verzehrt zu haben, während die ungezügelten Esser eher etwas weniger essen. Offenbar ist nicht so sehr die tatsächliche Nahrungsaufnahme für diesen Effekt verantwortlich, sondern eher die subjektive Meinung bzw. Einstellung der Versuchsperson darüber, wieviel sie bereits gegessen hat: Wenn *gezügelten Esser* meinen, zuviel gegessen zu haben, erhalten sie ihre Kontrolle über die Nahrungsaufnahme nicht mehr weiter aufrecht und essen noch mehr. Dieser Einfluß des *vermeintlichen* Kaloriengehalts wird auch in Untersuchungen von POLIVY (1976) und WOODY, COSTANZO, LIEFER und CONGER (1981) dokumentiert.

6.4.3 Emotionales Überessen

Ein weiterer wichtiger Bereich, der als Einflußfaktor auf die Enthemmung der kognitiven Kontrolle untersucht wurde, sind Emotionen. In dem als klassisch zu bezeichnenden Experiment von HERMAN und POLIVY (1975) wurde der Einfluß von Angst auf das Eßverhalten an Studentinnen eines Psychologie-Einführungskurses untersucht. In der wieder als "Geschmacksuntersuchung" getarnten Studie wurde die verzehrte Menge an Eiscreme gemessen, während die Probandinnen entweder einen angekündigten Elektroschock (Bedingung "viel Angst") oder nur eine leichte Reizung (Bedingung "wenig Angst") erwarteten. Die ungezügelten Esserinnen aßen unter der Bedingung "viel Angst" weniger als unter der Bedingung "wenig Angst", die gezügelten Esserinnen aßen bei "viel Angst" etwas, wenn auch nicht signifikant mehr als unter der Bedingung "wenig Angst". In anderen Untersuchungen (Baucom & Aiken 1981; Ruderman 1985; Frost, Goolkasian, Ely & Blanchard 1982) konnte gezeigt werden, daß gezügelte Esser bei negativer (dysphorischer) Stimmung dazu neigen, mehr zu essen (hyperphage Reaktion) als bei positiver oder "neutraler" (nicht-dysphorischer) Stimmung, während ungezügelte Esser bei dysphorischer Stimmung eher weniger essen (hypophage Reaktion).

6.5 Latente Adipositas

In Kap. 5.5.4 wurde bereits dargestellt, daß ebenfalls 1975, also zeitgleich zur Entwicklung des Konstrukts *gezügeltes Eßverhalten*, in Göttingen das Konzept der *latenten Adipositas* entwickelt wurde (Pudel, Metzdorff & Oetting 1975). In Untersuchungen zum spontanen Appetitverhalten wurde beobachtet, daß sich unter den normalgewichtigen Probanden einige Versuchspersonen befanden, die sich in den verschiedenen experimentellen Untersuchungen ähnlich oder fast genauso verhielten wie adipöse Versuchspersonen. Diese Beobachtung warf insofern einige Probleme auf, als in Untersuchungen zum Eßverhalten der Adipösen üblicherweise eine Kontrollgruppe von normalgewichtigen Probanden verwendet wurde.

Eine nähere Untersuchung dieses Phänomens durch Befragen der Versuchspersonen ergab, daß jene Versuchspersonen, die in ihrem experimentellen Verhalten den Adipösen ähnlich sind, alle über Gewichtsprobleme berichteten. Jedoch gelang es ihnen offenbar, durch bestimmte Maßnahmen und Orientierungshilfen ihr Gewicht im Normalbereich zu halten. Diese normalgewichtigen Personen mit Gewichtsproblemen wurden als *latent Adipöse* bezeichnet.

Die Beschreibung dieser *latent Adipösen* entspricht weitgehend der Beschreibung der *gezügelten Esser*. Allerdings ist der Begriff *gezügeltes Essen* allgemeiner und umfassender, da er sich nicht auf normalgewichtige Versuchspersonen beschränkt, sondern das Eßverhalten unabhängig vom Gewicht beschreibt.

Wenngleich das Konzept der latenten Adipositas heute nicht mehr weiter verfolgt wird, so hat doch die experimentelle Forschung zur latenten Adipositas einige Ergebnisse erbracht, die für das Verständnis gezügelten Eßverhaltens wichtig erscheinen. So wurde gezeigt, daß "latent Adipöse" und manifest Adipöse über ein gestörtes Sättigungserleben (Pudel et al. 1975) und über eine erhöhte Außenreizabhängigkeit (Oetting 1977) verfügen. Jedoch müßten die seinerzeit als "normalgewichtig" bezeichneten Probanden heute richtiger als *normalgewichtige ungezügelte* Esser beschrieben werden, die latent Adipösen als *normalgewichtige gezügelte* Esser, und die manifest Adipösen als Adipöse ohne weitere Differenzierung nach dem gezügelten Eßverhalten (s. Kap. 5.5.4).

6.6 Zur Erfassung von gezügeltem Eßverhalten

Die Ausprägung von gezügeltem Eßverhalten wird üblicherweise durch Fragebogenverfahren erfaßt bzw. gemessen. Hierfür stehen im Wesentlichen drei Verfahren zur Verfügung:

- die *Restraint Skala (RS)* von Herman und Polivy (1975), in ihrer neuesten Version von Heatherton et al. (1988);
- das *Three Factor Eating Questionnaire (TFEQ)* von Stunkard und Messick (1985), das als *Fragebogen zum Eßverhalten (FEV)* in deutscher Überarbeitung vorliegt (Pudel & Westenhöfer 1989b);
- das *Dutch Eating Behavior Questionnaire (DEBQ)* von van Strien, Frijters, Bergers und Defares (1986a), von dem deutsche Übersetzungen durch Grunert (1989) erarbeitet wurden.

Derzeit besteht die etwas unbefriedigende Situation, daß diese drei Verfahren nebeneinander bestehen und die jeweiligen Ergebnisse nicht direkt miteinander vergleichbar sind (eine ausführlichere Diskussion dieser Problematik findet sich bei Westenhöfer 1991b). Die *Restraint Skala* hat sich zwar in vielen laborexperimentellen Untersuchungen zur Einteilung der Versuchspersonen bewährt, jedoch bestehen bei ihr einige Probleme im Hinblick auf ihre theoretische Konzeption und damit auch hinsichtlich ihrer Testqualität *(Lexikon)*.

Testqualität

In der Testpsychologie wird die Qualität eines Tests nach den zwei Kriterien Reliabilität (Zuverlässigkeit) und Validität (Gültigkeit) beurteilt. Die Reliabilität gibt an, wie genau und zuverlässig ein Test etwas mißt; die Validität gibt an, ob ein Test das mißt, was er messen will bzw. messen soll. Wenn z.B. die Körpergröße gemessen werden soll, dann wäre eine Waage ein zwar reliables aber wenig valides Meßinstrument. Reliabel wäre eine solche Messung deshalb, weil sie zuverlässig immer wieder für dieselbe Person dieselben Meßwerte liefert; wenig valide wäre sie, weil eine Waage das Gewicht und nicht die Größe mißt (es wird nicht das gemessen, was gemessen werden soll). Umgekehrt könnte man mit einem Gummiband wohl eine valide Messung der Körpergröße vornehmen, die jedoch wenig reliabel wäre, da zwei verschiedene Messungen (je nach Dehnung) zu recht unterschiedlichen Ergebnissen kommen können. Idealerweise sollte ein Test oder eine Skala sowohl reliabel als auch valide sein.

Das *Three Factor Eating Questionnaire* bzw. der *Fragebogen zum Eßverhalten* ist ein dreidimensionaler Fragebogen, der auf getrennten Skalen

(1) das Ausmaß des gezügelten Essens bzw. der kognitiven Kontrolle des Eßverhaltens
(2) die Störbarkeit des Eßverhaltens durch situative oder emotionale Auslöser und
(3) als störend erlebte Hungergefühle erfaßt.

Diese explizite Trennung der verschiedenen Faktoren kann als theoretisch wie praktisch befriedigender beurteilt werden. Die FEV-Skalen verfügen über eine gute Reliabilität und Validität. Inzwischen konnte auch gezeigt werden, daß Personen, die auf der Restraint Skala hohe Werte haben, im Fragebogen zum Eßverhalten hohe Werte auf den beiden Skalen (1) kognitive Kontrolle und (2) Störbarkeit haben (WESTENHÖFER 1991b). Das Problem der bislang ungeklärten Beziehung zwischen der Restraint Skala und der entsprechenden Skala *gezügeltes Essen* kann damit als weitgehend geklärt betrachtet werden.

Das DEBQ ist ein ebenfalls dreidimensionaler Fragebogen, dessen Skala (1) gezügeltes Essen der entsprechenden FEV-Skala sehr ähnlich ist. Er erfaßt weiter auf einer Skala (2) emotionales Essen, d.h. Essen aufgrund von bestimmten emotionalen Zuständen wie z.B. Ärger oder Angst, und (3) externales Essen, d.h. Essen weniger aufgrund interner Signale wie Hunger und Appetit, sondern mehr aufgrund situativer Außenreize. Die inhaltliche Konzeption der Skalen *emotionales Essen* und *externales Essen* läßt vermuten, daß diese Dimensionen in engem Zusammenhang mit der FEV-Skala *Störbarkeit* stehen. Allerdings stehen empirische Untersuchungen hierzu aus.

6.7 Kollektives Diätverhalten

6.7.1 Schlankheitsdiäten

Gezügeltes Essen und Diäthalten sind zu einem so weitverbreiteten und selbstverständlichen Bestandteil des Alltags vieler Menschen geworden, daß manche Autoren von "*kollektivem Diätverhalten*" (PUDEL 1985; WESTENHÖFER ET AL. 1987) oder "*Diätmanie*" (LEON & FINN 1984) sprechen. Nach verschiedenen repräsentativen Umfragen aus den Jahren 1989 und 1990 hat etwa jede zweite Frau und jeder vierte Mann bereits mindestens eine Schlankheitsdiät hinter sich (IGLO-FORUM 1991; WESTENHÖFER 1991b; WESTENHÖFER & PUDEL 1990a).

Tab. 6/1 stellt die Anzahl bereits durchgeführter Diäten bei der Bevölkerung im Osten und Westen der Bundesrepublik Deutschland gegenüber. Ergebnisse einer Repräsentativ-Erhebung im Nov. 1990 (nach IGLO-FORUM 1991).

Tab. 6/1: Anzahl durchgeführter Diäten bei der Bevölkerung im Osten und Westen der Bundesrepublik Deutschland

	Männer		**Frauen**	
	West	**Ost**	**West**	**Ost**
noch nie	83,8 %	86,7 %	57,8 %	64,5 %
1-3 mal	9,0 %	7,2 %	18,4 %	18,4 %
4-8 mal	2,9 %	2,9 %	11,5 %	7,2 %
9-15 mal	0,8 %	0,5 %	2,4 %	1,5 %
mehr als 15 mal	0,4 %	0,2 %	1,7 %	1,5 %
regelmäßig	1,1 %	0,5 %	3,5 %	2,7 %
fast immer	1,9 %	2,0 %	4,7 %	4,2 %

Ein Vergleich der Häufigkeit von Diäten zeigt, daß in den neuen Ländern der Bundesrepublik Deutschland Schlankheitsdiäten nicht ganz so verbreitet waren wie im Westen. Diese unterschiedliche Häufigkeit kann als deutlicher Beweis für die gesellschaftliche und kulturelle Bedingtheit des Phänomens "*Diäthalten*" gewertet werden. Es läßt sich darüber spekulieren, welche Rolle die Wohlstands- und Überflußsituation in den alten Bundesländern für eine solche Entwicklung gespielt hat.

Das "*Diäthalten*" oder das gezügelte Essen bietet jedoch keineswegs ein einheitliches Bild, sondern stellt ein komplexes gesellschaftliches Phänomen dar (BOOTH ET AL. 1990): In dem Bemühen, das eigene Eßverhalten als Instrument zur Gewichtsmanipulation einzusetzen, kann auf eine breite Palette an Eßgewohnheiten und anderen Verhaltensweisen (z.B. sportliches Training), an Einstellungen und Überzeugungen, an Werturteilen und Emotionen zurückgegriffen werden. Jede beliebige Auswahl aus dieser Palette kann getroffen und zeitlich überdauernd oder – mit größeren oder kleineren Abständen, mit kürzerer oder längerer Dauer – zeitlich begrenzt angewendet werden.

6.7.2 Maßnahmen zur Kontrolle des Gewichts

Eine der verbreitetsten Maßnahmen im Rahmen des gezügelten Essens dürften regelmäßige Gewichtskontrollen sein. In einer repräsentativen Umfrage unter der deutschen Bevölkerung aus dem Jahr 1978/79 (DGE 1980a) geben 26 % der Befragten an, sich *mehrmals in der Woche* zu wiegen, weitere 39 % stellen sich ein *paarmal im Monat* auf die Waage. Lediglich 5 % geben an, ihr Gewicht *überhaupt nicht* zu kontrollieren. Als häufigste Maßnahmen zur Gewichtsreduktion werden von den Personen mit entsprechender Vorerfahrung genannt: FdH (55 %), Verzicht auf Süßigkeiten (28 %), Verzicht auf bestimmte Nahrungsmittel (26 %). Spezielle Reduktionsdiäten oder -kuren werden jeweils von weniger als 10 % genannt: Brigitte-Diät 9 %, Atkins-Diät 4 %, Punkte-Diät 5 %.

In einer Untersuchung an 200 Probanden aus dem Raum Salzburg finden REINBERG und BAUMANN (1986), daß die häufigsten Methoden zur Gewichtskontrolle sind: regelmäßiges wiegen; überprüfen, ob die Kleidung (noch) paßt und Betrachten des Körpers im Spiegel. Als am häufigsten verwendetete Maßnahmen zur Beeinflussung des Körpergewichts werden genannt: "*ich esse nur, wenn ich wirklich hungrig bin*", regelmäßiges Sport-treiben und weniger essen als gewohnt.

BLAIR ET AL. (1989) finden in einer Untersuchung an 150 englischen Probanden, daß folgende Maßnahmen zur Gewichtskontrolle am häufigsten von den Befragten angegeben werden: Vermeiden von Zucker im Kaffee oder Tee bzw. Benutzen von Süßstoff (87 %); Vermeiden von gezuckerten Speisen (85 %); Vermeiden von unnötigem Fett in Mahlzeiten (82 %); Vermeiden von Fett beim Brotaufstrich (82 %); Essen von ballaststoffreichen Lebensmitteln (82 %); Essen von frischem Obst und Salat anstatt von Lebensmitteln mit mehr Kalorien (82 %); Zusätzliche Süßigkeiten wie Kekse, Kuchen, Schokolade, Bonbons vermeiden (81 %); Begrenzen der gegessenen bzw. getrunkenen Nahrungsmenge durch kleine Portionen, keinen Nachschlag nehmen (80 %). Allerdings muß zwischen Phasen unterschieden werden, in denen das Gewicht aktiv kontrolliert wird, bzw. Phasen, in denen dies nicht der Fall ist. In den Phasen aktiver Gewichtskontrolle wird vor allem vermehrt zu folgenden Maßnahmen gegriffen: Begrenzen der gegessenen bzw. getrunkenen Nahrungsmenge (+35 %); Vermeiden von zusätzlichen Süßigkeiten (+33 %); Auswahl von kalorienarmen Lebensmitteln für die Hauptmahlzeiten (+30 %); Einhalten einer bestimmten Kaloriengrenze (+30 %).

6.7.3 Sport

Auch sportliche Aktivitäten müssen teilweise in diesen Zusammenhang eingeordnet werden. In einer repräsentativen Untersuchung stellen ANDERS ET AL. (1978) fest, daß 57 % der weiblichen und 36 % der männlichen Bevölkerung ab 16 Jahren Sport treibt, um "*etwas für die Figur zu tun*". Eine Repräsentativ-Umfrage des Magazins STERN ("Gelobt sei ..." 1986) ergab, daß 77 % der deutschen Frauen Sport als Mittel zur Gewichtsabnahme betrachten. In einer weiteren deutschen Repräsentativerhebung berichten 42 % der Männer und 34 % der Frauen, daß sie mindestens einmal pro Woche Sport "*als Maßnahme zur Gewichtskontrolle*" betreiben (WESTENHÖFER 1991b).

In einer Untersuchung des amerikanischen GLAMOUR MAGAZINE ("Feeling fat ..." 1984, zit. nach GARNER ET AL. 1985) gaben 95 % der befragten 33000 Frauen an, daß sie Sport ausdrücklich als Mittel zur Beeinflussung des Gewichts eingesetzt haben, was GARNER zu folgender Feststellung veranlaßt: "*Sport ist für viele Frauen wohl nur zu einer weiteren Waffe in einem Arsenal geworden, das der rigiden Kontrolle des Körpergewichts gewidmet ist*" (GARNER ET AL. 1985, S. 517).

6.7.4 Geschlechtsspezifische Unterschiede

Eine neuere deutsche Repräsentativerhebung findet, daß regelmäßiges Wiegen, sportliche Aktivitäten und Diäthalten von Frauen und Männern als bevorzugte Maßnahmen zur Gewichtskontrolle eingesetzt werden (WESTENHÖFER 1991b). Jedoch gibt es hierbei eine klare geschlechtsspezifische Differenzierung: Für Frauen steht das Wiegen eindeutig auf Rangplatz 1: 63 % wiegen sich zumindest einmal pro Woche. Auf Rangplatz 2 folgt das zumindest wöchentliche Sporttreiben (34 %). 45 % der Frauen geben an, im letzten Jahr Diät gehalten zu haben. Bei Männern stellen wöchentlicher Sport und wöchentliches Wiegen mit jeweils 42 % die bevorzugten Methoden der Gewichtskontrolle dar. Im letzten Jahr Diät gehalten haben lediglich 20 % von ihnen. Auch konnte in dieser Untersuchung eine sehr hohe Häufigkeit der Einnahme von Medikamenten wie Entwässerungstabletten (Diuretika), Abführmitteln und Appetitzüglern festgestellt werden. Dabei steigt der Prozentsatz von Befragten, die solche Medikamente verwenden, mit zunehmendem Körpergewicht immer weiter an (bis auf über 40 %).

6.7.5 Jugendliche und Kinder

Vom kollektiven Diätverhalten ist keineswegs nur die erwachsene Bevölkerung betroffen, vielmehr können bei Jugendlichen und auch schon bei Kindern Anzeichen gezügelten Eßverhaltens gefunden werden.

In einer Untersuchung an englischen Schulkindern finden WARDLE und BEALES (1986), daß sich bereits die Mehrzahl der 12jährigen Mädchen zu dick findet. Sie geben an, "dickmachende" Lebensmittel wie Schokolade, Kuchen, Kekse und Chips weniger gern zu essen als ihre männlichen Alterskameraden, sie meinen weiterhin, solche Lebensmittel seien nicht so gut, und sie erleben beim Essen dieser Lebensmittel mehr Schuldgefühle. Hill (1991) berichtet, daß bereits 9jährige Mädchen erhöhte Werte auf der Skala *gezügeltes Essen* des DEBQ haben und daß die Kalorienzufuhr dieser gezügelten Esserinnen gegenüber gleichaltrigen ungezügelten Esserinnen um 15 Prozent reduziert ist.

In der Bundesrepublik Deutschland wurde in einer repräsentativen Erhebung bei 2910 Familien mit mindestens einem Kind gefunden: "52 % aller Jugendlichen haben bereits Erfahrung in der Erprobung von Maßnahmen, Gewicht zu reduzieren oder weitere Gewichtszunahmen zu vermeiden" (DGE 1984, S. 111). 63 % der schlanken und normalgewichtigen Mädchen wiegen sich mindestens mehrfach im Monat, bei den Jungen sind dies 48 %. Die Analyse der Energiezufuhr mit einem 3tägigen Ernährungsprotokoll zeigt, daß die 13 bis 18jährigen Mädchen im Durchschnitt täglich 140 kcal weniger essen als die 10 bis 13jährigen Mädchen, während bei den Jungen die 13 bis 18jährigen rund 180 kcal mehr essen als die 10 bis 13jährigen (Tab. 6/2). Diese Ergebnisse zeigen, daß sich spätestens ab der Pubertät Mädchen verstärkt Sorgen um ihr Gewicht machen und daher beginnen, ihr Eßverhalten zu kontrollieren. Entsprechend ist auch der Anteil untergewichtiger Mädchen im Alter von 14 bis 18 Jahren von 10 % in den Jahren 1978/79 auf 17 % im Jahr gestiegen (DGE 1984, S. 107f).

Tab. 6/2 gibt die durchschnittliche Energieaufnahme (kcal/Tag) von Kindern und Jugendlichen im Alter von 3 bis 18 Jahren an, geschätzt nach dreitägigem Ernährungsprotokoll (nach DGE 1980a).

Tab. 6/2: Durchschnittliche Energieaufnahme (kcal/Tag) von Kindern und Jugendlichen im Alter von 3 bis 18 Jahren

	Mädchen	Jungen
3 bis unter 6 Jahre	1840	1920
6 bis unter 10 Jahre	2040	2220
10 bis unter 13 Jahre	2400	2500
13 bis unter 18 Jahre	2260	2680

6.8 Das Schlankheitsideal als gesellschaftliche Bedingung gezügelten Eßverhaltens

6.8.1 Die Bewertung des Körpergewichts und der Figur

Gezügeltes Essen wird vor allem durch die Unzufriedenheit mit dem eigenen Gewicht bzw. mit der eigenen Figur motiviert. Wohl die meisten Frauen, aber auch viele Männer sind mit ihrem Gewicht bzw. mit ihrer Figur nicht zufrieden: sie wollen schlanker sein. Schlankheit ist zu einem Wert an sich geworden, zu einer erstrebenswerten Zielvorstellung. Schlankheit ist gleichzeitig Voraussetzung und äußerer Ausdruck von dynamischer Leistungsfähigkeit, begehrenswerter Attraktivität und persönlichem Glück. In nahezu der gesamten Medienlandschaft von Zeitungen, Zeitschriften und Büchern, von Film und Fernsehen ist Schlankheit allgegenwärtig.

Früher galt Körperfülle als Symbol von Wohlstand und Erfolg, und Dicke wurden eher als gemütlich, humorvoll und ausgeglichen eingeschätzt, ein Bild, das sich in den letzten Jahrzehnten radikal gewandelt hat. In verschiedenen Untersuchungen wurden den Befragten fünf stilisierte Körpersilhouetten vorgelegt, die im Hinblick auf verschiedene Fragen beurteilt werden sollten (Antons-Brandi 1972; DGE 1980a, S. 106f; Westenhöfer & Pudel 1990a; s. Tab. 6/3). Zu Beginn der Siebziger Jahre wurden die *"dicken Silhouetten"* noch überwiegend als die *"Verträglichsten"* bezeichnet, von der Hälfte der Befragten wurde ihnen die meiste Lebensfreude zugeschrieben und 40 % mochten sie als Freund haben. Am Ende der siebziger Jahre waren die entsprechenden Prozentsätze dramatisch geschrumpft, mit Dicken wollten gerade noch 3 % befreundet sein. Mit dieser Diskriminierung der Dicken geht eine zunehmend positivere Bewertung der schlanken, aber auch der mageren Figur einher, der nunmehr die meiste Lebensfreude, die höchste Lebenserwartung und die größte Willensstärke (DGE 1980a, S.107) zugeschrieben wird und die nun bevorzugt zum Freund gewählt wird. Im Laufe der achtziger Jahre haben sich diese Bewertungen wiederum verschoben: nach wie vor "out" sind die ganz Dicken – da sind sich fast drei Viertel der Bevölkerung einig. Aber auch die magere Silhouette wird nicht mehr so positiv bewertet, wie noch zu Ende der siebziger Jahre.

Tab. 6/3: Veränderungen im Image des "Dicken" und des "Dünnen" seit 1970

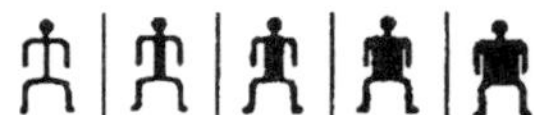

		1	2	3	4	5
Wen halten Sie für den Verträglichsten?	1971	5	5	28	21	43
	1979	6	31	32	17	11
	1989	3	22	43	22	10
Wer hat die meiste Freude im Leben?	1971	7	11	34	23	27
	1979	11	52	25	6	3
	1989	7	29	45	15	5
Mit wem möchten Sie gerne befreundet sein?	1971	2	15	45	37	3
	1979	12	60	23	3	0
	1989	5	31	54	9	2
Wer hat die größte Lebenserwartung?	1971	17	42	35	6	2
	1979	28	57	12	1	0
	1989	14	47	34	4	7
Wer hat die meiste Freude bei der Liebe?	1979	15	54	24	3	0
	1989	7	37	47	7	2
Wer hat die attraktivste Figur?	1989	6	45	44	3	1
Wer hat die am wenigsten attraktive Figur?	1989	17	4	3	3	74

Eine negative Bewertung von Dicksein zeigt sich auch bereits bei Kindern und Jugendlichen: So werden dicke Kinder von anderen Kindern vor allem als träge, faul, gutmütig, aber auch einsam und freundlich beurteilt, während dem dünnen Kind die Eigenschaften zappelig, unruhig, nervös, sowie aktiv und fleißig zugeordnet werden (DGE 1984, S. 112ff).

6.8.2 Die Propagierung des Idealgewichts

Zwei ursächliche Komponenten dieses Trends können festgestellt werden. Bereits 1912 publizierten die Medizinischen Direktoren der amerikanischen Lebensversicherungen eine Untersuchung, wonach Männer, die an der Spitze der Gewichtsverteilung liegen, eine überdurchschnittliche Mortalitätsrate haben (Medico-Actuarial Mortality Investigation 1912), ein Befund, der in der Folge als willkommene Begründung für erhöhte Extraprämien besonders Übergewichtiger diente (Keys 1980a). In den USA wurden dann durch die Tabellen der amerikanischen Lebensversicherungen ein "*Idealgewicht*" bzw. "*wünschenswertes Gewicht*" propagiert (Metropolitan Life Insurance Company 1959), das durch zahlreiche Tabellennachdrucke sehr populär wurde. Dieses "Idealgewicht" wurde jedoch aufgrund seiner Datenbasis und Methodik als äußerst fragwürdig angezweifelt (vgl. Keys 1980a).

Als in der Bundesrepublik in den Nachkriegsjahren das Übergewicht erheblich zunahm, setzten verstärkte Aufklärungskampagnen ein. Das "*Idealgewicht*", je nach Geschlecht mit 15 % bzw. 10 % unter dem "*Normalgewicht*" angegeben, wurde als wünschenswertes Ziel, quasi als nationale Norm von jedem Bürger gefordert. Bemerkenswert ist, daß durch die Bezeichnungen Ideal- und Normalgewicht suggeriert wird, daß es keineswegs "*ideal*" ist, nur ein "*normales*" Körpergewicht zu haben. Die Mehrheit der Bevölkerung ist somit vom Risikofaktor *Übergewicht* betroffen und wird zu potentiellen Zielpersonen sozialmedizinischer Präventionsmaßnahmen.

6.8.3 Die Rolle der Medien

Neben der medizinisch-gesundheitlichen Sichtweise gewann das Schlankheitsideal in den Medien immer stärkere Beachtung. Die Stars in Hollywood wurden immer dünner, die Mannequins immer schlanker. Einen Höhepunkt dieser Entwicklung stellt sicherlich die manifest magersüchtige Twiggy als Idolfigur dar. Eine Untersuchung von Garner et al. (1980) zeigt, daß das Durchschnittsgewicht der Centerfold-Modelle[21] des "Herrenmagazins" Playboy, ebenso wie das der Teilnehmerinnen am *Miss-America*-Wettbewerb zwischen 1959 und 1979 deutlich gesunken ist, obwohl dieses schon 1959 ca. ein Zehntel unter dem Durchschnittsgewicht amerikanischer Frauen lag. Im gleichen Zeitraum ist jedoch das Durchschnittsgewicht amerikanischer Frauen nach den Daten der amerikanischen Lebensversicherungen um ungefähr denselben Prozentsatz gestiegen, um den das Gewicht der Centerfold-Modelle gesunken ist (Garner et al. 1985). Somit ist in den letzten Jahren ein

21 Centerfolds sind Poster von spärlich bekleideten Fotomodellen, die in der Mitte der Hefte – zum Herausnehmen – eingeheftet sind.

immenser sozialer Druck in Richtung einer schlanken Körperform entstanden, der sich mit einem immer weiteren Auseinanderklaffen von Ideal und Wirklichkeit verschärft hat.

Hinzu komme, schreiben GARNER ET AL., daß Playboy-Modelle und die Bewerberinnen um Miss America noch nicht einmal so "*knochendürr*" seien wie jene Figurtypen, die von der Mode- und Werbeindustrie bevorzugt würden. BENNETT & GURIN (1982) sprechen in diesem Zusammenhang von einer "*Vogue-Playboy-Dichotomie*".

6.8.4 Das "akzeptierte" Gewicht

Eine Untersuchung von 35000 Leserinnen des Frauenmagazins BRIGITTE zeigt, daß das Schlankheitsideal bei einem Body-Mass-Index von 18 bis 20, also an der unteren Grenze des Normalbereichs, angesiedelt ist (WESTENHÖFER ET AL. 1987). Tatsächlich fallen aber nur 17 % der deutschen Frauen in diesen Gewichtsbereich (Reanalyse der Daten von WESTENHOEFER & PUDEL 1990a). Diese Diskrepanz zwischen tatsächlichem Körpergewicht und Wunschgewicht kommentieren GARNER ET AL.: "*Offenbar hat das vorherrschende Figurideal nicht einmal entfernt etwas mit der tatsächlichen Körperform der Durchschnittskundin zu tun*" (1985, S. 516).

Dieser Befund wird auch durch die Ergebnisse einer weiteren Repräsentativuntersuchung bestätigt, die auch Männer einbezog (WESTENHÖFER 1991b). Lediglich Frauen, deren BMI kleiner als 20 war (13 % der Befragten), wollten im Durchschnitt nicht weiter abnehmen. Selbst in der Gruppe der Frauen mit einem BMI von 20 wurde immer noch eine durchschnittliche Gewichtsabnahme von knapp einem Kilogramm gewünscht. Für die Männer lag das akzeptierte Gewicht etwas höher. Hier wurde in der Gruppe der Männer mit einem BMI unter 22 (11 % der Befragten) keine weitere Abnahme gewünscht. Damit kann auch für Männer eine kollektive Unzufriedenheit mit dem eigenen Gewicht festgestellt werden. Werden diese gefundenen Gewichtsbereiche als gesellschaftlich akzeptierte Idealbereiche angesehen, so muß konstatiert werden, daß weniger als 15 Prozent der Bevölkerung solchen Idealvorstellungen entsprechen.

Ein niedriges Körpergewicht wird weniger aus gesundheitlichen Überlegungen angestrebt, vielmehr ist Schlankheit zu einem Wert an sich und für viele zu einem Lebensstil-Konzept geworden ist. Die Antworten der bereits erwähnten 35000 Frauenmagazin-Leserinnen auf die Frage nach den wichtigsten Gründen zum Abnehmen lassen erkennen, daß Schlankheit sehr eng damit verknüpft ist, ob sich "jemand selbst leiden kann" oder "sich wohlfühlt" (Tab. 6/4; WESTENHÖFER ET AL. 1987).

Tab. 6/4 nennt die wichtigsten Gründe zum Abnehmen. Angaben von 35 000 Leserinnen eines Frauenmagazins (Mehrfachantworten waren möglich. Aus: WESTENHÖFER ET AL. 1987).

Tab. 6/4: Die wichtigsten Gründe zum Abnehmen. Angaben von 35 000 Leserinnen eines Frauenmagazins

Ich kann mich selbst so nicht leiden	41,6 %
Ich will mich wohler fühlen	33,5 %
Ich möchte gesünder leben	15,7 %
Ich möchte mich schicker anziehen	13,7 %
Ich möchte selbstbewußter werden	12,6 %
Ich will meinem Partner besser gefallen	11,1 %
Ich habe durch mein Gewicht körperliche Beschwerden	4,6 %
Ich schäme mich vor anderen	3,8 %
Mein Arzt hat mir dazu geraten	2,3 %
Ich möchte von anderen mehr anerkannt sein	1,3 %

6.9 Gezügeltes Eßverhalten im Alltag

6.9.1 Untersuchungen zur Nahrungsaufnahme

Gezügeltes Essen wurde als die *Absicht* definiert, die Nahrungsaufnahme einzuschränken. WARDLE und BEALES (1987) untersuchten die Beziehung zwischen der Restraint-Subskala und der durchschnittlichen Nahrungsaufnahme. Die Nahrungsaufnahme wurde durch einen *24-Stunden-Recall*[22] geschätzt. Bei dieser Methode wird versucht, im Interview die Art und Menge der Nahrung, die in den letzten 24 Stunden gegessen wurde, möglichst genau zu rekonstruieren. WARDLE und BEALES (1987) fanden eine negative Korrelation zwischen dem Wert auf der Restraint-Subskala des DEBQ und der durchschnittlichen Nahrungsaufnahme: Für eine Gruppe von 23 Probandinnen mit gezügeltem Eßverhalten ergab sich mit einer durchschnittlichen Energiezufuhr von 1621 kcal/Tag eine signifikant geringere Nahrungszufuhr als für eine Gruppe von 27 Frauen mit wenig gezügeltem Eßverhalten, deren Energiezufuhr bei 1974 kcal/Tag lag.

Ebenfalls eine negative Korrelation zwischen Energieaufnahme und der Restraint-Subskala des DEBQ finden VAN STRIEN ET AL. (1986b) in einer Untersuchung an 110 niederländischen Frauen. Auch diese Autoren verwendeten als Methode zur Erfassung der Nahrungsaufnahme 24-Stunden-Recalls. Eine weitere Analyse zeigt, daß gezügelte Esser vor allem den Fett- und Zuckerkonsum einschränken.

Auch LAESSLE, TUSCHL, KOTTHAUS und PIRKE (1989a) kamen in einer Untersuchung zu dem Ergebnis, daß eine Gruppe von 30 jungen Frauen mit gezügeltem Eßverhalten mit durchschnittlich 1956 kcal/Tag eine signifikant geringere Energiezufuhr hat als eine entsprechende Gruppe von 30 Frauen mit wenig gezügeltem Eßverhalten, die durchschnittlich 2338 kcal/Tag aufnehmen. Die Probandengruppen wurden hierbei nach der Restraint-Subskala des Fragebogens zum Eßverhalten (FEV) eingeteilt und die Nahrungsaufnahme durch ein siebentägiges Ernährungsprotokoll erfaßt. Wird die Variation der Nahrungsaufnahme

22 Zu Erhebungsmethoden siehe Kap. 8.3.1

von Tag zu Tag berücksichtigt, zeigt sich weiter, daß die gezügelten Esserinnen in der Protokollwoche eine deutlich geringere minimale Nahrungsaufnahme von 1274 kcal/Tag hatten als die wenig gezügelten Esserinnen (1701 kcal/Tag), während sich die maximale Energiezufuhr nicht signifikant unterscheidet (2783 bzw. 3019 kcal/Tag). In Bezug auf die Makronährstoffzusammensetzung wurde eine prozentual höhere Eiweißzufuhr bei den gezügelten Esserinnen gefunden.

6.9.2 Eine Untersuchung zum Energieverbrauch

Tuschl et al. (1990b) teilten 23 junge Frauen in zwei Gruppen ein: 11 nicht gezügelte Esserinnen und 12 gezügelte Esserinnen. In dieser Studie wurde zum einen die Nahrungsaufnahme durch Ernährungsprotokolle über 14 Tage erfaßt, zum anderen wurde der Energieverbrauch in dieser Zeit durch die *"doubly labeled water"*-Methode (Schoeller et al. 1986) gemessen. Bei dieser Methode trinken die Versuchspersonen Wasser, das mit den stabilen Wasserstoff- und Sauerstoff-Isotopen ^{2}H und ^{18}O markiert ist. Über die Ausscheidung dieser beiden Isotope kann dann der tatsächliche Energieverbrauch berechnet werden. Nach der Analyse der Ernährungsprotokolle nahmen die ungezügelten Esserinnen durchschnittlich 2300 kcal/Tag auf, die gezügelten Esserinnen 2057 kcal/Tag. Die Ergebnisse der *"doubly-labeled-water"*-Methode stimmen mit durchschnittlich 2260 und 1956 kcal/Tag mit diesen Werten sehr gut überein, und zeigen, daß gezügelte Esserinnen tatsächlich weniger essen und nicht nur weniger Nahrungsaufnahme protokollieren. Da beide Gruppen in der Beobachtungszeit nicht zu- oder abgenommen haben, zeigt dieser Befund weiter, daß gezügelte Esserinnen offenbar über einen verringerten Energiebedarf verfügen. Eine detailliertere Auswertung der Ernährungsprotokolle nach der Makro-Nährstoff-Zusammensetzung ergibt, daß die gezügelten Esserinnen weniger Energie durch Fett und Alkohol, aber mehr durch Kohlenhydrate aufnehmen. Der Unterschied in der Eiweißzufuhr war hingegen nicht signifikant.

In einer ergänzenden Untersuchung finden Tuschl et al. (1990a), daß Fette und fetthaltige Produkte wie Öl, Mayonnaise, Butter und fette Milchprodukte von gezügelten Essern seltener verzehrt werden als von nicht-gezügelten Essern, fettarme Milchprodukte hingegen häufiger.

6.9.3 Gezügeltes Essen, Störbarkeit und Nahrungsaufnahme

Es liegen somit eine ganze Reihe von Befunden vor, die zeigen, daß gezügeltes Essen mit einer verringerten Nahrungsaufnahme und wohl auch mit einem verringerten Energieverbrauch einhergeht. In einer Untersuchung an über 45000 Teilnehmern (ca. 15 % Männer und 85 % Frauen) eines rechnergestützten Trainingsprogramms zur Gewichtsreduktion (Vier-Jahreszeiten-Kur) wurde die Nahrungsaufnahme in Abhängigkeit vom *gezügelten Essen* als auch von der *Störbarkeit des Eßverhaltens*, beide Variablen erfaßt durch den Fragebogen zum Eßverhalten (FEV), untersucht (Pudel & Westenhöfer 1989a, 1989b, 1989c). Die Probanden führten ein siebentägiges Ernährungsprotokoll und wurden nach den FEV-Werten auf den Skalen *gezügeltes Essen, kognitive Kontrolle* und *Störbarkeit des Eßverhaltens* in 5 x 5 Gruppen mit einer Größe zwischen 424 und 4621 Personen eingeteilt.

Die durchschnittliche Energiezufuhr in diesen 25 Gruppen ist in Abb. 6/4 dargestellt. Dabei zeigt sich, daß stärker gezügeltes Essen mit einer geringeren Nahrungsaufnahme einhergeht, während höhere Störbarkeit mit einer höheren Nahrungsaufnahme verbunden ist. Der Unterschied von rund 600 kcal/Tag zwischen der Gruppe mit wenig gezügeltem Eßverhalten aber hoher Störbarkeit (2363 kcal/Tag) und der Gruppe mit stark gezügeltem Essen mit geringer Störbarkeit ist beträchtlich. Eine Analyse der Makronährstoffzufuhr läßt erkennen, daß stärker gezügeltes Eßverhalten mit einer höheren Kohlenhydrat- und Eiweißzufuhr, sowie einem geringeren Fettkonsum einhergeht. Für höhere Störbarkeit wurde ein erhöhter Fettkonsum gefunden.

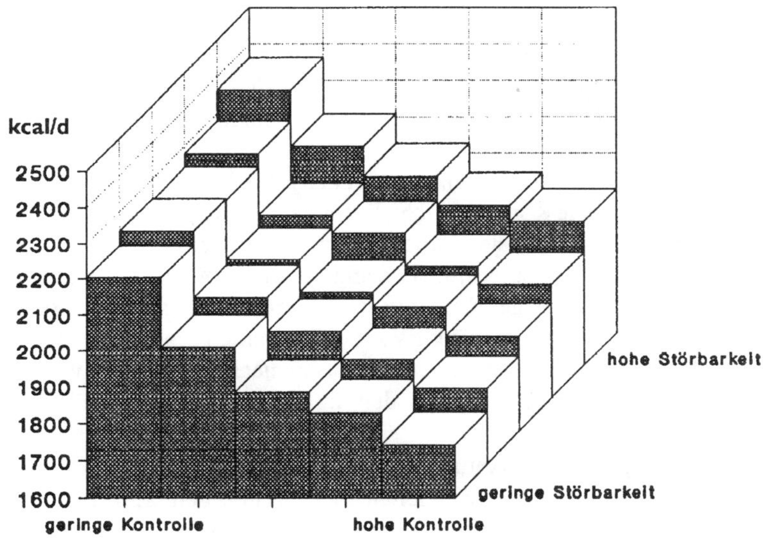

Abb. 6/4 gibt die durchschnittliche Energiezufuhr (in kcal/Tag) für Gruppen mit unterschiedlicher kognitiver Kontrolle und Störbarkeit des Eßverhaltens an (nach Pudel & Westenhöfer 1989b).

6.10 Gezügeltes Essen und Körpergewicht

6.10.1 Gezügelte Esser wiegen nicht weniger

Das Konstrukt *gezügeltes Eßverhalten* hat in seiner Konzeption zunächst keinen direkten Bezug zum tatsächlichen Körpergewicht, denn das Konstrukt *gezügeltes Essen* bezieht sich auf normal- und übergewichtige Personen und kann unabhängig von Körpergewicht mehr oder weniger ausgeprägt sein. Jedoch werden in verschiedenen Untersuchungen auch Gewichtsunterschiede zwischen Probanden mit gezügeltem Essen und Personen mit weniger gezügeltem Eßverhalten festgestellt.

In der Untersuchung von Laessle et al. (1989a), in der alle untersuchten Frauen mit einem Body Mass Index BMI von 18 bis 25 im Normalbereich lagen, hatten die gezügelten Esserinnen einen geringfügig höheren BMI für das derzeitige Körpergewicht und einen ebenfalls geringfügig höheren BMI für das bisherige höchste Gewicht, wenngleich diese Unterschiede nicht signifikant waren. Auch in der Studie von WARDLE und BEALES (1987) wurde ein geringfügig höherer BMI für gezügelte Esserinnen gefunden. TUSCHL ET AL. (1990a) findet bei gezügelten Esserinnen einen signifikant höheren BMI für das tatsächliche Gewicht und das bisherige Maximalgewicht.

6.10.2 Der Einfluß von Störbarkeit

Nach einer Untersuchung an über 35000 Leserinnen eines deutschen Frauenmagazins (WESTENHÖFER ET AL. 1987) ergeben sich relativ komplexe Zusammenhänge zwischen dem Körpergewicht einerseits und der kognitiven Kontrolle und Störbarkeit des Eßverhaltens andererseits. Diese Daten wurden einer erneuten Auswertung unterzogen, wobei die Befragten nach ihren Werten auf der Skala *kognitive Kontrolle, gezügeltes Eßverhalten* in 10 Gruppen, nach ihren Werten auf der Skala *Störbarkeit des Eßverhaltens* in 8 Gruppen eingeteilt wurden, so daß sich durch Kombination der beiden Einteilungen insgesamt 80 Gruppen ergeben.

Die Teilnehmerinnen mit einem wenig gezügelten Eßverhalten und geringer Störbarkeit haben das niedrigste aktuelle Körpergewicht, Befragte mit wenig gezügeltem Eßverhalten, aber hoher Störbarkeit das höchste Körpergewicht. Gleichzeitig haben alle Frauen mit geringer Störbarkeit des Eßverhaltens, unabhängig von ihrer kognitiven Kontrolle der Nahrungsaufnahme ein relativ niedriges Körpergewicht. Ebenso haben auch alle Frauen mit sehr stark gezügeltem Eßverhalten, unabhängig von der Störbarkeit des Eßverhalten, ein relativ niedriges Gewicht. In Abb. 6/5 ist dieser komplexe Zusammenhang graphisch veranschaulicht. Die Höhe der einzelnen Säulen entspricht dem durchschnittlichen BMI für jede der 80 Gruppen.

Die Untersuchung einer bevölkerungsrepräsentativen Stichprobe hat ergeben, daß die Variable *Störbarkeit des Eßverhaltens*, nicht jedoch das gezügelte Eßverhalten selbst mit einem höheren Körpergewicht korreliert WESTENHÖFER 1991b). Dieser Zusammenhang gilt nicht nur für das derzeitige (aktuelle) Gewicht, sondern ebenfalls für das bislang höchste und das bislang niedrigste Gewicht in der Gewichtsvergangenheit.

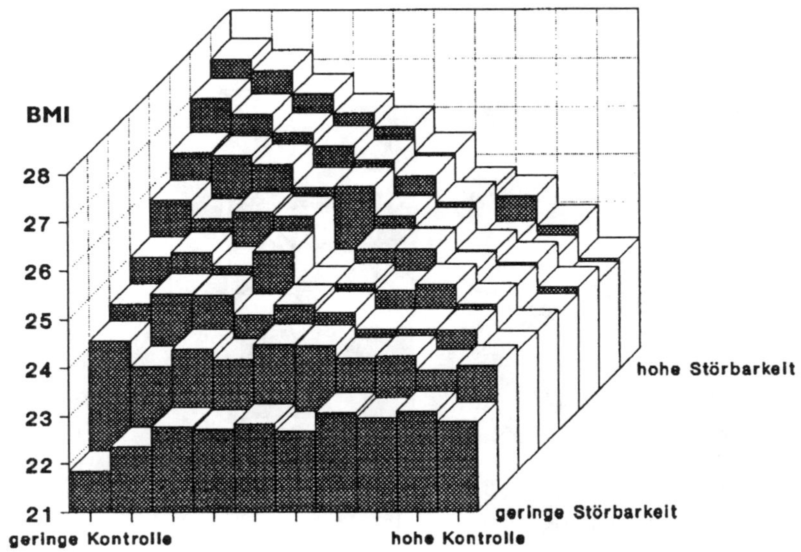

Abb. 6/5 stellt das Körpergewicht in Abhängigkeit von Kontrolle und Störbarkeit des Eßverhaltens dar. Die Höhe einer Säule entspricht dem durchschnittlichen Body-Mass-Index der entsprechenden Subgruppe von Frauen (nach PUDEL *&* WESTENHÖFER *1989a)*

6.10.3 Erfolgreiche Gewichtsreduktion

Eine größere Studie an Teilnehmern eines Gewichtsreduktionsprogramms (Vier-Jahreszeiten-Kur) hat weiter gezeigt, daß *gezügeltes Essen/kognitive Kontrolle* und *Störbarkeit* sehr gute Indikatoren für eine erfolgreiche Gewichtsabnahme sein können. Die untersuchten Teilnehmer füllten den Fragebogen zum Eßverhalten (FEV) zu Beginn des Programms aus. Unter den Teilnehmern mit hohen Werten bei kognitiver Kontrolle/gezügeltem Essen und niedrigen Werten auf der Skala Störbarkeit konnte ein sehr viel höherer Prozentsatz erfolgreich abnehmen als unter den Teilnehmern mit hoher Störbarkeit und geringer kognitiver Kontrolle (PUDEL & WESTENHÖFER 1989b 1989c; s. Abb. 6/6).

Bei einer Teilgruppe, die den Fragebogen zum Eßverhalten (FEV) nach einem Jahr am Ende des Programms nochmals ausfüllte, konnte weiter festgestellt werden, daß die erfolgreichen Teilnehmer ihre ohnehin schon höhere kognitive Kontrolle noch weiter steigern konnten und gleichzeitig ihre ohnehin geringere Störbarkeit noch weiter reduzierten. Die nicht erfolgreichen Teilnehmer steigerten ihre kognitive Kontrolle hingegen nicht und konnten ihre Störbarkeit nicht reduzieren. Damit können diese beiden Skalen als sehr bedeutsame Prädiktoren für eine erfolgreiche Gewichtsreduktion gewertet werden.

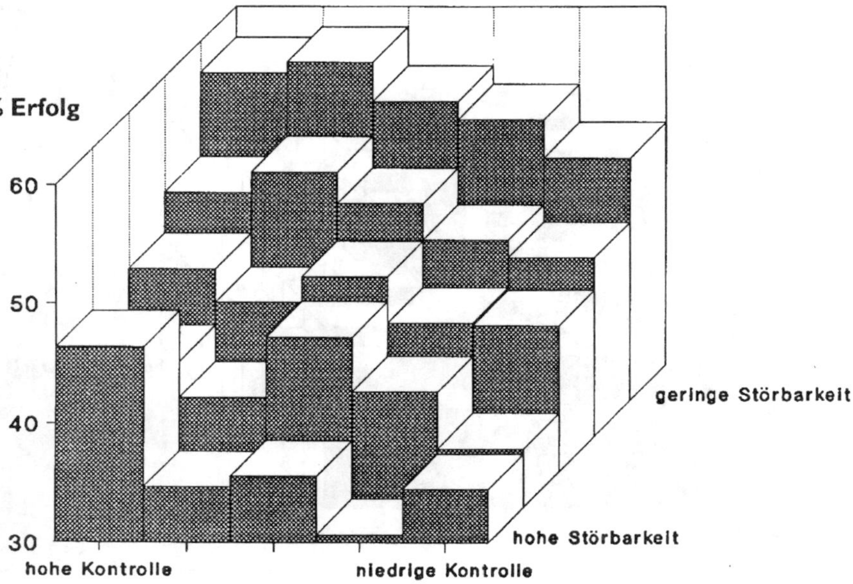

Abb. 6/6 vergleicht den Prozentsatz erfolgreicher und weniger erfolgreicher Teilnehmer in einem Trainingsprogramm zur Gewichtsreduktion in Abhängigkeit von den Ausgangwerten auf den Skalen "gezügeltes Essen/kognitive Kontrolle" *und* "Störbarkeit".

Insgesamt weisen die verschiedenen Befunde zum Körpergewicht und zum gezügelten Essen bzw. zur Störbarkeit einige Divergenzen auf. Diese können jedoch zum Teil dadurch erklärt werden, daß oftmals nur eine Skala – nämlich gezügeltes Essen/kognitive Kontrolle – berücksichtigt wurde. Gleichzeitig hat sich jedoch gezeigt, daß auch die Skala Störbarkeit von Bedeutung für das Körpergewicht und den Abnahmeerfolg ist. Damit kann zusammenfassend die Schlußfolgerung gezogen werden, daß beide Skalen erst in ihrer Kombination und Interaktion einen signifikanten prognostischen Einfluß auf das Körpergewicht und seine Regulation haben.

6.11 Gezügeltes Essen und Störbarkeit des Eßverhaltens

6.11.1 Schwierigkeiten im Eßverhalten

Von Anfang an stand das Konstrukt *gezügeltes Essen* in Verbindung mit der – als Folge hieraus verstandenen – Störbarkeit des Eßverhaltens. In einer Untersuchung an einer für die deutsche Bevölkerung ab 14 Jahren repräsentativen Stichprobe von 2000 Personen berichten über die Hälfte der Frauen und über 40 % der Männer über subjektiv erlebte Schwierigkeiten im Eßverhalten (Westenhöfer et al. 1987; DGE 1988, S. 219 ff). Dabei wird das "*Verlangen nach Süßem*" und "*plötzlicher Heißhunger*" von Frauen am häufigsten als Schwierigkeit genannt. Noch extremer sind die Nennungshäufigkeiten von Schwierigkeiten im Eßverhalten in einem Kollektiv von über 35000 – zum Großteil diäterfahrenen – Leserinnen eines Frauenmagazins. Es ist auffällig, daß gerade das Verlangen nach Süßem – schließlich werden Süßigkeiten am ehesten aus einer Diät verbannt – und Heißhunger am häufigsten genannt werden: Beide Phänomene können als psychische und/oder physiologische Deprivationserscheinung verstanden werden.

Eine detailliertere Auswertung der Daten der befragten Frauen aus der Repräsentativuntersuchung (Westenhöfer & Pudel 1989) zeigt einen deutlichen Zusammenhang zwischen der Häufigkeit bereits durchgeführter Schlankheitsdiäten und der Häufigkeit von Schwierigkeiten im Eßverhalten. Je häufiger die Frauen bereits eine Diät durchgeführt haben, um so häufiger berichten sie auch von Schwierigkeiten im Eßverhalten. Lediglich Frauen mit einem nahezu permanenten Diätverhalten erleben weniger häufig subjektive Schwierigkeiten. Möglicherweise gelingt es Frauen mit einem chronischen Diätverhalten im Lauf der Zeit Verhaltensstrategien zu entwickeln, die ihnen helfen, Schwierigkeiten im Eßverhalten besser zu bewältigen. Eine alternative Erklärung könnte darin gesehen werden, daß nur über subjektiv erlebte Schwierigkeiten im Eßverhalten berichtet wurde, diese jedoch nicht zwangsläufig mit "objektiven" Schwierigkeiten korrespondieren müssen. Schließlich muß aber auch gesehen werden, daß von mehr als der Hälfte dieser Teilgruppe Schwierigkeiten zugegeben werden. Dieser Prozentsatz ist mehr als doppelt so hoch wie der entsprechende Anteil bei den Frauen, die noch nie eine Diät durchgeführt haben. Ein analoger Zusammenhang ergibt sich, wenn nicht nach der Anzahl der Diäten, sondern allgemeiner nach dem "Ausmaß der Kontrolle des Eßverhaltens" gefragt wird.

Wenngleich dieses Ergebnis nur korrelativer Art ist, und keine Ursache-Wirkungs-Zusammenhänge aufzeigt, so steht es doch im Einklang mit der Hypothese, daß Diäthalten bzw. gezügeltes Essen als Risikofaktor für Schwierigkeiten oder Störungen im Eßverhalten verstanden werden kann.

Soziokulturelle Einflüsse

Für die Schwierigkeiten im Eßverhalten kann ein deutlicher Einfluß des sozio-kulturellen Hintergrunds festgestellt werden. In einer Repräsentativerhebung aus dem Herbst 1990 wurde die Häufigkeit von verschiedenen Eßproblemen zwischen den neuen und alten Bundesländern verglichen (Iglo-Forum 1991). Die Ergebnisse lassen erkennen (Tab. 6/5), daß die Befragten im Osten der Bundesrepublik sehr viel häufiger Schwierigkeiten erleben als die Probanden im Westen. Besonders deutlich wird dies an den hohen Prozentsätzen, mit denen *Süßhunger*[23], *Essen in Gesellschaft*, *Heißhunger* und *alkoholische Getränke* genannt wurden. Dagegen fällt jedoch auf, daß *Essen aus Langeweile* und *Essen bei Streß* im Osten deutlich seltener ein Problem darstellen als im Westen.

---

23 Neuerlich macht Drewnowski (1989) darauf aufmerksam, daß die bevorzugten *süßen* Lebensmittel nicht etwa reine Kohlenhydratträger (Bonbons, reiner Zucker, etc.) sind, sondern zumeist einen höheren Prozentsatz an Nahrungsenergie durch Fett enthalten (Schokolade, Torte, etc.). Der Süßhunger wäre – ernährungsphysiologisch betrachtet – demnach eher ein "Fetthunger".

Tab. 6/5: Schwierigkeiten im Eßverhalten in Ost und West. Ergebnisse einer Repräsentativ-Erhebung im November 1990 (Mehrfachnennungen möglich)

	Männer		Frauen	
	West	Ost	West	Ost
Verlangen nach Süßem	22,1 %	36,3 %	33,7 %	46,0 %
Alkohol. Getränke	24,1 %	35,2 %	9,3 %	15,5 %
Essen in Gesellschaft	23,9 %	41,3 %	28,1 %	45,1 %
Langeweile	13,6 %	7,6 %	17,4 %	11,9 %
Streß	9,9 %	2,7 %	9,4 %	4,7 %
Heißhunger	20,1 %	33,2 %	23,2 %	35,8 %
Kalorienzählen	3,1 %	4,3 %	7,1 %	10,2 %
sich nicht trauen, sich satt zu essen	2,9 %	5,4 %	5,3 %	13,3 %
keine Schwierigkeit	42,3 %	24,2 %	36,5 %	20,3 %

Diese Beobachtung wirft eine Reihe von Fragen auf, die bislang kaum schlüssig und auf einer gesicherten Datenbasis beantwortet werden können. Solche Phänomene wie *vermehrter Süßhunger* und die größere Häufigkeit von *Heißhunger* lassen sich unschwer mit einer generellen Einschränkung der Nahrungsverfügbarkeit in Verbindung bringen. Dies könnte jedoch nicht erklären, weshalb *Essen bei Streß* oder *Langeweile* im Osten seltener als Eßproblem empfunden wird.

Ein möglicher Erklärungsfaktor könnte im qualitativ sehr unterschiedlichen Lebensmittelangebot liegen, das lange Zeit die Versorgungssituation im Westen und Osten geprägt hat. So waren im Osten verschiedene Lebensmittel, die dem Luxuskonsum zuzurechnen sind, oder "*moderne Zwischenmahlzeiten*" mit ansprechenden sensorischen Qualitäten (die verschiedensten Riegel etc.) für die Mehrheit der Bevölkerung kaum verfügbar. Diejenigen Lebensmittel, die zur Verfügung standen, hatten jedoch möglicherweise nicht die Qualitäten, die notwendig sind, damit ein Lebensmittel zur Regulation von emotionalem Unbehagen eingesetzt wird. Oder um es einfacher und konkreter zu fassen: Kartoffeln oder belegte Brote laden weniger dazu ein, damit Langeweile zu überbrücken oder um sich damit bei Streß zu beruhigen; Schokoriegel und Kräcker bieten sich hierfür viel eher an.

Solche Überlegungen verdeutlichen, daß in der kulturellen und ökonomischen Verfügbarkeit von Lebensmitteln, die über bestimmte hedonistische Qualitäten verfügen, auch ein Faktor für die Entwicklung oder Begünstigung bestimmter Problemmuster gesehen werden kann.

6.11.2 Zur Erfassung von Störbarkeit des Eßverhaltens

Mit der Subskala *Störbarkeit des Eßverhaltens/disinhibition* des *Fragebogen zum Eßverhalten* (FEV) bzw. *Three Factor Eating Questionnaire* steht eine Skala zur Verfügung, die den Verlust der Kontrolle über das Eßverhalten durch emotionale oder situative Umstände erfassen soll. Eine ähnliche Intention wird auch mit den Subskalen *emotionales Essen* und *externales Essen* des DEBQ verfolgt. Jedoch liegen für diese beiden Subskalen bislang keine Validitätsbelege vor. Die Bedeutung der Subskala *Störbarkeit* des FEV sowohl für die alltägliche Nahrungsaufnahme als auch für das Körpergewicht wurde bereits dargestellt. In einer Untersuchung von SHRAGER ET AL. (1983) war diese Subskala signifikant mit der Reaktion des Überessens im Laborexperiment korreliert. Auch findet sich eine deutliche Beziehung zur Schwere von Eßanfällen bei adipösen Patienten (MARCUS, WING & LAMPARSKI 1985).

WEISSENBURGER ET AL. (1986) konnten zeigen, daß diese Subskala deutlich mit Gewichtsveränderungen bei depressiven Patienten korreliert und Patientengruppen mit Gewichtsverlust bzw. Gewichtszunahme signifikant voneinander diskriminieren kann. Allerdings finden LOWE und MAYCOCK (1988), daß die Eßmenge nach der Induktion dysphorischer Gefühle nicht von der *disinhibition*-Skala, sondern von der *Hunger*-Skala des *Three Factor Eating Questionnaire* abhängt. Dieser Befund ist überraschend und es läßt sich nicht beurteilen, in wieweit hierfür die üblicherweise zu findende Korrelation zwischen *Hunger*- und *Störbarkeitsskala* verantwortlich ist. Schließlich konnten WESTERTERP ET AL. (1988) feststellen daß normalgewichtige Probanden mit hohen Werten auf der *disinhibition/Störbarkeits*-Skala des *Three Factor Eating Questionnaire* beim Verzehr einer Mahlzeit eher lineare Essenskurven zeigen. Solche lineare Essenskurven werden gefunden, wenn sich die Eßgeschwindigkeit gegen Ende einer Mahlzeit nicht verlangsamt. Dies wiederum gilt als Indikator für das Vorliegen einer Sättigungsstörung (PUDEL 1982).

Beim Vergleich bulimischer Patientinnen mit gezügelten Essern und ungezügelten Essern, beide Gruppen ohne klinische Störungen, finden ROSSITER, WILSON und GOLDSTEIN (1989), daß bulimische Patientinnen und gezügelte Esser gleichermaßen über hohe Werte auf der Skala *kognitive Kontrolle, gezügeltes Essen* des Three Factor Eating Questionnaire verfügen. Der Mittelwert der Bulimiepatientinnen auf dieser Skala lag sogar noch geringfügig tiefer als der der nicht-bulimischen gezügelten Esser. Allerdings zeigten die Bulimie-Patientinnen deutlich höhere Werte auf der Skala *Störbarkeit/disinhibition*.

Diese Befunde können zusammenfassend als hinreichende Belege dafür gewertet werden, daß die Skala *Störbarkeit/disinhibition* des Fragebogen zum Eßverhalten (FEV) bzw. Three Factor Eating Questionnaire ein adäquates und valides Meßinstrument für die spezifische Störbarkeit des Eßverhaltens durch situative und/oder emotionale Bedingungen darstellt.

6.12 Gezügeltes Eßverhalten und Eßanfälle

Eßanfälle (engl. *binge eating*) gelten als ein Symptom manifest gestörten Eßverhaltens. Von den betroffenen Patientinnen wird der Begriff "Eßanfall" jedoch häufig als beschönigend abgelehnt, die entsprechenden Eßepisoden werden als "*Freßanfälle*" oder als "*Heißhungerattacken*" bezeichnet. Eßanfälle rückten seit Beginn der achtziger Jahre in den Blickpunkt der wissenschaftlichen Betrachtung, nachdem durch RUSSELL (1979) die Eßstörung *Bulimia nervosa* bzw. durch BOSKIND-LOHDAHL & SIRLIN (1977) die *Bulimarexie* beschrieben wurden, deren auffälligstes Hauptsymptom Eßanfälle sind (siehe Kap. 7). Bei solchen Eßanfällen, die häufig als unkontrollierbar erlebt werden, werden große Nahrungsmengen verschlungen, selbst wenn die Betroffenen keinen Hunger verspüren (weshalb die Bezeichnung Heißhungerattacke eigentlich irreführend ist). Derartige Eßanfälle werden nicht nur von Bulimie-, sondern ebenfalls von Anorexiepatientinnen (BEUMONT, GEORGE & SMART 1976; GARFINKEL, MOLDOFSKY & GARNER 1980), aber auch von Adipösen berichtet (LORO & ORLEANS 1981; STUNKARD 1959).

Die klinische Literatur zu Eßstörung legt es nahe, einen Zusammenhang zwischen *gezügeltem Essen* und *Eßanfällen* zu vermuten: gezügeltes Essen bzw. eine Diätphase geht dem erstmaligen Auftreten von Eßanfällen meistens voraus. So berichten anorektische Patientinnen mit bulimischer Symptomatik, also mit Eßanfällen, daß die Eßanfälle im Durchschnitt 19,2 Monate nach Beginn des "Diäthaltens" auftraten (GARFINKEL ET AL. 1980). Nur bei 8 von 68 Patientinnen traten Eßanfälle vor oder zeitgleich mit Beginn des "Diäthaltens" auf. In einer Untersuchung an normalgewichtigen Bulimiepatientinnen geben 30 von 34 Frauen an, daß Eßanfälle erstmals nach einer Diätphase auftraten (PYLE, MITCHELL & ECKERT 1981). Auch BOSKIND-LOHDAHL (1976) und BOSKIND-LOHDAHL und SIRLIN (1977) finden in einer Untersuchung an über 100 bulimischen Patientinnen, daß Eßanfälle fast immer erst nach einer Diätphase auftreten.

Für normalgewichtige, nicht klinisch eßgestörte Frauen wurde eine Korrelation zwischen der Tendenz zu Eßanfällen und dem Ausmaß des gezügelten Essens (gemessen durch die *Restraint Skala*) gefunden (HAWKINS & CLEMENT 1980). In einer Untersuchung an 38 jungen Männern und 30 jungen Frauen findet WARDLE (1980) Korrelationen zwischen der *Restraint Skala* und der Häufigkeit von Eßanfällen ($r = 0{,}34$ bzw. $r = 0{,}52$), dem Ausmaß des starken Verlangens (engl. *craving*) nach Nahrung ($r = 0{,}34$ bzw. $r = 0{,}45$) und der Schwierigkeit mit dem Essen aufzuhören ($r = 0{,}31$ bzw. $r = 0{,}48$), die jeweils bei den Frauen etwas höher ausgeprägt sind. Dieses Ergebnis läßt WARDLE vermuten, daß das Phänomen der *Gegenregulation* im Laborexperiment als "laborexperimentelle Version" von Eßanfällen verstanden werden kann (WARDLE 1980; WARDLE & BEINART 1981).

Die Minnesota-Studie von KEYS ET AL. (1950) hat gezeigt, daß bei gesunden Probanden mit einem ursprünglich normalen Eßverhalten Eßanfälle nach einer längeren Periode der Nahrungseinschränkung auftreten und selbst nach normaler Nahrungszufuhr am Ende der Hungerphase lange Zeit persistieren.

Diese Befunde deuten auf eine enge kausale Beziehung zwischen gezügeltem Essen einerseits und Eßanfällen andererseits hin. Da jedoch offenbar nicht alle Personen mit gezügeltem Eßverhalten auch Eßanfälle entwickeln, muß im gezügelten Essen wohl eher einer *notwendige Bedingung* als eine *hinreichende Bedingung* für die Entstehung von Eßanfällen gesehen werden.

Dabei ist bislang allerdings weitgehend ungeklärt, durch welche Mechanismen das *gezügelte Essen* zu Störungen im Eßverhalten führt. Klar scheint lediglich, daß gezügeltes Essen eine Beeinträchtigung der "normalen" psycho-physiologischen Regulation der Nahrungsaufnahme bewirkt (TUSCHL 1990a). Allerdings ist auch die Funktionsweise dieser normalen psycho-physiologische Regulation bislang weitgehend ungeklärt (BOOTH, LEWIS & BLAIR 1990). Dies macht es umso schwieriger, ihre Beeinträchtigung zu beschreiben. Es wurde die Hypothese vorgeschlagen, daß die Entstehung von Eßanfällen auf zwei parallelen Prozessen beruht: durch das gezügelte Essen wird die Attraktivität bzw. Anreizvalenz bestimmter Speisen erhöht, während gleichzeitig die erlernten Komponenten der Sättigung zerstört werden (TUSCHL 1990a; TUSCHL ET AL. 1988).

6.12.1 Von gezügeltem Essen zu Eßanfällen

Gezügeltes Essen bedeutet per Definition, daß das Essen nicht durch das Erreichen von Sättigung beendet wird, sondern bereits vorher, wenn eine bestimmte, kognitiv gesetzte *Diätgrenze* erreicht wird. Es ist anzunehmen, daß durch fortgesetztes gezügeltes Essen nach und nach die konditionierten Stimuli der Sättigung gelöscht werden (TUSCHL 1990a; s. Kap. 4). Die starken Schwankungen der Nahrungsaufnahme durch das Auslassen von Mahlzeiten oder intermittierendes Fasten schwächen die erlernten Kontingenzen möglicherweise weiterhin. Daß durch selbstinduziertes Erbrechen die konditionierten Stimuli von den normalen, physiologischen Folgen der Nahrungsaufnahme entkoppelt werden, ist unmittelbar einleuchtend. Auch die Verwendung von kalorienreduzierten Lebensmitteln, die sich geschmacklich kaum von ihren höherkalorischen Parallelprodukten unterscheiden, kann dazu beitragen, daß die vertrauten Geschmacksreize nicht mehr eine verläßliche Einschätzung des Energiegehalts ermöglichen (TUSCHL ET AL. 1988). Auch kann eine Veränderung der Mikrostruktur des Eßverhaltens beobachtet werden, die sich in einer erhöhten Eßgeschwindigkeit mit gleichzeitig verringerter Kau-Aktivität niederschlägt und so zu erhöhter Nahrungsaufnahme führt (BELLISLE ET AL. 1984). Schließlich kann der Deprivationszustand, der durch gezügeltes Essen entstehen kann, zu einer kompensatorisch erhöhten Nahrungsaufnahme führen (TUSCHL ET AL. 1988).

Von BOOTH (1988) wird beschrieben, daß durch das Weiteressen bei vollem Magen, wenn dies nutritiv oder affektiv verstärkt wird, die Magenfüllung nicht mehr als Signal für die Beendigung des Essens dient, sondern eine Gegenkonditionierung stattfindet, in der der "gefüllte Bauch" schließlich zum Signal für Weiteressen wird ("belly bulimia"). Häufig führen auch bestimmte emotionale Zustände zum Zusammenbruch der kognitiven Kontrolle über das Eßverhalten, die Betroffenen geben die Zurückhaltung auf und beginnen zu essen. Durch die Kopplung dieser emotionalen Zustände mit der Nahrungsaufnahme (inklusive der nutritiven Verstärkung) werden die emotionalen Zustände zu Auslösereizen für die konditionierte Reaktion "Essen". Als emotionale Stimuli werden von BOOTH (1988) insbesondere Angst ("doom bulimia"), Niedergeschlagenheit und depressive Verstimmungen ("gloom bulimia") und Ärger ("boom bulimia") genannt.

Ein weiterer Wirkmechanismus liegt möglicherweise in psychischer Frustration (HERMAN & POLIVY 1988). Bei der willkürlichen Einschränkung der Nahrungsaufnahme verzichtet die oder der Diäthaltende auf viele, auch leckere und gern gegessene Lebensmittel und das angesichts der vielfältigen Verlockungen, denen er oder sie immer wieder ausgesetzt ist. Durch dieses andauernde Widerstandleisten baut sich ein Zustand von Frustration auf, der es um so schwieriger macht, der nächsten *Versuchung* zu widerstehen. Andererseits ist dieser Widerstand gegen eigenes Verlangen eine wichtige "*Investition*", die fortgesetzt werden muß, da ja sonst die bisherigen Anstrengungen und Bemühungen vergeblich und "*verschwendet*" wären. Schließlich steigert sich das Verlangen nach den "*verbotenen Früchten*" und der Anreiz, sie zu essen, wird immer größer (TUSCHL 1990a).

Ein Eßanfall kann dann die so aufgestaute Frustration befriedigen, indem ohne Zurückhaltung auch große Mengen gegessen werden (HERMAN & POLIVY 1988). Allerdings ist ein Eßanfall bei weitem nicht so befriedigend, wie es möglicherweise erhofft wurde. Bei einem Eßanfall werden vor allem die Lebensmittel gegessen, die schnell und unproblematisch verfügbar sind, nicht notwendigerweise die, die sich der Diäthaltende die ganze Zeit versagt hat. Zum zweiten sind die Betroffenen bei einem Eßanfall häufig so emotional aufgewühlt, daß dieser kaum als befriedigend erlebt werden kann. Zum dritten werden durch Eßanfälle Schuldgefühle ausgelöst, die nur zu erneuten und umso stärkeren Bemühungen führen, die Nahrungsaufnahme einzuschränken. So führt ein Eßanfall letztlich weniger dazu, Erleichterung von Frustrationen zu verschaffen, als vielmehr dazu, diese zu verstärken.

Ein Zusammenwirken dieser verschiedenen Folgen des gezügelten Eßverhaltens begünstigt ein Verlernen und Übersteuern der normalen Regulation des Eßverhaltens und somit das Entstehen und das Aufrechterhalten von Eßanfällen. Dabei müssen keine besonderen pathologischen Prozesse unterstellt werden (Booth et al. 1990): dieselben Lernprozesse, durch die der "ungezügelte", spontane Esser lernt, wann er was und wieviel davon essen kann, führen beim gezügelten Esser dazu, daß er sich von Zeit zu Zeit überißt (Wardle 1990).

6.12.2 Probleme in der kausalen Beziehung zwischen gezügeltem Essen und Eßanfällen

So plausibel die dargestellten Prozesse als vermittelnde Mechanismen zwischen gezügeltem Essen und Eßanfällen auch sein mögen, die empirische Evidenz, daß sie nicht nur theoretisch an der Entstehung von Eßanfällen beteiligt sein können, sondern auch tatsächlich beteiligt sind, ist bislang eher gering (Herman & Polivy 1990; Wardle 1990). Die Rolle von Deprivationszuständen wird kontrovers diskutiert: Während Wardle (1990) darauf hinweist, daß die Attraktivität bzw. Anreizvalenz von Nahrungsmitteln bei Nahrungsdeprivation auch vermindert sein kann, betont im Gegensatz dazu Blundell (1990b) die Rolle von Hunger bei der Entstehung von Eßanfällen.

Ein besonderes Problem besteht darin, daß Eßanfälle bzw. bulimische Symptomatik bislang nicht exakt definiert sind. In der durch Tuschl (1990a) ausgelösten Diskussion vertritt eine Reihe von Autoren die Ansicht, daß es problematisch, zumindest jedoch fraglich ist, wenn Eßanfälle lediglich als besonders lange oder umfangreiche Mahlzeiten verstanden werden (Blundell 1990b; Cooper & Charnock 1990; Herman & Polivy 1990; Westenhöfer et al. 1990). Auch eine simple Übertragung der experimentellen Befunde zur Gegenregulation auf Eßanfälle erscheint problematisch, da das Eßverhalten im Labor bestenfalls als Analogon zu klinisch relevanten Eßanfällen verstanden werden kann (Herman & Polivy 1990) oder eine Vergleichbarkeit gar völlig in Frage gestellt wird (Cooper & Charnock 1990; vgl. auch Charnock 1989a 1989b). Eine Störung des Sättigungsprozesses kann wohl eine notwendige Bedingung für das Überessen bei Eßanfällen sein, sie kann aber kaum als direkter Auslöser für Eßanfälle verstanden werden (Herman & Polivy 1990; Westenhöfer et al. 1990). In diesem Zusammenhang muß auch die Rolle von Emotionen bei der Auslösung von Eßanfällen und die mögliche Funktion von Eßanfällen als inadäquater Coping-Mechanismus gesehen werden (McCluskey 1990; Westenhöfer et al. 1990; vgl. auch Herman & Polivy 1988; Westenhöfer & Pudel 1989; siehe auch Kap. 7).

6.13 Gezügeltes Essen ohne Störbarkeit des Eßverhaltens

Eines der schwerwiegendsten Probleme für eine kausale Beziehung zwischen gezügeltem Eßverhalten und Eßanfällen muß schließlich darin gesehen werden, daß

- gezügeltes Essen kein einheitliches Konstrukt ist,
- die Gruppe der gezügelten Esser kein einheitliches Kollektiv darstellt und
- nicht alle gezügelten Esser Eßanfälle bzw. überhaupt eine Störbarkeit des Eßverhaltens erleben (AGRAS 1990; BOOTH ET AL. 1990; COOPER & CHARNOCK 1990; MCCLUSKEY 1990; TUSCHL 1990a 1990b; WESTENHÖFER ET AL. 1990).

LOWE und KLEIFIELD (1988) identifizierten eine Gruppe von Probanden, die erfolgreich abgenommen haben und ihr reduziertes Gewicht halten und die sie als "successful dieters" bezeichneten. In einer laborexperimentellen Untersuchung zeigten diese Probanden nicht das klassische Phänomen der *Gegenregulation*. Diese erfolgreichen gezügelten Esser hatten dennoch hohe Werte auf der Restraint-Subskala des *Three Factor Eating Questionnaire* (STUNKARD & MESSICK 1985). Auch wenn Probanden nach der Restraint-Subskala des DEBQ (VAN STRIEN ET AL. 1986a) eingeteilt werden, tritt die *Gegenregulation* im Laborexperiment nicht auf (WARDLE & BEALES 1987). Diese Befunde zeigen, daß es zumindest Teilkollektive innerhalb der Gruppe der gezügelten Esser gibt, die ihre Nahrungsaufnahme einschränken, ohne die typischen Phänomene des gestörten Eßverhaltens zu erleben.

WESTENHÖFER und PUDEL (1989) berichten, daß Frauen mit intermittierendem Diätverhalten, also einem häufigen Wechsel zwischen Diätphasen und Phasen normalen Essens, sehr viel häufiger über Schwierigkeiten im Eßverhalten berichten als Frauen mit einem eher permanent gezügelten Eßverhalten.

Schließlich wurden auch in verschiedenen Untersuchungen mit dem Three Factor Eating Questionnaire bzw. Fragebogen zum Eßverhalten (FEV) (STUNKARD & MESSICK 1985; BJÖRNVELL, RÖSSNER & STUNKARD 1986; GANLEY 1988; PUDEL & WESTENHÖFER 1989b) immer wieder geringe bis mittlere Korrelationen ($|r| < 0{,}50$) zwischen den Subskalen *gezügeltes Essen* und *Störbarkeit des Eßverhaltens* gefunden. In Abhängigkeit von der jeweils untersuchten Stichprobe waren diese Korrelationen sowohl positiv als auch negativ. Auch wird in großen Probandenkollektiven bei stark gezügelten Essern gleichermaßen ein hoher Anteil von Probanden mit geringer wie mit starker Störbarkeit des Eßverhaltens gefunden (PUDEL & WESTENHÖFER 1989b).

Diese Befunde zeigen, daß das gezügelte Essen, insbesondere im Hinblick auf die Störbarkeit des Eßverhaltens, kein homogenes Konstrukt ist, und daß die Population der gezügelten Esser aus unterscheidbaren Teilgruppen bestehen muß. Die Behauptung von HEATHERTON ET AL. (1988), daß gezügeltes Essen üblicherweise mit Störbarkeit, wie der Enthemmung kognitiver Kontrolle, verbunden ist, kann somit nicht unwidersprochen bleiben (vgl. CHARNOCK 1989a 1989b).

Einerseits legen also eine Vielzahl von Befunden und Überlegungen eine kausale Beziehung zwischen gezügeltem Essen und Störbarkeit nahe: Gezügeltes Essen ist möglicherweise ein notwendige Bedingung für die Entstehung und Aufrechterhaltung von Eßanfällen. Andererseits ist offensichtlich, daß gezügeltes Essen keine hinreichende Bedingung hierfür ist: Anscheinend kann gezügeltes Essen auch aufrechterhalten werden, ohne daß es zu einer Störbarkeit des Eßverhaltens kommt.

6.14 Rigide und flexible Kontrolle des Eßverhaltens

Eine Lösung dieses offenkundigen theoretischen wie praktischen Problems kann darin gesehen werden, daß verschiedene Arten des gezügelten Essens unterschiedenen werden. In einer Studie an über 54 525 Teilnehmern eines Gewichtsreduktionsprogramms konnte gezeigt werden, daß *gezügeltes Essen* tatsächlich kein homogenes Konstrukt ist. Vielmehr lassen sich zwei Gruppen von Verhaltensweisen und Einstellungen unterscheiden, die zwar beide zu gezügeltem Eßverhalten gezählt werden müssen, die aber eine sehr unterschiedliche Auswirkung auf die *Störbarkeit des Eßverhaltens* haben (WESTENHÖFER 1991a).

6.14.1 Rigide Kontrolle

Die erste Gruppe von Verhaltensweisen und Einstellungen wurde als *rigide Kontrolle des Eßverhaltens* bezeichnet und geht mit einer erhöhten Störbarkeit des Eßverhaltens einher. Zu rigider Kontrolle gehören viele verschiedene Strategien, wie Verhaltensweisen, die auf eine Kalorienkontrolle abzielen (Kalorienzählen), das Vermeiden bestimmter Lebensmittel, die aber eigentlich gerne gegessen werden und das Bevorzugen kalorienarmer Lebensmittel, auch wenn sie nicht schmecken. Dieser Umgang mit Lebensmitteln, bei dem eigene Bedürfnisse weitgehend unberücksichtigt bleiben, äußert sich auch darin, daß von den Betroffenen die Notwendigkeit eines festen Diätplans betont wird: die Steuerung des Eßverhaltens findet nicht mehr aufgrund eigener Motivationsstrukturen statt, sondern wird nach außen – auf vorgegebene Pläne und Grenzen – verlagert; Essen wird weniger als eigenes Interesse, sondern vielmehr als Pflicht erlebt, und Pflichtverletzungen provozieren ein *"schlechtes Gewissen"*.

Weiter gehören hierzu das häufige Diäthalten, wobei im Sinne eines dichotomen Alles- oder Nichts-Prinzips Diät-Phasen mit Phasen abwechseln, in denen das Eßverhalten nicht besonders gezügelt wird. Auch in bezug auf einzelne Mahlzeiten findet sich dieses Alles-oder-Nichts-Prinzip wieder: die Probanden lassen Mahlzeiten eher ausfallen, als daß sie bei den einzelnen Mahlzeiten weniger essen. Dabei sind die Erwartungen, die an den Erfolg des gezügelten Essens geknüpft werden, in ihrer zeitlichen Dimension und in ihrer gesamten Bedeutung für das eigene Leben hoch, wenn nicht unrealistisch überhöht. Das Scheitern der eigenen Diätbemühungen und das hieraus resultierende Frustrationserlebnis können im Sinn einer – für das eigene Selbstkonzept ungünstigen – Mißerfolgsorientierung interpretiert werden. Die Rigidität der Verhaltenskontrolle äußert sich bei diesen Strategien sowohl durch die Absolutheit, mit der eigene Eßbedürfnisse durch das Gewichtskontrollmotiv übersteuert werden, als auch durch die Ausrichtung der einzelnen kognitiven und Verhaltensstrategien an einem dichotomen Alles-oder-Nichts-Prinzip (WESTENHÖFER 1991b).

6.14.2 Flexible Kontrolle

Die Aspekte des gezügelten Eßverhaltens, die als *flexible Kontrolle des Eßverhaltens* zusammengefaßt werden können, zeichnen sich durch insgesamt flexiblere und zeitlich überdauerndere Einstellungen und Verhaltensweisen aus: Im Zentrum steht hier das Bemühen, das alltägliche Essen einzuschränken, auch durch kleine Portionen, wobei dieses

Bemühen nicht als zeitliche beschränkte (Diät-) Maßnahme verstanden wird. Wenn aus irgendeinem Grunde mehr gegessen wurde, wird dies bei den nächsten Mahlzeiten wieder ausgeglichen. Diese Flexibilität in der Verhaltenssteuerung zeigt sich auch in der Lebensmittelauswahl: üblicherweise werden "leichte Lebensmittel" bevorzugt, wobei dennoch die Vielfalt aller Lebensmittel genossen werden kann; konsequenterweise stellt auch Einkaufen keine besonders problematische Situation dar und das Einhalten einer bestimmten Mengengrenze beim Essen gelingt meistens. Allgemeine Aufmerksamkeit für die eigene Figur und für das, was gegessen wird, runden dieses Bild ab. Die Flexibilität der Verhaltenskontrolle bezieht sich hierbei sowohl auf die Nahrungsmenge der einzelnen Mahlzeiten als auch auf die Lebensmittelauswahl. Insgesamt sind solche Strategien stärker an der Vielzahl der Bedürfnisse des einzelnen Individuums orientiert und dürften damit die Berücksichtigung situativer Aspekte erleichtern. Eine stärkere flexible Kontrolle geht mit einer geringeren Störbarkeit des Eßverhaltens einher.

6.14.3 Kontrolle und Störungen des Eßverhaltens

Da die Beziehung zwischen diesen beiden Formen der Kontrolle und der Störbarkeit des Eßverhaltens in mehreren Untersuchungen unabhängig voneinander bestätigt werden konnte, kann sie als empirisch gut abgesichert gelten (Westenhöfer 1991b). In einer dieser Studien, einer Repräsentativerhebung, konnte weiter gezeigt werden, daß stärkere *rigide Kontrolle* mit einer größeren Häufigkeit von Schwierigkeiten im Eßverhalten einhergeht. Auch haben Befragungspersonen mit mindestens 2-3 Eßanfällen pro Woche signifikant höhere Werte bei *rigider Kontrolle*. Beide Effekte wurden für *flexible Kontrolle* nicht bzw. nur in deutlich geringerem Außmaß gefunden. Zur Erfassung dieser beiden Aspekte gezügelten Essens wurden zwei Skalen konstruiert, die über eine ausreichende Reliabilität (Zuverlässigkeit) und Validität (Gültigkeit) verfügen.

Diese Ergebnisse haben immense Bedeutung im Hinblick auf viele Maßnahmen der Adipositastherapie. Eine Durchsicht der verschiedensten Gewichtsreduktionsprogramme macht deutlich, daß den Teilnehmern zumeist Strategien der rigiden Verhaltenskontrolle, zumindest jedoch eine "*bunte Mischung*" aus flexiblen und rigiden Verhaltensstrategien vermittelt wird. Nach den vorliegenden Befunden müssen damit erhebliche Anteile in vielen Abnahmeprogrammen als kontraindiziert und schädlich eingestuft werden, da sie zu einer Verstärkung von Störungen im Eßverhalten beitragen können. Solche Störungen des Eßverhaltens, zumal in Form von Eßanfällen, beeinträchtigen zum einen die Lebensqualität der Klienten und sind zum anderen mit eigenen gesundheitlichen Risiken behaftet. Schließlich dürften sie eine erfolgreiche und langfristige Gewichtsreduktion der adipösen Patienten zumeist erschweren, wenn nicht gar unmöglich machen. Die Mißerfolgsbilanzen der Adipositastherapie bezeugen die mögliche Wirksamkeit solcher Mechanismen jedenfalls nachdrücklich.

7

Gestörtes Eßverhalten – von der Diagnose bis zur Therapie

Zu den Eßstörungen zählen vor allem die *Anorexia nervosa* und die *Bulimia nervosa*. Adipositas kann mit einer Eßstörung verbunden sein, ist es aber im allgemeinen nicht (s. Kap. 5).

7.1 Anorexia nervosa

Zentrales Merkmal der *Anorexia nervosa* ist eine schwere Eßstörung, bei der sich die Patientinnen[24] weigern, eine ausreichende Nahrungsmenge zu sich zu nehmen. Dieses Eßverhalten läßt sich als extrem *gezügeltes Essen* beschreiben: eine strenge und extrem knappe Kaloriengrenze wird eingehalten; Mahlzeiten werden ganz ausgelassen oder beschränken sich auf geringe Mengen "*guter*" und "*erlaubter*" Lebensmittel, die von "*schlechten*" oder "*fettmachenden*" Lebensmitteln deutlich unterschieden werden.

Zusätzlich zu dieser starken Einschränkung der Nahrungsaufnahme versuchen viele Patientinnen ihr Gewicht durch Erbrechen oder durch die Einnahme von Appetitzüglern, Abführmitteln oder Entwässerungstabletten zu kontrollieren.

Dieses extreme Eßverhalten führt zu einem starken Gewichtsverlust oder bewirkt, daß der natürliche Gewichtsanstieg in der Wachstumsphase ausbleibt. Der Gewichtsverlust führt zu einer meist offensichtlich abgemagerten Gestalt, die ein deutliches, äußerlich erkennbares Zeichen der *Anorexia nervosa* ist, auch wenn die Betroffenen oft versuchen, ihren abgemagerten körperlichen Zustand durch die Wahl entsprechender Kleidung zu kaschieren.

Trotz ihres offensichtlichen Untergewichts empfinden sich Patientinnen als zu dick oder zu fett (Störung des Körperschemas) und weigern sich, an Gewicht zuzunehmen. Diese Furcht vor einer Gewichtszunahme kann als ein zentrales psychopathologisches Merkmal der *Anorexia nervosa* betrachtet werden, da sie das gestörte Eßverhalten motiviert und aufrecht erhält. Die krankhaft übersteigerte Angst vor dem Zunehmen ist im Erleben und Verhalten der Patientinnen so zentral, daß Crisp (1984) die Anorexia nervosa als "*Normalgewichts-Phobie*" beschreibt.

Trotz ihres bedenklichen körperlichen Zustands haben die Betroffenen oftmals kein Krankheitsbewußtsein, verleugnen ihre Störung oder lehnen eine therapeutische Behandlung ab. Kennzeichnend ist auch die – angesichts ihres Zustands – hervorstechende Aktivität der Patientinnen, die damit verbundene Ruhelosigkeit und der gesteigerte Bewegungsdrang.

---

24 Hier wird die weibliche Form der Bezeichnung gewählt, da die überwiegende Anzahl der Betroffenen Frauen sind.

Bewegung und exzessives sportliches Training werden auch häufig als Maßnahme zur Kontrolle des Körpergewichts eingesetzt.

Als Folge der Mangelernährung und des Gewichtsverlusts kommt es zu einer Reihe von körperlichen Folgeerscheinungen, wie dem Absinken von Körpertemperatur (Hypothermie), von Blutdruck (Hypotonie), der Verlangsamung des Pulses (Bradykardie) und der Bildung von Flaumbehaarung (Lanugo). Charakteristisch sind auch eine Vielzahl von endokrinologischen Veränderungen (Pirke & Ploog 1986). Bei den weiblichen Patientinnen kann fast immer das Ausbleiben der Regelblutung (Amenorrhoe) festgestellt werden. Nachdem sich das Eßverhalten und das Körpergewicht wieder normalisiert haben, bilden sich auch die körperlichen Symptome im Lauf der Zeit normalerweise zurück.

Lexikon

DSM-III-R

Das Kürzel DSM-III-R steht für "*D*iagnostic and *S*tatistical *M*anual of Mental Disorders" und zwar in der *3*. Ausgabe, die 1987 nochmals *r*evidiert wurde ("3rd edition, revised). Dieses Handbuch wird von der Amerikanischen Psychiatrie-Gesellschaft herausgegeben und ist ein Klassifikationssystem für psychische Störungen. Dieses Klassifikationssystem ist recht umfangreich und differenziert, da die Patienten auf 5 unabhängigen *Achsen*, d.h. inhaltlichen Bereichen, beurteilt werden können. Im praktischen Gebrauch ist vor allem die Achse I bedeutsam, in der psychische Störungen als *"klinische Syndrome"* klassifiziert werden können. Dabei sind für jedes Störungsbild u.a. Kriterien aufgelistet, die erfüllt sein sollen, wenn die entsprechende Störung diagnostiziert wird. Allerdings sind mit solchen Klassifikationssystemen auch verschiedene Probleme verbunden, die in den Lehrbüchern der Klinischen Psychologie dargestellt und diskutiert werden (Baumann 1990; Schmidt 1984).

Tab. 7/1: Diagnostische Kriterien für *Anorexia nervosa* nach DSM-III-R *(Lexikon)* (American Psychiatric Association 1987)

A	Weigerung, das Körpergewicht über einem minimalen Normalgewicht entsprechend dem Alter und der Größe zu halten, z.B. Gewichtsverlust, der zu einem Gewicht führt, das 15 % unter dem erwarteten Gewicht liegt; oder während der Wachstumsphase: eine fehlende Gewichtszunahme, die zu einem Gewicht 15 % unter dem erwarteten Gewicht führt.
B	Trotz des Untergewichts eine intensive Furcht davor, zuzunehmen oder fett zu werden.
C	Störung in der Art und Weise, mit der das Gewicht, die Größe und die Gestalt des eigenen Körpers erlebt wird, z.B. behaupten die Betroffenen sich fett zu fühlen obwohl sie abgemagert sind, oder sie behaupten ein Teil ihres Körpers sei "zu fett", selbst wenn auch dort das Untergewicht offensichtlich ist.
D	Bei Frauen: Ausbleiben von mindestens drei aufeinanderfolgenden Menstruationszyklen, wenn diese eigentlich zu erwarten wären (primäre und sekundäre Amenorrhoe).

7.2 Bulimia nervosa

7.2.1 Eßanfälle

Seit Ende der siebziger Jahre wird die Eßstörung *Bulimia nervosa* (RUSSELL 1979) bzw. *Bulimarexie* (BOSKIND-LODAHL 1976) als eigenständiges Krankheitsbild beschrieben. Bulimia leitet sich aus den griechischen Wörtern *bous* (Ochse, Stier) und *limos* (Hunger) ab, und bedeutet wörtlich *Ochsenhunger*. Mit dieser Bezeichnung wird auf eines der Hauptsymptome dieser Eßstörung Bezug genommen: das wiederholte Auftreten von Eßepisoden, die als Eßanfall, Freßanfall oder Heißhungerattacke (engl.: *binge eating*) bezeichnet werden. Bei solchen Eßanfällen verschlingen die Patientinnen zumeist hastig größere Nahrungsmengen.

Die Häufigkeit solcher Eßanfälle reicht von einmal pro Woche bis zu mehrmals täglich, wobei die Mehrzahl der Patientinnen solche Heißhungerattacken fast täglich erlebt (PAUL, BRAND-JACOBI & PUDEL 1984b; PAUL & PUDEL 1985; RUSSELL 1979). Im Verlauf der meist zwischen 15 Minuten und 4 Stunden dauernden Eßanfälle werden durchschnittlich zwischen 3000 und 4000 Kalorien verschlungen (PAUL ET AL. 1984b; PAUL & PUDEL 1985; MITCHELL ET AL. 1986), wobei auch über Freßanfälle mit bis zu 15000 Kalorien berichtet wird (Russell 1989).

7.2.2 Symptomatik

Das Eßverhalten der Bulimie-Patientinnen ist neben episodischen Eßanfällen zumeist durch ein stark gezügeltes Eßverhalten charakterisiert: Sie essen sehr wenig oder auch gar nichts, bis eine solche Phase gezügelten Essens durch einen Eßanfall unterbrochen wird. Dieses Muster der Nahrungsaufnahme wurde auch als *intermittierendes Fasten* charakterisiert und kann dazu führen, daß sich bei den Patientinnen Anzeichen für den biologischen Zustand der Mangelernährung finden lassen (PIRKE ET AL. 1985). Während in Phasen des gezügelten Essens häufig solche Lebensmittel gemieden werden, die als ungesund oder dick-machend gelten, werden diese "*verbotenen*" Lebensmittel bei einem Eßanfall besonders häufig verzehrt (PAUL & PUDEL 1985).

Gemeinsam ist den Patientinnen, daß sie versuchen, die Folgen der Nahrungsaufnahme durch Maßnahmen der Gewichtskontrolle zu kompensieren. Ein Großteil der Betroffenen führt nach einem Eßanfall regelmäßig absichtliches Erbrechen herbei, um sich so der aufgenommenen Nahrung zu entledigen (PAUL ET AL. 1984b; RUSSELL 1989). Bei manchen Patientinnen finden sich statt dessen oder zusätzlich zum selbstinduzierten Erbrechen Laxantien- oder Diuretikaabusus, längere Fastenperioden zwischen den Eßanfällen oder eine übertriebene sportliche Betätigung (RUSSELL 1989).

Zentrales Merkmal der Psychopathologie ist – wie bei *Anorexia nervosa* – eine extreme, krankhafte Angst der Patientinnen vor dem Dicksein und eine übersteigerte Besorgnis um das Gewicht bzw. die Figur (FAIRBURN & COOPER 1984b; FAIRBURN & GARNER 1986; RUSSELL 1979, 1989). Dabei sind Gewicht und Aussehen von zentraler Bedeutung für das Selbstwertgefühl und die Selbstsicherheit der Patientinnen (BRAND-JACOBI 1984b; PALMER 1987).

Das Gewicht der Bulimiepatientinnen ist oft unauffällig und liegt im Normalbereich (PAUL ET AL. 1984b). Jedoch versuchen die Patientinnen oft verzweifelt, ihr Gewicht unter einer bestimmten Obergrenze zu halten (RUSSELL 1989). Die meist normalgewichtigen Bulimikerinnen schätzen sich selbst als dicker ein als dies normalgewichtige Frauen der Bevölkerung tun, und sie befürchten eine erhebliche Gewichtszunahme, wenn sie auf gewichtsregulierende Maßnahmen wie Erbrechen oder die Einnahme von Laxantien verzichten würden (PAUL & PUDEL 1985). Als Folge des intermittierenden Diätverhaltens der Patientinnen berichtet ein Großteil über deutliche Gewichtsschwankungen in der Anamnese (PAUL ET AL. 1984b).

Das Eßverhalten der Patientinnen und ihre Maßnahmen zur Gewichtskontrolle können zu einer Reihe von körperlichen Folgeschäden und medizinischen Komplikationen führen (Überblick bei MITCHELL & POMEROY 1989). Hierzu zählen Verletzungen des Handrückens, die durch den Gebrauch der Hand zur Stimulation des Würgereflexes entstehen (RUSSELL 1979), Entzündungen, manchmal auch Verletzungen der Speiseröhre, das Anschwellen der Speicheldrüsen und Schädigungen des Zahnschmelzes durch den häufigen Kontakt mit Magensäure beim Erbrechen (MITCHELL & POMEROY 1989; RUSSELL 1989). Weiter werden Elektrolytstörungen, insbesondere Hypokaliämien, berichtet, die für Herzrhythmus-Störungen, Muskelähmungen, Nierenversagen sowie epileptische Anfälle verantwortlich sein können (RUSSELL 1979, 1989). Bei der Mehrzahl der Patientinnen wurden Störungen des Menstruationszyklus gefunden (PIRKE 1989).

Viele Patientinnen leiden unter einer depressiven Symptomatik, die sich in starken Stimmungsschwankungen, Gefühlen von Wert- und Sinnlosigkeit, Schuldgefühlen, Suizidgedanken bis hin zum Suizidversuch äußert (LAESSLE 1989). Dabei weisen sie auf Depressionsskalen häufig Werte auf, die sich von den entsprechenden Werten von Patienten mit einer *Major Depression* nicht unterscheiden. Gleichfalls wird in verschiedenen Untersuchungen ein hoher Anteil von Bulimie-Patientinnen gefunden, für die gleichzeitig eine *Major Affektiv Disorder* nach DSM-III diagnostiziert werden kann (HERZOG 1984; HUDSON ET AL. 1983; LAESSLE ET AL. 1987; WALSH ET AL. 1985).

Wenngleich von manchen Autoren die Möglichkeit diskutiert wird, daß Eßstörungen wie *Bulimia nervosa*, aber auch *Anorexia nervosa* eine Variante affektiver Störungen darstellen (HUDSON ET AL. 1983), kommen andere Autoren zu dem Schluß, daß affektive Störungen eher sekundär zu Eßstörungen auftreten (LAESSLE 1989; LAESSLE ET AL. 1987).

Tab. 7/2: Diagnostische Kriterien für Bulimia nervosa nach DSM-III-R (AMERICAN PSYCHIATRIC ASSOCIATION 1987; deutsch: WITTCHEN, SASS, ZAUDIG & KOEHLER 1989).

1. Das Auftreten wiederholter Freßanfälle, wobei innerhalb einer relativ kurzen Zeitspanne große Nahrungsmengen verschlungen werden.
2. Das Gefühl der Betroffenen, diese Freßanfälle nicht unter Kontrolle zu haben.
3. Zur Verhinderung der Gewichtszunahme werden Maßnahmen wie selbstinduziertes Erbrechen, Gebrauch von Laxantien oder Diuretika, strenges Fasten oder übermäßige körperliche Aktivitäten ergriffen.
4. Es müssen mindestens zwei Freßanfälle pro Woche über einen Zeitraum von drei Monaten vorhanden sein.
5. Es findet eine ständige, gedankliche Präokkupation mit Essen und Gewicht statt.

7.3 Bulimia nervosa und Anorexia nervosa

Etwa die Hälfte aller Anorexia nervosa-Patientinnen zeigt eine ausgeprägte bulimische Symptomatik mit wiederholten Freßanfällen, zum Teil verbunden mit selbstinduziertem Erbrechen oder Laxantienabusus (BEUMONT ET AL. 1976; CASPER ET AL. 1980; GARFINKEL ET AL. 1980; VANDEREYCKEN & PIERLOOT 1983). Die anderen Anorexie-Patientinnen erreichen ihr niedriges Körpergewicht ausschließlich durch die extreme Einschränkung der Nahrungsaufnahme, eventuell verbunden mit übersteigertem sportlichem Training. Diese beiden Subgruppen werden auch als "*bulimische Anorexie*" bzw. "*restriktive Anorexie*" bezeichnet (FAIRBURN & GARNER 1986).

Trotz der offensichtlichen symptomatischen Ähnlichkeit zwischen bulimischen Anorexie-Patientinnen und normalgewichtigen Bulimie-Patientinnen wurden noch 1980 im DSM-III Anorexia nervosa und Bulimia als sich gegenseitig ausschließende Diagnosen verstanden (AMERICAN PSYCHIATRIC ASSOCIATION 1980): Bulimie sollte nicht diagnostiziert werden, wenn eine Anorexia nervosa vorlag. Diese primär am Körpergewicht orientierte Klassifikation der Eßstörungen wurde inzwischen weitgehend revidiert.

Eine Untersuchung von GARNER ET AL. (1985a) zeigt, daß sich die bulimische und restriktive Subgruppe der Anorexie-Patientinnen in mehreren klinischen und psychopathologischen Merkmalen deutlich unterscheiden lassen, während sich bulimische Patientinnen mit Normalgewicht und bulimische Anorexie-Patientinnen in diesen Merkmalen sehr ähnlich sind, sich aber gemeinsam deutlich von den restriktiven Anorexien abheben. FAIRBURN und COOPER (1984a) finden, daß sich Bulimie-Patientinnen mit einer Vorgeschichte von *Anorexia nervosa* bzw. ohne eine solche Vorgeschichte nicht unterscheiden.

Schließlich ist bekannt, daß eine ganze Reihe von Patientinnen im Lauf ihrer Krankheitsgeschichte zwischen den verschiedenen Krankheitsbildern wechseln kann, z.B. eine anorektische Patientin zunimmt und dann zu einer normalgewichtigen Bulimie-Patientin wird, oder eine normalgewichtige Bulimie-Patientin nach einem Gewichtsverlust zu einer Anorexie-Patientin wird (VANDEREYCKEN & MEERMANN 1984).

Von FAIRBURN und GARNER (1986) wird weiter darauf hingewiesen, daß möglicherweise auch viele normalgewichtige Bulimie-Patientinnen "*untergewichtig*" sind, indem sie sich unter ihrem "*natürlichen*" Gewicht befinden. Somit scheint die Bedeutung des aktuellen Körpergewichts, bezogen auf soziale Normen oder Tabellenwerte, von geringer klinischer und therapeutischer Bedeutung zu sein, und es wurde vorgeschlagen, auf das aktuelle Körpergewicht als differenzialdiagnostisches Kriterium völlig zu verzichten (BRAND-JACOBI 1984b; FAIRBURN & GARNER 1986).

Allerdings scheint es fraglich, ob ein solcher Wechsel der diagnostischen Priorität vom Gewichtsverlust zum Eßverhalten sinnvoll und möglich ist. Bei Patientinnen, die unter beiden Symptomen leiden, Gewichtsverlust und bulimischem Verhalten, ist vielmehr von einer gemischten Eßstörung auszugehen (RUSSELL 1989). "*In klinischer Hinsicht sollte man einsehen, daß es unmöglich ist, zwischen den beiden Störungen eine klare Grenze zu ziehen*" (RUSSELL 1989, S. 27).

7.4 Epidemiologie

7.4.1 Anorexia nervosa und Bulimia nervosa

Für *Anorexia nervosa* wird eine Prävalenz von 1/800 bis 1/100 bei Mädchen und jungen Frauen ab 12 Jahren angegeben. Der Anteil männlicher Patienten wird auf ca. 5 % geschätzt (KÖHLE & SIMONS 1990; LAESSLE 1990). Das Erkrankungsalter liegt meistens zwischen dem 12. und 16. Lebensjahr.

Zur Prävalenz von *Bulimia nervosa* liegen eine Reihe von Untersuchungen vor, die jedoch im Hinblick auf die untersuchte Stichprobe und die methodischen Kriterien sehr unterschiedlich sind (Überblick bei: CONNORS & JOHNSON 1987; FAIRBURN & BEGLIN 1990). Entsprechend reichen die Prävalenzschätzungen von 2 % bei Klienten einer Beratungsstelle für Familienplanung (COOPER & FAIRBURN 1983) bis zu knapp 20 % in studentischen Populationen (HALMI, FALK & SCHWARTZ 1981; POPE, HUDSON, YURGELUN-TODD & HUDSON 1984). In ihrer Überblicksarbeit schätzen CONNERS und JOHNSON (1987) aufgrund der methodisch besseren Studien die Prävalenz der Bulimie nach DSM-III für Frauen auf 8 %, für Männer auf 1 %. Der Anteil männlicher Patienten wird mit 3 % bis 12,8 % angegeben (FICHTER & HOFFMANN 1989). In ihrer neueren Übersichtsarbeit stellen FAIRBURN & BEGLIN (1990) fest, daß in den methodisch besseren Arbeiten, in denen die Prävalenzrate nicht aufgrund von Fragebögen, sondern aufgrund klinischer Interviews geschätzt wird, deutlich tiefere Prävalenzraten von ungefähr 1 % bei jungen Frauen gefunden werden.

Für die Bundesrepublik wurde die Prävalenz von *Bulimia nervosa* aufgrund einer mit Fragebogen durchgeführten Repräsentativerhebung auf 2,4 % geschätzt (WESTENHÖFER 1991b). Überraschenderweise konnten dabei in der untersuchten Stichprobe keine bedeutsamen Unterschiede zwischen Männern und Frauen oder für verschiedene Altersgruppen gefunden werden. Wenngleich dieses Ergebnis mit einiger Vorsicht beurteilt werden muß, so kann es doch als Hinweis darauf gewertet werden, daß die Themen *Figur* und *Essen* in den letzten Jahren in zunehmendem Maße auch für Männer problematisch geworden sind und so zu einer Steigerung der Prävalenz von Eßstörungen bei Männern beigetragen haben.

Der Beginn einer bulimischen Eßstörung liegt zumeist in der Adoleszenz und ein Großteil der Patientinnen ist zwischen 20 und 30 Jahren, wenn sie sich erstmals in Behandlung begeben (PAUL ET AL. 1984b).

7.4.2 Einzelne Symptome gestörten Eßverhaltens

Gestörtes Eßverhalten ist jedoch offenbar verbreiteter als diese Prävalenzraten vermuten lassen und einzelne bulimische Symptome kommen deutlich häufiger vor.

Eßanfälle

Wöchentliche Eßanfälle scheinen bei Frauen mit einer Häufigkeit zwischen 5 % und 21 % vorzukommen (CONNERS & JOHNSON 1987). Hier ergibt sich jedoch die Schwierigkeit, daß selten klar definiert wird, was genau unter einem Eßanfall zu verstehen ist. Auch Diagnosekriterien wie DSM-III-R sprechen hier sehr ungenau von einer großen Nahrungsmenge, die in einer relativ kurzen Zeitspanne verschlungen wird. Entsprechend reichen die Vorstellungen von einem Eßanfall von einem Riegel Schokolode bis zu einer massiven Freßattacke, in deren Verlauf mehrere tausend Kalorien verschlungen werden.

Westenhöfer (1991b) untersuchte die Häufigkeit, mit der solche verschiedenen Ausprägungen von Eßanfällen in der Bevölkerung auftreten. Die Definition der verschiedenen Ausprägungen sind in Tab. 7/3 wiedergegeben. Eine Situation, die der Beschreibung B (zwei Stück Kuchen) entspricht – die sicherlich nicht als klinisch relevant gewertet werden kann –, wird von 35,5 % der Frauen und von 33,8 % der Männer mindestens einmal pro Woche erlebt. Situation D (1 Tafel Schokolade plus 2 Stück Kuchen) erfahren 8 % der Frauen und 8,3 % der Männer mindestens einmal pro Woche. Ein Eßanfall, wie er in Situation G beschrieben wird, wird von 4,5 % der Männer und von 3,9 % der Frauen mindestens wöchentlich erlebt. Werden verschiedene Teilkollektive betrachtet, so ist ein kontinuierlicher Übergang von Eßepisoden, wie Situation A, bis zu Eßanfällen der Beschreibung G festzustellen.

In Abb. 7/1 wurden die Befragten in verschiedene Teilkollektive eingeteilt. Jedes Teilkollektiv umfaßt die Probanden, bei denen die Eßepisode A, B, C, etc. mindestens 2-3mal pro Woche auftritt. Für jedes dieser Teilkollektive ist dargestellt, wie hoch der Anteil der Probanden ist, bei denen die auch anderen Eßepisoden mindestens einmal pro Woche auftreten. Es ist zu sehen, daß in jedem Teilkollektiv die verschiedenen Eßepisoden bei einem erheblichen Prozentsatz der Probanden auftreten, wobei von Teilkollektiv zu Teilkollektiv ein kontinuierlicher Anstieg der Häufigkeit auch schwerer Eßanfälle zu verzeichnen ist. Dieses Ergebnis deutet darauf hin, daß es keinen qualitativen Bruch, sondern vielmehr einen kontinuierlichen Übergang von harmlosem Überessen zu massiven Eßanfällen gibt.

Tab. 7/3: Situationsvorgaben zur Erfassung der Häufigkeit von Eßanfällen

Person X ist nachmittags allein zu Hause und verspürt auf einmal großen Appetit. Daraufhin ißt sie hastig ....

A: einen Schokoladeriegel oder
B: zwei Stücke Kuchen oder
C: eine ganze Tafel Schokolade oder
D: 1 Tafel Schokolade und 2 Stücke Kuchen oder
E: 1 Tafel Schokolade und 2 Stücke Kuchen und 2 belegte Brötchen und 1/2 Liter Cola oder
F: 1 Tafel Schokolade und 2 Stücke Kuchen und 2 belegte Brötchen und 1/2 Liter Cola und 1 Dose Ravioli oder
G: 1 Tafel Schokolade und 2 Stücke Kuchen und 2 belegte Brötchen und 1 Liter Cola und 1 Dose Ravioli und 1 Familienpackung Eis usw.

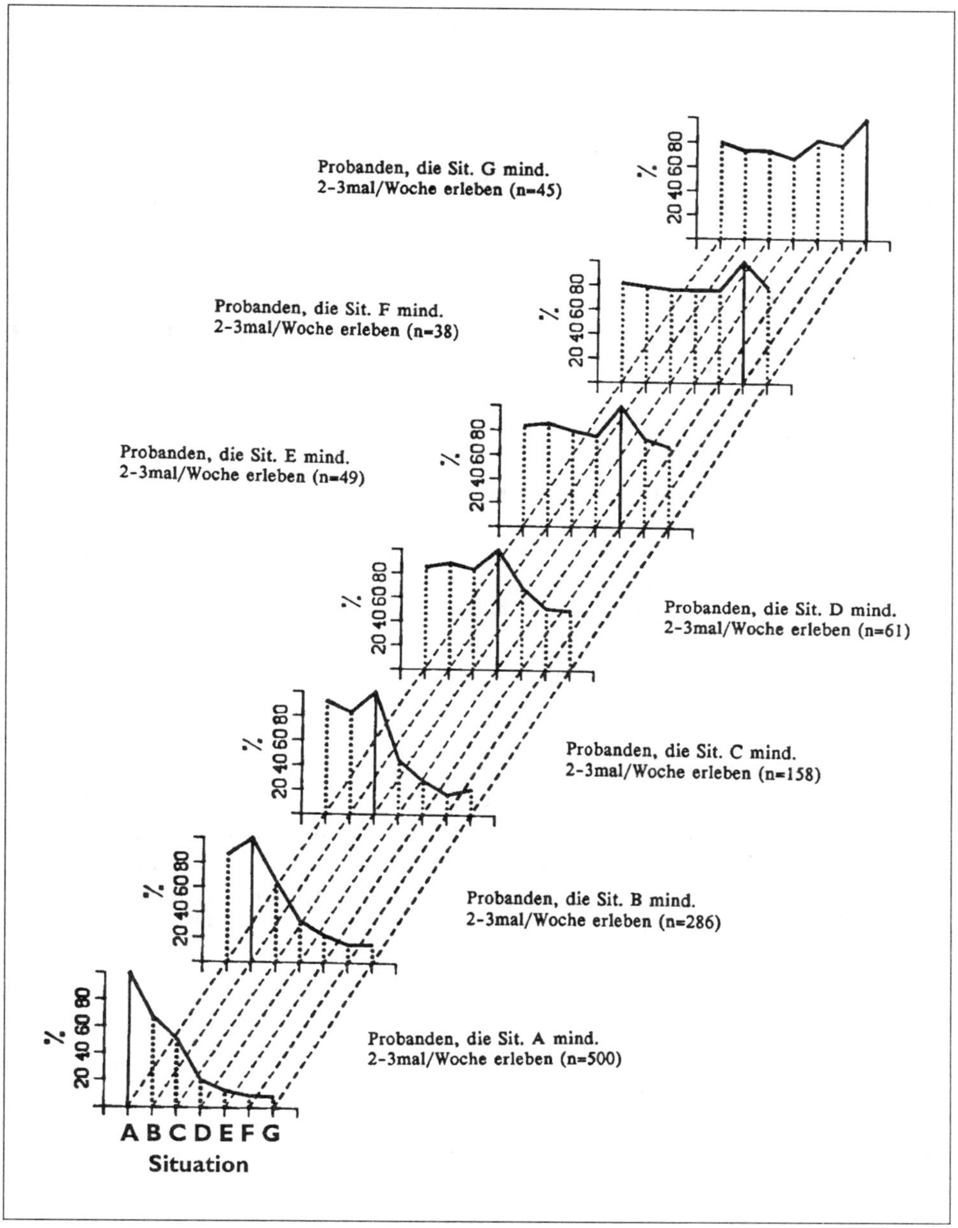

Abb. 7/1 zeigt den Anteil der Befragten in verschiedenen Teilkollektiven, die die Eßepisoden A bis G mindestens 4-5mal pro Monat erleben (aus WESTENHÖFER *1991b).*

Erbrechen und Medikamentenmißbrauch

Westenhöfer et al. (1987) schätzen die Häufigkeit von regelmäßigem Erbrechen als Maßnahme zur Gewichtsregulation in der weiblichen Bevölkerung auf ca. 3,5 %, in der Altersgruppe zwischen 18 und 23 Jahren knapp doppelt so hoch. Diese Schätzung konnte in einer Repräsentativerhebung bestätigt werden, in der wöchentliches und regelmäßiges Erbrechen bei 3,9 % der Befragten gefunden wurde (Westenhöfer 1991b). Auch in anderen Untersuchungen wird wöchentliches Erbrechen bei 1 bis 4 % der Frauen gefunden (Connors & Johnson 1987).

Den mindestens wöchentlichen Gebrauch von Laxantien berichten 8,6 % der Frauen und 1,8 % der Männer, den mindestens wöchentlichen Gebrauch von Appetitzüglern gestehen 7,6 % der Frauen und 2,6 % der Männer ein (Westenhöfer 1991b).

7.5 Erklärungsansätze

Der gegenwärtige Forschungsstand läßt keine eindeutigen Aussagen zur *Ätiologie* und *Pathogenese* der Anorexia nervosa und Bulimia nervosa zu. Allerdings kann davon ausgegangen werden, daß nicht ein einzelner Ursachenfaktor für die Entstehung und Aufrechterhaltung dieser Eßstörung verantwortlich ist, sondern nur eine Interaktion zwischen verschiedenen prädisponierenden Faktoren, auslösenden Bedingungen und aufrechterhaltenden Mechanismen das Krankheitsbild erklären kann (Fichter 1989; Laessle 1990).

Circulus vitiosus

Modellvorstellungen zur Entstehung und Aufrechterhaltung der Bulimia nervosa, die versuchen, diese verschiedenen Bedingungen zu integrieren, beinhalten stets das Element des selbst-perpetuierenden Teufelskreises, der für diese Eßstörung typisch ist (Fichter 1989; Paul & Jacobi 1986; Westenhöfer & Pudel 1989, 1990b, siehe Abb. 7/2): die Einschränkung der Nahrungsaufnahme, das gezügelte Essen, führt zum Auftreten von Eßanfällen, die die Angst vor dem Dicksein verstärken und somit zu einer weiteren Einschränkung der Nahrungsaufnahme führen.

Die folgende Abb. 7/2 beschreibt das funktionale Modell der Bulimia nervosa (aus Westenhöfer & Pudel 1990b).

Unter den prädisponierenden Faktoren wird soziokulturellen Einflüssen, die vor allem durch die Familie, Schule oder die Medien vermittelt werden, eine besondere Bedeutung eingeräumt. Hierbei wird vor allem auf die enorme Bedeutung des gesellschaftlichen Schlankheitsideals und des hieraus resultierenden kollektiven Diätverhaltens hingewiesen (s. Kap. 6). Vor allem von feministisch orientierten Autorinnen wird auch die Bedeutung der gesellschaftlichen Frauenrolle betont (Boskind-Lodahl 1976; Orbach 1978, Vorderbrügge & Groth 1981). Zu diesen gesellschaftlichen Rahmenbedingungen kann weiter die allgemeine Leistungsorientierung gezählt werden (Fichter 1989), die auch im deutlichen Gegensatz zur traditionellen Rollendefinition der Frauen steht, nach der diese eine Lebensperspektive vor allem in Ehe und Familie finden sollen (Eichenbaum & Orbach 1985).

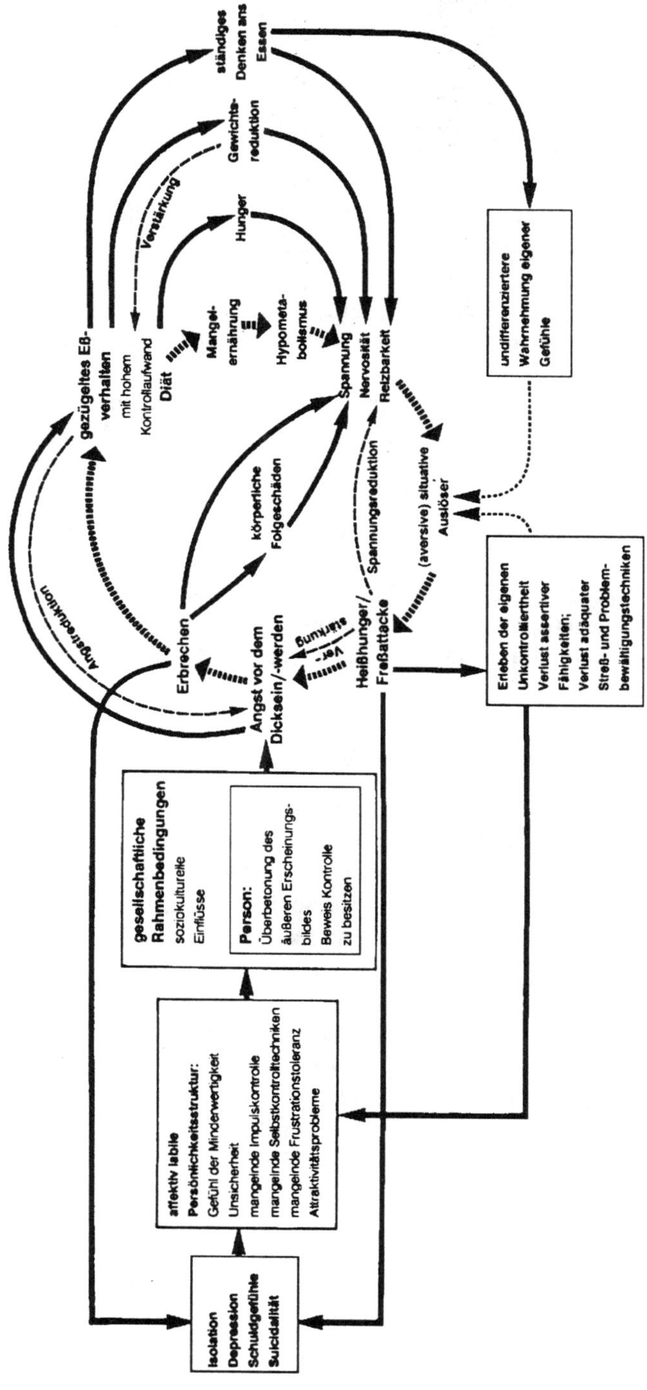

Abb. 7/2 beschreibt das funktionale Modell der Bulimia nervosa (aus WESTENHÖFER *&* PUDEL *1990b).*

Individuelle Voraussetzungen

Wenngleich solche soziokulturellen Bedingungen den Hintergrund für die Entstehung von Eßstörungen darstellen (Westenhöfer & Pudel 1989) und auch als Faktor für die Steigerung der Prävalenz in den letzten Jahren in Betracht kommen (Pyle et al. 1986), so können sie nicht erklären, weshalb die Mehrheit der Frauen, obwohl sie den gleichen gesellschaftlichen Einflüssen ausgesetzt sind, keine Eßstörungen entwickelt (Fichter 1989). Hierfür spielen offenbar eine Reihe von individuellen Faktoren eine besondere Rolle. Einer dieser Faktoren wird in einer bestimmten prämorbiden Persönlichkeitsstruktur, der "*affektiv-labilen Persönlichkeit*" gesehen (Paul & Jacobi 1986). Unter diesen Oberbegriff werden Eigenschaften gefaßt wie erhöhte Depressivität, geringe Frustrationstoleranz, mangelnde Impulskontrolle und Schwierigkeiten mit problematischen Situationen und Emotionen adäquat umzugehen. Hinzu kommen weitere individuelle Defizite: So wurde von Bruch (1973, 1982) und Selvini-Palazzoli (1982) auf Schwierigkeiten hingewiesen, eigene Gefühle, aber auch Hunger und Sättigung adäquat wahrzunehmen und auszudrücken. Kognitive Verzerrungen, wie dichtomes Denken nach dem "*Alles oder Nichts*"-Prinzip, werden als weiterer Faktor genannt (Fairburn 1985; Garner & Bemis 1985). Schließlich ist hier auch auf die Bedeutung individueller Lernerfahrungen im Zusammenhang mit der Nahrungsaufnahme hinzuweisen (Laessle 1990).

Als weitere prädisponierende Faktoren werden biologische Bedingungen wie eine möglicherweise genetische Vulnerabilität und chronische Belastungen (Fichter 1989) sowie bestimmte familiäre Interaktionsmuster genannt (Minuchin, Rosman & Baker 1978; Selvini-Palazzoli 1982).

Waffen gegen den eigenen Körper

Die genannten Faktoren führen dazu, daß es – häufig ausgelöst durch zusätzliche Verunsicherungen durch das Eintreten der Pubertät – zu einer starken Betonung der Figur bzw. des Körpergewichts kommt (Paul & Jacobi 1986; Westenhöfer & Pudel 1989). Das Streben nach Schlankheit kann als Lösungsversuch persönlicher Konflikte und Probleme verstanden werden: Indem die Kontrolle von Nahrungsaufnahme und Gewicht ins Zentrum des persönlichen Strebens gerückt werden, werden andere Problembereiche oft ausgeblendet (Fichter 1989). Aus dem Wunsch heraus, Kontrolle über das eigene Leben zu erlangen, wird versucht, zumindest das eigene Gewicht zu kontrollieren und diese Kontrolle so nach außen zu demonstrieren. Als Mittel der Wahl, die Angst vor dem Dick-sein oder Dick-werden zu bekämpfen, steht das reichhaltige Arsenal der "*Waffen gegen den eigenen Körper*", die zahlreichen Einstellungen und Verhaltensweisen des gezügelten Essens, zur Verfügung.

Durch das gezügelte Essen wird meistens, zumindest kurzfristig, die gewünschte Gewichtsreduktion erreicht und hierdurch das gezügelte Essen positiv verstärkt und als Mechanismus zur Reduktion der Angst vor dem Dick-sein etabliert. Als weitere Folge des gezügelten Essens stellen sich elementarer Hunger, eine gedankliche Präokkupation mit dem Thema "*Essen*" und ein durch Mangelernährung ausgelöster Hypometabolismus ein. Diese Prozesse führen zu einem Zustand erhöhter Nervosität, Reizbarkeit und Spannung.

Das Hungerexperiment von KEYS ET AL. (1950) hat gezeigt, daß bereits eine Mangelernährung und die damit verbundenen Folgen als Ursache für Eßanfälle in Frage kommt. Die Bedeutung des gezügelten Eßverhaltens bei der Entstehung und Aufrechterhaltung von Eßanfällen ist in Kap. 6 dargestellt. Von Bulimie-Patientinnen werden weiter Frustrationen, Langeweile, Ärger (PAUL ET AL. 1984) sowie Angst und ein Gefühl innerer Leere (HERMAN & POLIVY 1988) als begünstigende Faktoren für Eßanfälle genannt. In einem solchen emotionalen Zustand können dann geringe, häufig aversive, situative Auslöser genügen, um die starre kognitive Kontrolle über das Eßverhalten zu enthemmen. Der Zusammenbruch des gezügelten Essens führt zum Eßanfall bzw. zur Freßattacke. Solche Eßanfälle reduzieren zunächst kurzfristig die aufgestaute Spannung und werden so als Mechanismus zur Spannungsreduktion erlernt.

Andererseits führt die teilweise extrem hohe Kalorienaufnahme während solcher Eßanfälle zu einer vermehrten Angst vor dem Dickwerden. Schließlich wird das selbstinduzierte Erbrechen oder der Mißbrauch von Laxantien und Diuretika als vermeintlich probates Mittel zur Gewichtsregulation entdeckt (FAIRBURN & COOPER 1982), und mit vermehrten Diät-Anstrengungen wird versucht, das Körpergewicht in den erwünschten Bereich zu bringen bzw. dort zu halten. Das Erbrechen und der Medikamente-Mißbrauch führen schließlich zu körperlichen Folgeschäden. Der Zustand ohnehin erhöhter Reizbarkeit, Spannung und Nervosität wird weiter eskaliert. Ein erster Teufelskreis von gezügeltem Essen, Freßanfall, Erbrechen und erneutem Diät-halten ist geschlossen.

Angstreduktion durch Erbrechen

Eine besondere Rolle bei der Aufrechterhaltung dieses Teufelskreises spielt das Erbrechen als Mittel zur Reduktion der Angst vor dem Dickwerden (ROSEN & LEITENBERG 1985, 1988). Da durch die Kalorienaufnahme bei einem Eßanfall die Angst vor einer Gewichtszunahme zunimmt, führt das Erbrechen im Anschluß an einen solchen Eßanfall nach dem Prinzip der negativen Verstärkung zu einer Steigerung der Frequenz eben dieser Eßanfälle. Auch erleben Bulimie-Patientinnen meistens keine Eßanfälle, wenn sie wissen, daß sie keine Gelegenheit zu anschließendem Erbrechen haben.

Mit zunehmender Krankheitsdauer wird dann der Freßanfall als Methode zur Spannungsreduktion immer fester etabliert und es kommt zu einem immer stärkeren Verlust adäquater Streß- und Problembewältigungsstrategien sowie assertiver Fähigkeiten (PAUL & JACOBI 1986). Die gedankliche Präokkupation mit "*Essen*" führt zur Verstärkung einer möglicherweise schon prämorbid vorhandenen undifferenzierten Wahrnehmung eigener Gefühlsmodulationen.

Diese Prozesse bewirken, daß Eßanfälle immer mehr zur "*exklusiven*" Methode der Spannungsreduktion werden. In Spannungssituationen verhindert die undifferenzierte Wahrnehmung eigener Gefühle das rechtzeitige Erkennen von eigener Anspannung und verhindert so die rechtzeitige Realisierung von Strategien zur Spannungsreduktion. Der Verlust adäquater Streß- und Problembewältigungsstrategien und der Verlust assertiver Fähigkeiten vermindern die Verfügbarkeit adäquater Strategien ("*outcome-expectation*", BANDURA 1977) sowie die Überzeugung, solche Strategien wirksam einsetzen zu können (*"efficacy-expectation"*, Bandura 1977). Essen bzw. Fressen wird hingegen als einerseits verfügbare, andererseits wirksame Methode zur Spannungsreduktion erlernt und so ein zweiter, sich selbst aufschaukelnder Teufelskreis geschlossen.

Affektiv-labile Persönlichkeit

Schließlich führen die schuldhafte Verarbeitung der Freßanfälle als "*Versagen*", in dem Bemühen das Eßverhalten zu kontrollieren, sowie das selbst-induzierte Erbrechen zu sekundären Beeinträchtigungen wie sozialem Rückzug und Isolation, zu starken Stimmungsschwankungen bis hin zur Depression. Hierdurch wird ein Symptomkomplex verstärkt, der unter dem Oberbegriff einer "*affektiv-labilen Persönlichkeit*" als charakteristisch für Bulimia nervosa-Patientinnen beschrieben wird und durch Gefühle der Minderwertigkeit, Unsicherheit, mangelnde Impulskontrolle, mangelnde Selbstkontrolltechniken, mangelnde Frustrationstoleranz und Attraktivitätsprobleme gekennzeichnet ist. Auf dem Hintergrund einer solchen Persönlichkeitsstruktur wird schließlich die Betonung des äußeren Erscheinungsbildes und der Wunsch, beweisbar Kontrolle zu besitzen, immer weiter als grundlegende Handlungsmotivation verfestigt. Diese Kette bildet somit das Bindeglied für einen dritten *circulus vitiosus*.

Inwieweit der affektiv-labilen Persönlichkeitsstruktur, der undifferenzierten Wahrnehmung eigener Gefühle und der Nicht-Verfügbarkeit adäquater Streß- und Problembewältigungsstrategien im Sinne prämorbider Charakteristika eine pathogenetische Bedeutung zukommt, oder inwiefern es sich hierbei um sekundäre Krankheitserscheinungen handelt, kann allerdings nach dem gegenwärtigen Wissensstand noch nicht schlüssig beurteilt werden.

7.6 Behandlungsansätze

Prinzipiell muß die Behandlung von Eßstörungen wie Anorexia nervosa und Bulimia nervosa auf zwei Ebenen erfolgen. Die erste Ebene umfaßt die direkte Intervention zur Wiederherstellung eines normalen Körpergewichts (bei Anorexia nervosa) und eines normalen Eßverhaltens. Hierin kann eine wichtige Grundlage dafür gesehen werden, normale biologisch-physiologische Regulationsmechanismen wiederherzustellen. Auf der zweiten Ebene müssen all jene psychologischen und psychosozialen Faktoren und Bedingungen bearbeitet werden, die zur Aufrechterhaltung der Eßstörung beitragen.

Als Verfahren der ersten Interventionsebene sind vor allem Programme zur Gewichtssteigerung bei Anorexia nervosa und das neuerdings diskutierte Ernährungsmanagement bei Bulimia nervosa zu nennen. Verhaltenstherapeutische Programme zur Gewichtssteigerung bei Anorexia nervosa beruhen meist auf operanten Prinzipien, d.h. auf dem gezielten Einsatz von verschiedenen Verstärkern für die erreichte Gewichtszunahme. Üblicherweise erfolgt der Einsatz solcher Programme im Rahmen eines stationären Klinikaufenthalts (Meermann & Vandereycken 1987).

Das Ernährungsmanagement bei Bulimia nervosa zielt darauf, das gezügelte Eßverhalten der Patientinnen direkt zu modifizieren. Wesentliche Prozesse in dieser Behandlungsform sind die Selbstbeobachtung des Eßverhaltens, die Vermittlung von Information über die psychologischen und physiologischen Mechanismen der Regulation des Eßverhaltens (z.B. Folgen der Mangelernährung) und das schrittweise Einüben von normalem, ungezügeltem Eßverhalten (Beumont et al. 1989).

Auf der zweiten Ebene der Intervention, also zur Behandlung der verschiedenen psychischen und psychosozialen Bedingungen, kommen eine Vielzahl von therapeutischen Ansätzen und Strategien zum Einsatz, deren Darstellung den vorliegenden Rahmen sprengen würde. Einen Überblick über die verschiedenen Behandlungsansätze bieten Garner und Garfinkel (1985). Empirisch bewährt haben sich vor allem kognitiv-verhaltenstherapeutische Strategien (z.B. für Anorexie: Garner & Bemis 1985; für Bulimie: Fairburn 1985), die darauf abzielen, verzerrte und irrationale Annahmen und Überzeugungen zu den Themen Essen, Nahrungsmittel, Figur und Gewicht zu verändern. Ebenfalls bewährt sind Trainings im Problemlösen und zur Streßbewältigung, die den Patientinnen helfen sollen, mit belastenden Situationen anders umzugehen, so daß sie nicht mehr auf die Strategie des Essens angewiesen sind (Fairburn et al. 1986, Laessle et al. 1988). Weiter hat sich die familientherapeutische Intervention vor allem bei jüngeren Patientinnen als wirksam erwiesen (Russell et al. 1987).

7.7 Weiterführende Literatur

Brownell, K.D. & Foreyt, J.P. (eds.): Handbook of eating disorders. Physiology, psychology, and treatment of obesity, anorexia, and bulimia. New York: Basic Books 1986.

Fichter, M.M. (Hrsg.): Bulimia nervosa. Stuttgart: Enke 1989.

Garner, D.M. & Garfinkel, P.E. (eds.): Handbook of Psychotherapy for Anorexia nervosa and Bulimia. New York: Guilford 1985.

Meermann, R. & Vandereycken, W.: Therapie der Magersucht und Bulimia nervosa. Berlin, New York: Walter de Gruyter 1987.

8

Ernährungsberatung – Standort, Aufgaben, Ziele, Perspektiven

8.1 Was ist alles nicht Ernährungsberatung?

Ein Blick in die Praxis der Ernährungsberatung zeigt, daß höchst unterschiedliche Aufgaben und Tätigkeitsfelder unter dem Begriff der *Ernährungsberatung* zusammengefaßt werden. Noch unübersichtlicher wird eine Aufgabendefinition der *Ernährungsberatung*, wenn in einer repräsentativen Erhebung anhand von Beispielen die Bevölkerung gebeten wird, ihr Urteil abzugeben, was Ernährungsberatung *ist* und was Ernährungsberatung *nicht ist*. So ist für die Bevölkerung interessanterweise nahezu jede Maßnahme und Aktivität bereits dann *Ernährungsberatung*, wenn sie etwas mit Ernährung zu tun hat – angefangen bei gesetzgeberischen Aufgaben über ärztliche Ratschläge bis hin zur Werbung (AGRARSOZIALE GESELLSCHAFT 1988).

In einer für die Bundesrepublik Deutschland repräsentativen Erhebung im Jahre 1985 wurde gefragt: "*Ein bestimmtes Wort kann für verschiedene Menschen ganz unterschiedliche Bedeutung haben. Was stellen Sie sich persönlich unter Ernährungsberatung vor?*"

Die folgende Tab. 8/1 nennt den Anteil Befragter in %, die auf die Vorgaben mit "*sehr viel*" oder "*viel*" antworten.

Da die unterschiedlichen Aufgabenfelder jedoch unterschiedliche Methoden und professionelle Kompetenz voraussetzen, sie zudem auch divergierende Zielvorstellungen haben, sollte eine schärfere begriffliche Abgrenzung für die *Ernährungsberatung* vorgenommen werden. Dies ist auch im Hinblick auf die Berufsbezeichnung *Ernährungsberaterin* bzw. *Ernährungsberater* nützlich, die zwar nicht geschützt ist, die sich jedoch im Bereich der Prävention durchgesetzt hat und damit auch ein klares Profil ihrer *Professionalität* haben sollte. Der Versuch der DEUTSCHEN GESELLSCHAFT FÜR ERNÄHRUNG (DGE 1990), verschiedene Ausbildungsgänge als mehr oder weniger geeignet für *Ernährungsberatung* zu klassifizieren, muß allein schon deshalb scheitern, zumindest aber äußerst problematisch bleiben[37], weil

---

37 Für die Berufsgruppe der klinischen Psychologen wird dort u.a. ausgeführt: "Aufgrund des Berufsbildes keine besondere Qualifikation zur Ernährungsberatung...". Auf der anderen Seite betont der Arbeitskreis, "der Begriff der Ernährungsberatung umfaßt hierbei alle Maßnahmen, die eine Veränderung des Ernährungsverhaltens zum Ziel haben" (DGE 1990, S. 250). Als Ausbildungsgrundlagen werden ernährungsphysiologische Grundkenntnisse, vor allem in den Fächern Anatomie, Physiologie und Pathophysiologie des Menschen, Biochemie, Ernährungslehre, Diätetik, Lebensmittellehre und -technologie als *notwendig* vorausgesetzt. Grundkenntnisse in Ernährungspsychologie gelten als *zusätzliche Qualifikationen*.

zuvor nicht konkret definiert wurde, welches Anforderungsprofil an die praktische Tätigkeit der Ernährungsberatung überhaupt gestellt wird. In Abschnitt 8.7 wird auf der Basis der STRUKTURANALYSE DER ERNÄHRUNGSBERATUNG IN DER BUNDESREPUBLIK DEUTSCHLAND 1988 darauf weiter eingegangen.

Tabelle 8/1: Vorstellungen von Ernährungsberatung

Ernährungsberatung ist ...		
❑	über Schadstoffe in Lebensmitteln warnen	82,8 %
❑	Auskunft über die eigene Ernährung geben	77,6 %
❑	in Zeitungen über gesunde Ernährung schreiben	75,4 %
❑	Sprechstunde für Bürger mit Ernährungsfragen	72,6 %
❑	Übergewichtigen eine Diät empfehlen	71,0 %
❑	ein gutes Lebensmittelgesetz machen	70,7 %
❑	viel Informationen auf der Lebensmittelpackung	70,5 %
❑	zuckerkranke Menschen behandeln	65,8 %
❑	Kindern beibringen, weniger Süßes zu essen	61,9 %
❑	Hausfrauen Tips geben, wie man Reste verwertet	61,0 %
❑	Küchen in Restaurants kontrollieren	58,5 %
❑	Bevölkerung über Fleischpreise informieren	52,8 %
❑	leckere Rezepte anbieten	48,7 %
❑	neues Kochbuch über "Grillen im Garten"	46,6 %
❑	für Lebensmittel werben	41,0 %
❑	Kindern gute Tischmanieren beibringen	32,7 %

Der gesamte Bereich, in dem im weitesten Sinne die Ernährungsthematik mit Blick auf die Bevölkerung oder einzelne Personen angesprochen und behandelt wird, kann unterteilt werden in Ernährungs*aufklärung*, Ernährungs*information*, Ernährungs*beratung* im engeren Sinne, Ernährungs*therapie* und schließlich Ernährungs*erziehung* (vgl. dazu PUDEL 1991).

Kategorie	**Voraussetzungen**	**Methoden/ Maßnahmen**	**Ziele**
Ernährungs-aufklärung	Vorliegen wissenschaftlich gesicherter Erkenntnisse über Ernährungsdefizite in der Bevölkerung	Unspezifische Mitteilungen "an alle", zumeist über Massenmedien	Weckung eines größeren Ernährungsbewußtseins. Sensibilisierung für Ernährungsfragen
Ernährungs-information	Ernährungsbewußtsein, Vorhandensein von subjektiv bewußten Ernährungsfragen in der Bevölkerung	Spezifische Mitteilungen aufgrund von Nachfragen an bestimmte Zielgruppen über schriftliche Informationsträger (Broschüren, Brief, elektronische Medien), aber auch mündlich in einen Informationsgespräch (Auskunft geben)	Erweiterung des Ernährungswissens und Klärung der günstigen Voraussetzungen für das Ernährungsverhalten
Ernährungsberatung	Persönliche Inanspruchnahme von Einzelpersonen bei subjektiv nicht lösbaren Verhaltens- oder Einstellungsproblemen sowie bei Entscheidungskonflikten	Klientenzentrierte Erarbeitung der individuellen Ernährungsprobleme im Gespräch bzw. Verhaltensdiagnose mit speziellen Hilfsmitteln (Fragebögen, Tagebücher)	Lösung des Ernährungsproblems unter Berücksichtigung der Persönlichkeit und der Lebenssituation des betreffenden Klienten
Ernährungstherapie	Ernährungsabhängige Erkrankungen bzw. Risikofaktoren	Klärung von Maßnahmen, die für die besondere Konstellation geeignet und realisierbar sind; grundsätzlich wie bei der Ernährungsberatung, ergänzt durch langfristige Verhaltenstherapie, durch unterstützende Diätetika (ggf. auch Medikamente), durch Einsatz ärztlicher Intervention	Heilung bzw. Besserung ernährungsabhängiger Erkrankungen bzw. Risikofaktoren

Kategorie	Voraussetzungen	Methoden/ Maßnahmen	Ziele
Ernährungs-erziehung	Pädagogisch sinnvolle Möglichkeiten für Erziehungsmaßnahmen liegen vor	Anleitung zu bestimmten Verhaltensweisen durch: Vorbildfunktion, Lob und Tadel, argumentative Begründungen, Training, Einführung von "Moden" z.B. im Kindergarten	Stabilisierung eines günstigen Ernährungsverhaltens "von Beginn an". Vermeidung von ungünstigen Verhaltensweisen. Modifikation der Eßbedürfnisse

8.1.2 Ernährungsaufklärung

Ernährungsaufklärung bezieht sich auf Maßnahmen, die den Bürger, ohne daß er selbst nachfragt, ansprechen und anregen sollen, über bestimmte Ernährungsthemen und Sachverhalte nachzudenken. Ernährungsaufklärung will also das Ernährungsinteresse und -bewußtsein wecken, sozusagen für Ernährungsfragen sensibilisieren.

Die Ernährungsaufklärung nutzt für diese Ziele die Möglichkeiten der Massenkommunikation (Postwurfsendungen, Anzeigen, Beiträge in Massenmedien, wie Radio, Fernsehen, Printmedien). Sie richtet sich einseitig an den Bürger. Dieser kann auch nicht zurückfragen, um in ein Gespräch über die Inhalte der Ernährungsaufklärung einzutreten. Ernährungsaufklärung ist die Basis für alle weiteren Maßnahmen, denn Aufklärung macht *Fragen fragenswert*, indem sie Motivation schafft.

Ernährungsaufklärung untersteht einer besonderen ethischen Verpflichtung, denn wirkungsvolle, motivationsschaffende Aufklärung schafft immer auch Verunsicherung, denn erst die Verunsicherung bildet die Basis für die erwünschte Motivation. Die Inhalte der Ernährungsaufklärung müssen daher wissenschaftlich geprüft, gesichert und für die Ernährung der Bevölkerung in gesundheitlicher Hinsicht tatsächlich auch notwendig sein[38].

38 Es gibt Beispiele dafür, daß Aufklärung (insbesondere über die elektronischen Medien) vorgenommen wurde, die überraschend große Verhaltenswirksamkeit hatte, ohne daß hier durch wissenschaftlich gesicherte Grundlagen eine verantwortbare Legitimation für diese Aufklärungsmaßnahme bestand (z.B. "Nematoden im Fisch" im Frühsommer 1987 durch das TV-Magazin MONITOR; die Propagierung des Idealgewichts in den 60/70er Jahren aufgrund unzureichender epidemiologischer Daten)

8.1.3 Ernährungsinformation

Ernährungsinformation beschreibt alle Angebote, die einem Bürger zu gezielten Ernährungsfragen Antworten zur Verfügung stellen. Hierzu rechnen Broschüren und Faltblätter, die themenspezifisch angefordert werden können, aber auch persönlich vorgetragene Fragen an eine Fachkraft, die diese aufgrund ihres Fachwissens beantwortet. Die Instrumente der Ernährungsinformation müssen pädagogisch-didaktisch ausgearbeitet sein, um komplizierte Sachverhalte in den Erkenntnishorizont des Bürgers zu übersetzen, um Wissenslücken zu schließen oder falsche Inhalte zu korrigieren.

Von ihrer eigentlichen Aufgabenstellung her benötigt die Ernährungsinformation nicht notwendig den persönlichen Einsatz von Beratungskräften, denn didaktisch gut aufbereitete Information kann auf Nachfragen auch schriftlich oder mit Rechnerunterstützung durch individualisierte Textaufbereitung vermittelt werden.

Ernährungsinformation reagiert also nachfragebezogen, damit ist sie eine notwendige, aber noch keine hinreichende Voraussetzung für die eigentliche Ernährungsberatung.

8.1.4 Ernährungsberatung

Ernährungsberatung[39] ist auf den persönlichen Kontakt zwischen Berater und Klient abgestellt. Sie erfolgt im kommunikativen Wechselspiel, also im Dialog. Es geht darum, *Ernährungsempfehlungen* und *Eßverhalten* in nähere Übereinstimmung zu bringen. Ernährungsberatung hat also mit Verhaltensproblemen zu tun. Ihr Ziel besteht darin, die im Klienten vorhandenen Kräfte zu aktivieren, um Hilfe zur Selbsthilfe zu geben. Sie ist ein *Serviceangebot*, das die Prinzipien der freiwilligen Inanspruchnahme, der Eigenverantwortlichkeit des Klienten und seiner kompetenten Selbstentscheidung in den Vordergrund stellt. Auf eine genauere Darstellung der Aufgaben und Methoden wird in Abschnitt 8.2 eingegangen.

8.1.5 Ernährungstherapie

Eine trennscharfe Abgrenzung der Ernährungstherapie zur Ernährungsberatung ist nicht möglich – zumal, wenn der eingeführte Begriff der *Diätberatung* mitgesehen wird. Ernährungstherapie und Diätberatung richten sich an die Zielgruppe *Patienten*, während die Ernährungsberatung *gesunde Klienten* als Zielgruppe anspricht. Doch diese Abgrenzung hängt ihrerseits davon ab, wer als *gesund* oder *krank* gilt. Die Einführung des Begriffs *Risikofaktor* zeigt, daß eine Einteilung in Klienten oder Patienten häufig nicht möglich ist. Gilt der Diabetiker sicher als *Patient*, so ist bei einem Menschen mit leichter Hypercholesterinämie die Entscheidung schwierig und bei einem Übergewichtigen ohne weiteren Risikofaktor kaum möglich.

---

39 In der deutschen Sprache gilt für zusammengesetzte Substantive, daß der nachgesetzte Begriff die hauptsächliche Spezifikation liefert. So auch bei der Ernährungsberatung, deren charakteristisches Kennzeichen die Beratungstätigkeit ist.

Ziel und Aufgaben von Ernährungs-, Diätberatung und Ernährungstherapie sind vergleichbar: Erreicht werden soll ein Eßverhalten, welches ernährungsbedingte Risiken mindert oder aufhebt. In den Maßnahmen, die angewendet werden können, bestehen jedoch Unterschiede: Der unterstützende Einsatz von Medikamenten, die Verordnung bestimmter Formuladiäten, der stationäre Aufenthalt unter kontrolliertem Diätregime sind die typischen Elemente der Ernährungstherapie. Die Diätberatung basiert auf der ärztlichen Verordnung und ist daher mit mehr *Verbindlichkeit* dem Patienten gegenüber ausgestattet als die Ernährungsberatung, die mehr Service-Charakter besitzt.

Auch eine Verhaltenstherapie bei Patienten mit ernährungsabhängigen Krankheiten oder gestörtem Eßverhalten geht über eine Ernährungsberatung hinaus. Maßnahmen wie Therapieverträge, Vereinbarung von Kautionen, kontrollierte Übungen zusammen mit dem Therapeuten sind ebenfalls Elemente, die der Therapie vorbehalten bleiben. Ernährungstherapie und Diätberatung müssen aber mindestens eine gute Ernährungsberatung sein, auch wenn dies im Einzelfall nicht ausreicht, um den Erfolg sicherzustellen.

8.1.6 Ernährungserziehung

Ernährungserziehung richtet sich an Kinder bis zum Beginn des Jugendalters und beinhaltet das gesamte Spektrum an pädagogischen Maßnahmen, um das Eßverhalten entsprechend der sozio-kulturellen Normen, der familiären Traditionen und ggf. auch der Empfehlungen der Ernährungsaufklärung zu prägen. Ernährungserziehung geschieht, insbesondere in der Familie, oft unsystematisch, auch häufig ungeplant, spontan und intuitiv und ist zumeist ein Teil allgemeiner Erziehungsmaßnahmen (vgl. auch Kap. 2.3).

In außerfamiliärer Umgebung (Kindergarten, Schule, etc.) wird immer wieder eine nachhaltigere Ernährungserziehung gefordert, wobei *erprobte* Konzepte für ein integratives soziales Lernen kaum zur Verfügung stehen. Dagegen wird häufiger den kognitiven und restriktiven Maßnahmen (Unterricht, Anordnung, Verbote, Erlasse) der Vorzug gegenüber einem *Learning by doing* gegeben. Diese Orientierung gegenwärtiger Ernährungserziehung erscheint nicht dazu angetan, die Möglichkeiten für ein gesundheitsgerechteres Eßverhalten der nachwachsenden Generation auszuschöpfen. Auf das Kontinuitätstraining wurde bereits in Kap. 2 hingewiesen, das dazu beiträgt, daß überholte Eßtraditionen trotz einer radikal veränderten Ernährungsumwelt in den Erziehungsprozeß einfließen.

8.2 Ernährungsberatung als soziales Management

Der Rahmen für Ernährungsberatung ist eingrenzbar zwischen Information und Aufklärung auf der einen und Therapie und Erziehung auf der anderen Seite. Das klärt den Anspruch an Ernährungsberatung: sie muß mehr sein als Informationsvermittlung, indem sie wirksam hilft, daß Wissen und Kenntnisse vom Klienten in seine Einstellungen übernommen und in seinem Alltag umgesetzt werden können. Sie hat aber weder einen therapeutischen Anspruch noch einen erzieherischen Auftrag. Ernährungsberatung ist ein *professionelles Dienstleistungsangebot* für *erwachsene*, selbstverantwortliche Menschen!

Als Handwerkszeug benötigt die Ernährungsberatung neben dem Fachwissen, das sie zumeist reichlich zur Verfügung hat, eine Fähigkeit, die als *soziales Management* zu bezeichnen ist:

Es gilt, die physiologische und psychologische Dimension des Ernährungsverhaltens eines Klienten zu erkennen und zu bewerten, dem Klienten dann mit geeigneter Gesprächsführung zur Problemanalyse zu verhelfen, individuell zugeschnittene Maßnahmen zu erarbeiten und Hemmfaktoren festzustellen, um schließlich dem Klienten selbst eine realistische Umsetzung in seine Einstellung und in sein Verhalten zu ermöglichen mit dem Ziel eines gesundheitsgerechteren Eßverhaltens.

Indikation zur Ernährungsberatung

Die *Indikationsstellung* für Ernährungsberatung ist prinzipiell immer gleich und daher in ein einfaches Schema zu fassen:

Die Diskrepanz zwischen dem
Bedarf des Organismus

(definiert über ernährungsphysiologische Parameter)
Ziel: bedarfsgerechte Ernährung

und den
Bedürfnissen des Menschen

(definiert über ernährungspsychologische Motive)
Ziel: bedürfnisgerechtes Essen

ergibt die Indikation für Ernährungsberatung

Das Eßverhalten wird durch die Bedürfnisse des Klienten gesteuert. In Kap. 2 wurde bereits modellhaft die Ernährungsentscheidung dargestellt:

$$\mathbf{EE(s_1) = f(s_1g_1F_1, s_1g_2F_2, s_1g_3F_3, s_1g_4F_4,...,s_1g_nF_n)}$$

Die verschieden stark gewichteten Motive (F) führen in Abhängigkeit einer bestimmten Situation (s_i) zu einer konkreten Ernährungsentscheidung, die als *subjektiver Optimierungsprozeß* verstanden wurde.

Dieser Ernährungsentscheidung steht auf der anderen Seite ein Anforderungskatalog gegenüber, der von der Ernährungswissenschaft definiert wurde, und der den *Bedarf des Organismus* an Nahrungsenergie, Nähr- und Inhaltsstoffen beschreibt, der durch die tägliche Ernährung erfüllt sein sollte.

Wenn durch das bedürfnisgesteuerte Eßverhalten eine Ernährungsweise realisiert wird, die diesen ernährungsphysiologischen Parametern nicht genügt, dann entsteht die beschriebene Diskrepanz zwischen dem Bedarf des Organismus und den Bedürfnissen des Essenden. Genau dann stellt sich die Indikation für Ernährungsberatung.

Damit ist aber unmittelbar einsichtig, daß sich Ernährungsberatung in keinem Fall darauf beschränken kann, lediglich den Nährstoffbedarf des menschlichen Organismus zu *beschreiben*. Das Ziel der Ernährungsberatung besteht vielmehr darin, die *Diskrepanz* zwischen dem realen Verhalten und den wissenschaftlich begründeten Empfehlungen zu verringern. Das aber wiederum heißt – da die Bedarfsparameter nicht willkürlich modifiziert werden können –, daß allein eine *Änderung der Eßbedürfnisse* im Sinne einer Anpassung an den Bedarf stattfinden muß.

Im Blickpunkt der Ernährungsberatung steht damit die konkrete Ernährungsentscheidung (EE) des Klienten. Im *Prozeß* der Ernährungsberatung spielt diese individuelle Verhaltenssteuerung die Hauptrolle. Die Ernährungsberatung muß zunächst erkennen und verstehen, welche Gewichtungsfaktoren bei einem Klienten bestehen. Nur dann sind Änderungen (d.h. Veränderungen der Gewichtungsfaktoren) überhaupt planbar.

Kurz gesagt: Ernährungsberatung besteht in einer Modifikation von Motiven, die das Eßverhalten steuern. Sie kann sich nicht darauf beschränken, die Grundzüge gesundheitsgerechter Ernährung zu beschreiben. Sie sollte sich allerdings auch nicht darauf einlassen, das gesamte Eßverhalten ausschließlich gesundheitlichen Kriterien zu unterwerfen, weil dieses Ziel unrealistisch ist. Ernährungsberatung ist ein permanenter Dialog, der einen Trainingsprozeß der *Annäherung* an dieses Ziel begleitet.

8.3 Der Beratungsprozeß in Schritten

8.3.1 Schritt 1: Verhaltensdiagnose

Der Beratung eines Patienten in der ärztlichen Praxis geht zumeist eine umfassende *Labordiagnostik* voraus, um festzustellen, wie es um die gesundheitliche Verfassung des Patienten steht. Völlig analog dazu besteht eine Notwendigkeit zu einer umfassenden *Verhaltensdiagnostik* in der Ernährungsberatung, ohne die keine wirkungsvolle Ernährungsberatung durchgeführt werden kann. Die Verhaltensdiagnose ist also die unverzichtbare Voraussetzung für Ernährungsberatung. Sie klärt, *wann* und *wo* der Klient *was* ißt und trinkt.

Diese Verhaltensdiagnose kann in einem *Verhaltensgespräch* (ähnlich einer Anamnese) erhoben werden. Es hat sich jedoch für die Ernährungsberatung gezeigt, daß hier aus mancherlei Gründen, wie Zeitersparnis, zutreffendere Angaben, etc. auf formalisierte Verfahren zurückgegriffen werden sollte. Hierfür bieten sich verschiedene Ernährungserhebungs-Methoden (*Lexikon*) an, wie z.B. eine Food-Frequency-List (Auflistung von Lebensmitteln, die der Klient nach Häufigkeit seines Verzehrs skaliert) oder – in gewisser Weise präziser – ein Ernährungstagebuch, in das der Klient für eine Woche einträgt, was er ißt und trinkt. Zusätzlich können Fragebögen verwendet werden, die spezielle Verhaltensaspekte erfassen, wie *Kontrolle* oder *Störbarkeit* des Eßverhalten (z.B. FEV, Fragebogen zum Eßverhalten). Es sind bereits eine Reihe von rechnergestützten Verfahren[40] vorhanden, die eine ökonomische und informative Auswertung solcher verhaltensdiagnostischer Verfahren zulassen.

Lexikon

Ernährungs-Erhebungen

Ernährungserhebungen dienen in der Ernährungsberatung als diagnostische Hilfsmittel. Ihr Ziel besteht darin, möglichst genau und umfassend das Ernährungsverhalten eines Klienten zu erfassen. Verschiedene Methoden erfüllen unterschiedliche Ansprüche. Die einfachste Methode besteht in dem sog. "24-h-Recall", der retrospektiven Befragung über den Lebensmittelverzehr der gerade vergangenen 24 Stunden. Diese Methode ist im Einzelfall wenig brauchbar, sie unterliegt Erinnerungsfehlern, subjektiven Umdeutungen und bezieht sich insgesamt auf eine zu kurze Zeitspanne, um einen repräsentativen Eindruck des Ernährungsverhaltens zu vermitteln. In der Forschung kann der 24-h-Recall mitunter sinnvoll eingesetzt werden. Als Vorteil des 24-Stunden-Recalls gilt, daß diese Methode weniger *reaktiv* ist.

Die verbreitetste Methode ist das Ernährungstagebuch. Hier wird der Klient gebeten, seinen Lebensmittelverzehr über eine gewisse Zeitspanne (meist 1 Woche) zu notieren. Freie Notizen, u.a. mit einem genauen Abwiegen der Verzehrsmengen (*precise weighting method*), sind ebenso möglich wie das Eintragen auf vorgegebenen Lebensmittellisten. Bei dieser Methode besteht das Problem der *reaktiven Messung*, d.h. das Verfahren verfälscht die Messung, da der Klient anders ißt und trinkt, wenn er notiert, oder aber er erfasst bestimmte Lebensmittel nicht. Je präziser diese Methode erfassen will (z.B. durch Wiegen oder Vorgabe von Schablonen zur quantitativen Bestimmung der Verzehrsmenge, wie bei der Nationalen Verzehrsstudie), umso *reaktiver* fällt die Messung aus. Bewährt hat sich ein Formular mit 108 vorgegeben Lebensmitteln, deren Verzehr als Strichliste für Haushaltsmaße angegeben wird, die sog. *Göttinger Liste*. Die Auswertung mit Nährwertprogrammen ist zudem bei solchen standardisierten Formularen sehr einfach.

Einfache Lebensmittellisten, die der Klient checkt und angibt, "*wie gerne er diese Lebensmittel ißt*" oder "*wie häufig er diese Lebensmittel verzehrt*" können direkt in der Beratungssituation eingesetzt und ausgewertet werden. Sie dienen dazu, einen ersten qualitativen Überblick über die Verzehrsmuster des Klienten zu erhalten. Ein ausführlicher Überblick über die methodischen Aspekte der verschiedenen Erhebungsmöglichkeiten findet sich bei SICHERT ET AL. (1984).

40 z.B. das Softwarepaket NUTRILOG, angeboten von der DEUTSCHEN GESELLSCHAFT FÜR ERNÄHRUNG, für Nährwertanalysen, Ernährungsanamnese, Klientenkartei, etc.

Als Resultat der Verhaltensdiagnostik sind zwei Aspekte von Bedeutung:
Objektiver Aspekt: Die Beschreibung der individuellen Ernährungssituation in ernährungsphysiologischen Parametern, z.B. Energieaufnahme, Nährstoffrelation, Zufuhr von Mikronährstoffen, bevorzugte Lebensmittel oder Lebensmittelgruppen, Lebenssituation des Klienten, Bedingungen für die Ernährung.
Subjektiver Aspekt: Die Ermittlung des subjektiven Stellenwertes für den Verzehr bestimmter Lebensmittel und/oder Zubereitungsformen sowie die Situationsgebundenheit des Eßverhalten.

8.3.2 Schritt 2: Zieldefinition

Die Verhaltensdiagnose führt zur *individuellen Ist-Analyse* und ermöglicht dadurch die Zielplanung der erforderlichen Veränderungen im konkreten Fall. Die *Beschreibung* dieser Zielstruktur, dies sei nochmals betont, ist aber noch keine Ernährungsberatung, sondern lediglich die *notwendige Voraussetzung* für Ernährungsberatung.

Die individuelle Ist-Analyse muß im nächsten Schritt mit den ernährungsphysiologischen Soll-Werten abgeglichen werden. Dieser *Ist-Soll-Vergleich* liefert der Ernährungsberatung die konkreten und quantitativ bestimmbaren *Ziele*, denen sich ein geändertes Eßverhalten des Klienten annähern soll. In aller Regel finden sich mehrere Zielgrößen, die miteinander in Beziehung stehen, so daß ein Ziel durch Veränderung verschiedener Parameter erreichbar ist, z.B. Reduzierung der Energieaufnahme durch Fett- und/oder Alkoholaufnahme. Zur Problematik der objektiven Zieldefinition aufgrund von Nährstoffempfehlungen wird in Abschnitt 8.8 eingegangen.

Dieser zweite Schritt im Prozeß der Ernährungsberatung ist einerseits für die Planung und andererseits zur Überprüfung der Wirkung der Ernährungsberatung wichtig, um zu dokumentieren, welche Änderungen erfolgt sind.

8.3.3 Schritt 3: Zielhierarchie

Nach *Verhaltensdiagnostik* und *Zielplanung* geht es im dritten Schritt darum, gemeinsam mit dem Klienten eine *Zielhierarchie* festzulegen. Die anzustrebenden Ziele durch eine Veränderung des Ernährungsverhaltens werden daraufhin bewertet, welchen *Verhaltensaufwand* sie für den Klienten bedeuten. Dazu muß konkret genannt werden, mit welcher Verhaltensmaßnahme ein Ziel zu erreichen ist. Es reicht nicht aus, den Klienten einstufen zu lassen, "*wie schwer es ihm fallen würde, fettärmer zu essen*", sondern es muß z.B. aufgrund der Verhaltensdiagnose gefragt werden, "*wie schwer es ihm fallen würde, morgens statt Streichwurst einen fettarmen Käsebelag zu essen*".

Die verschiedenen Ziele können nach Verhaltensaufwand bepunktet oder in eine Rangreihe gebracht werden. Es muß erkennbar sein, welche Ziele vom Klienten subjektiv eher leichter und welche eher schwerer realisiert werden können (*antizipatorische Verhaltensänderung*).

8.3.4 Schritt 4: Maßnahmenplanung

Beginnend bei jener Veränderung, die für den Klienten mit vergleichsweise *geringem* Verhaltensaufwand zu leisten ist, werden im gemeinsamen Dialog konkrete *Maßnahmen* geplant, mit denen dieses Ziele in kleinen Schritten erreichen werden kann. Dabei ist es ausschlaggebend, daß die *Schrittgröße* so dosiert angesetzt wird, daß ein Verhaltenserfolg wahrscheinlich wird. Je häufiger der Klient nämlich mit den geplanten Maßnahmen einen Erfolg erlebt, umso nachhaltiger wird sich sein in kleinen Schritten geändertes Eßverhalten stabilisieren. Wichtig dabei ist, daß der Klient selbst beurteilen kann, ob er die geplanten Ziele auch erreicht hat, damit er sich den Erfolg auch zuschreiben kann (*positive Kausalattribuierung*). Das ist eine der wesentlichen Grundlagen für eine bessere Verhaltenskontrolle.

Diese *Maßnahmenplanung* ist außerordentlich wichtig, sie ist die eigentlich *kreative* Aufgabe der Ernährungsberatung. Zu häufig beschränkt sich die Ernährungsberatung nämlich darin, dem Klienten lediglich die Verhaltensziele zu erläutern, ohne ihm zu erklären, über *welchen Weg* er diese Ziele erreichen kann. So sind die sicher richtigen Empfehlungen "*Essen Sie weniger Fett*", "*Nehmen Sie 10 Kilogramm ab*", "*Steigern Sie ihre Ballaststoffzufuhr*" oder "*Essen Sie abwechslungsreich*" allesamt Zielbeschreibungen, die nicht erkennen lassen, mit welchen Maßnahmen dieses Ziel erreicht werden kann[41].

Maßnahmen wären: "*Stellen Sie Ihre Brotschneidemaschine um 3 Millimeter weiter*" oder "*Führen Sie eine Strichliste und streichen immer dann an, wenn Sie Getreideprodukte, Gemüse, Kartoffeln, Salat, Obst oder Milchprodukte verzehrt haben. Wenn am Abend insgesamt mindestens 12 Striche zusammengekommen sind, ist das Ziel erreicht*".

Solche konkreten Maßnahmen sind kaum pauschal zu formulieren, da sie auf die individuelle Situation des Klienten abgestimmt sein müssen.

Erst wenn ein Zwischenziel mittelfristig etabliert ist, kann sinnvollerweise mit der Erarbeitung der nächsten Stufe auf der Zielhierarchie begonnen werden. Damit ist deutlich, daß Ernährungsberatung ein kontinuierlicher Kommunikations- und Trainingsprozeß ist, der – je nach Diskrepanz in der primären Ist-Soll-Analyse – auch nicht in jedem Fall mit einer vollständigen Zielerreichung abgeschlossen werden kann. Eine partielle, langfristige Erreichung der Ernährungsziele sollte jedoch positiver bewertet werden als der Versuch, unter massiver Fremdkontrolle ein zu hoch gestecktes Ziel durchzusetzen, das nur kurzfristig realisiert werden kann.

Diese Überlegungen lassen unschwer erkennen, daß erfolgreiche Ernährungsberatung immer ein *Trainingsprozeß* in mehreren Stufen sein muß. Der in der Praxis häufig noch anzutreffende Fall einer kurzen "Einmalberatung", z.B. nach Beendigung eines stationären Kuraufenthaltes in einer Rehabilitationseinrichtung, kann nicht als Ernährungsberatung bezeichnet werden. Es ist bestenfalls eine Kurzinformation, von der eine verhaltensändernde Wirkung nicht erwartet werden kann.

---

41 Dies ist auch ein Kennzeichen von allgemeinen Ernährungsempfehlungen an die Bevölkerung, wie sie von der Deutschen Gesellschaft für Ernährung in den "10 Regeln" oder in den USA in den "Dietary Guidelines" gegeben werden. Sie benennen Ziele, ohne konkrete Maßnahmen zu beschreiben. Dies ist sicher ein Grund mit, warum sie von der Bevölkerung nicht so wirkungsvoll umgesetzt werden können.

8.3.5 Das Prinzip der flexiblen Kontrolle

Auf eine grundlegend wichtige, in der Verhaltenswissenschaft relativ neu erkannte Bedingung zur wirksamen Veränderung des Eßverhaltens, wurde bereits in Kap. 6 ausführlich eingegangen. So sind alle Maßnahmen, die das Verhalten *rigide* steuern, zu vermeiden und Maßnahmen, die auf eine *flexible Kontrolle* hinauslaufen, eindeutig zu bevorzugen. Im Beratungsprozeß sollten Klienten, die von sich aus einen Totalverzicht auf bestimmte Lebensmittel spontan anbieten, motiviert werden, davon abzusehen. Die Empfehlungen der Ernährungsberatung sollten grundsätzlich auf Maßnahmen hinauslaufen, die der flexiblen Verhaltenskontrolle genügen.

Unter dem Begriff der *Gegenregulation* (*Counterregulation*, Herman & Polivy 1980, 1984) ist das Prinzip beschrieben worden, wonach rigide Verhaltensvorschriften – werden sie aus irgendeinem Grund aktuell nur einmal nicht eingehalten – zu einem entgegengesetzten "*Nachholverhalten*" führen. Sind Verhaltensziele dagegen so angesetzt, daß ein gewisser Spielraum in quantitativer Hinsicht zugelassen ist, so kann es jenen *qualitativen Punkt*, der einen *Verstoß* dagegen kennzeichnet, nicht geben.

Die Vereinbarung z.B., in der kommenden Woche mit einer Tafel Schokolade als *Mittel im Kampf gegen den Süßhunger auszukommen*, ist eine eher flexible Maßnahme, die mit viel höherer Wahrscheinlichkeit durchgehalten werden kann als der Vorsatz, in den nächsten sieben Tagen auf Schokolade völlig zu verzichten. Auch nur der Verzehr eines *einzigen* Stückchens (was für die Ernährungssituation überhaupt nichts bedeutet), kann die *Gegenregulation* auslösen und zu einem dann unkontrollierten Essen großer Schokoladenmengen beitragen.

Flexible Kontrolle gegen "Süß"

Eine in der Vier-Jahreszeiten-Kur[42] erprobte Maßnahme gegen den *Süßhunger* besteht darin, den Klienten zu empfehlen, ab montags ständig eine zunächst gefüllte Streichholzschachtel bei sich zu tragen. Wenn Süßhunger erlebt wird, sollte auch tatsächlich ein zuckerhaltiges Lebensmittel verzehrt werden. Zuvor jedoch müßte immer für jeden "*Bissen*" oder für jedes "*Stückchen*" ein Streichholz abgebrannt werden. Ziel ist, möglichst lange, z.B. 1 Woche, mit den Streichhölzern "*hinzukommen*". Diese Maßnahme ist ein paradigmatisches Beispiel für flexible Kontrolle und erklärt ihre wesentlichen Vorteile: Der Klient wird sich selbst stärker beobachten, da die Süßhungerwahrnehmung durch dieses "*Spiel mit den Streichhölzern*" geschärft wird. Erlebt er Süßhunger, dann wird von ihm eine Entscheidung verlangt, die er ohne Bedenken und Verstoß gegen Vorsätze auch für die Süßigkeit fällen kann. Diese Entscheidung wird wiederholt, denn nachdem er das Streichholz angezündet hat wird er angehalten, während des Abbrennens seine Entscheidung nochmals zu beurteilen. Solche Maßnahmen beugen einer Gegenregulation vor und trainieren eine verstärkte Selbstkontrollfähigkeit.

42 Die Vier-Jahreszeiten-Kur ist ein rechnergestütztes 12monatiges Trainingsprogramm zur Gewichtsreduktion (Pudel & Westenhöfer 1989c)

Betont wurde bereits, daß die Maßnahmenschritte so zu konzipieren sind, daß sie mit großer Wahrscheinlichkeit auch realisiert werden können, um Erfolgserlebnisse zu fördern, die das Verhalten stabilisieren. Eine wichtige Voraussetzung dafür, daß Maßnahmenschritte realisiert werden können, ist neben der *Schrittgröße*, daß sie nach dem Muster der *flexiblen Kontrolle* konzipiert sind.

8.3.6 Ein konkretes Beispiel

Der Ablauf des Beratungsprozesses soll an einem konkreten Beispiel veranschaulicht werden. Ein Klient sucht die Ernährungsberatung auf, weil sein Arzt einen erhöhten Cholesterinspiegel (280 mg/dl) festgestellt hat.

Die *Verhaltensanalyse*, durchgeführt mit einem 7-Tage-Ernährungsprotokoll, dem FEV (Fragebogen zum Eßverhalten) und einem Gespräch über den Stellenwert des Essens, ergibt folgende Beschreibung (in Auszügen):

> Frau G., 38 Jahre, Größe 174 cm, Gewicht 92 kg, Gewichtszunahme von 70 auf 82 kg kontinuierlich in den letzten 5 Jahren, ißt gerne (“*Halte mich aber bewußt zurück*”), hat verschiedentlich Diäten ohne langfristigen Erfolg durchgeführt, leidet häufig unter Süßhunger (“*dann nasche ich Schokolade*”), kocht mittags für ihren Mann (“*der will deftig essen*”). Der FEV ergibt für *Kontrolle des Eßverhaltens* einen mittleren, für *Störbarkeit* einen hohen Punktwert. Das Ernährungsprotokoll liefert folgende *Durchschnittswerte* für die Nahrungsaufnahme: 2200 kcal, 120 Gramm Fett (davon 60 % gesättigte Fettsäuren), 70 Gramm Protein, 200 Gramm Kohlenhydrate (davon 80 Gramm Mono- und Disaccharide), kein Alkohol. Bevorzugte Lebensmittel bzw. Gerichte mit Verzehrsfrequenz in einer Woche: Schokolade, Stückchen (32), Wurstbrot (12), Kuchen (7), Bratwurst (4), Gulasch (3), Pommes frites (2), Apfelsine (2), etc.

In Kenntnis dieser Daten wird eine ernährungsphysiologisch orientierte Zielplanung vorgenommen: Gewichtsreduktion von 10 Kilogramm; Reduktion des Fettverzehrs von 120 auf 70 Gramm, wobei insbesondere gesättigte Fette verringert werden müssen; Steigerung der Kohlenhydrate von 200 auf 260 Gramm. Damit müßte sich ein positiver Einfluß auf den Cholesterinspiegel ergeben. Zusätzlich wäre die Verhaltenskontrolle zu steigern, um auf die Störbarkeit des Eßverhalten einzuwirken.

Im Gespräch mit der Klientin wird jetzt versucht, eine *Zielhierarchie* nach Verhaltensaufwand zu erstellen. Die Klientin bewertet, wie schwer ihr der Verhaltensaufwand ihr fallen würde, z.B. durch Einstufung auf einer Prozentrangskala (0 % *könnte ich gut machen*, 100 % *könnte ich nie durchhalten*)

- ❑ den Nachmittagskuchen durch ein Stück Obst zu ersetzen (“*also, da hänge ich schon dran, das ist so gemütlich, dann habe ich richtig Zeit für mich*” – 80 %)
- ❑ ihr Brot morgens und abends nicht mit Wurst, sondern mit magerem Käse und/oder Tomaten, Gurke, o.ä. zu belegen (“*Das habe ich nicht im Haus, weil mein Mann ist ein Wurstesser. Ich mag eigentlich Käse. Also wenn es sein muß*” – 20 %)
- ❑ statt Pommes frites Salzkartoffeln zu essen (“*Ja, das könnte ich schon, ich esse ohnehin nur selten Pommes frites*” – 10 %)
- ❑ sich statt Bratwurst eine Frikadelle zu braten (“*Bratwurst esse ich für mein Leben gern, um ehrlich zu sein*” – 70 %)

- grundsätzlich für sich ein anderes Essen zu kochen als für ihren Mann ("*Theoretisch könnte ich das, aber das ist natürlich doppelte Arbeit*" – 60 %)
- zum Frühstück ein Müsli zu verzehren ("*Na ja, gelegentlich esse ich schon 'mal Müsli, das kann ganz gut schmecken*" – 30 %)
- abends nur eine Scheibe Brot und einen großen Salat zu essen ("*Bei meinen Diäten habe meistens den ganzen Tag nur Salat gegessen. Also, abends könnte ich das schon durchhalten*" – 10 %)

Damit ist eine klare, subjektiv definierte Zielhierarchie festgelegt worden. Beste Chancen für eine erste, einleitende Verhaltensänderung bestehen beim *Abendessen* (Salat) und beim Tausch *Pommes frites* gegen *Salzkartoffeln*.

Damit können jetzt Maßnahmen und Schrittabfolge geplant werden. Der Klientin könnte vorgeschlagen werden:

> "Wenn Sie in den nächsten 14 Tagen für Ihren Mann zu Mittag Pommes frites zubereiten, könnten Sie einmal für sich selbst Salzkartoffeln kochen. Probieren Sie doch einmal aus, ob das geht und was Ihr Mann dazu sagt. Für Ihr Abendessen möchte ich Ihnen vorschlagen, in den nächsten 14 Tagen sieben Mal einen großen Salat und dazu eine Scheibe Brot mit einer Diätmargarine zu essen. Machen Sie den Salat mit etwas Olivenöl und Essig an. Schreiben Sie nach dem Abendessen in Ihren Kalender, wie gut Ihnen diese 'neue' Mahlzeit geschmeckt hat. Dann treffen wir uns in 14 Tagen wieder und besprechen Ihre Erfahrungen".

Die anderen Ziele werden anschließend ebenfalls schrittweise nach erfolgreicher Durchführung der ersten Maßnahmen geplant, wobei dann auch auf den "*Süßhunger*" eingegangen würde (vgl. dazu Abschnitt 8.3.5). Entsprechend der Anforderung nach *flexibler* Kontrolle werden die Vorschläge zur Veränderung des Eßverhaltens an eine bestimmte Zeitspanne geknüpft, ohne den Zeitpunkt der Realisierung vorzuschreiben. Bezogen auf eine reale Situation der Ernährungsberatung wären im obigen Beispiel für den *ersten Schritt* bereits zuviele Maßnahmen angesprochen.

8.4 Prinzip der Selbstkontrolle

Das übergeordnete Prinzip, das auch die Ernährungsberatung nachhaltiger anwenden sollte, ist die Ausprägung einer verstärkten Selbstkontrolle im Sinne einer adäquaten Selbstregulation. Neuere Untersuchungen mit dem *Fragebogen zum Eßverhalten*, der den Grad an *Selbstkontrolle* und an *Störbarkeit* des Eßverhaltens mißt, weisen die Kompetenz zur Kontrolle des eigenen Eßverhaltens als eine sehr entscheidende Determinante für Körpergewicht, Energieaufnahme und Zusammensetzung der Nahrung aus (s. Kap. 6). Auch als Kriterien für z.B. den Abnahmeerfolg nach einem 12monatigen Training für Gewichtsreduktion erwiesen sich Kontrolle und Störbarkeit des Eßverhaltens als prognostisch ergiebig (DGE 1988).

Das Training für eine gesteigerte Selbstkontrolle ist eine bewährte Strategie der Verhaltenstherapie. In seinen Grundzügen kann es auch mit Erfolg in die Ernährungsberatung integriert werden. Das Training durchläuft grundsätzlich drei aufeinander aufbauende Stufen: Beginnend mit einer verstärkten *Selbstbeobachtung* führt es zu einer intensiveren *Selbstbewertung*, die schließlich dann eine kompetente *Selbstverstärkung*, auch Selbstbekräftigung genannt, ermöglicht (KANFER & PHILLIPS 1975).

Diese Schritte wurden zuvor bereits für die Ernährungsberatung konkretisiert. Das Ernährungstagebuch nämlich, Lebensmittel- und Präferenzlisten, Strichlisten über den Konsum bestimmter Lebensmittel, aber auch Gespräche über Nahrungsvorlieben trainieren die *Selbstbeobachtung*. Der Klient lernt zu registrieren, was und warum er etwas bestimmtes ißt. Die Maßnahmenplanung entsprechend der subjektiven Zielhierarchie nach der Methode der kleinen Schritte (verhaltenstherapeutisch: *Verhaltensformung, "behavior shaping"*) gibt ihm dann *Beurteilungskriterien* an die Hand, die er auf seine Selbstbeobachtung anwenden kann. So wird er in die Lage versetzt, sein Verhalten für sich zu *bewerten*. Die dargestellte Zuschreibung der eigenen Erfolge bzw. Mißerfolge führt konseqenterweise zu einer vermehrten *Selbstverstärkung*. Menschliches Verhalten schließlich, das über den Mechanismus der Selbstverstärkung bekräftigt wird, stabilisiert sich kontinuierlich und nachhaltiger. Dies ist ein wesentlicher Unterschied zu fremdbekräftigtem Verhalten, das von seiner "externen" Bekräftigungsquelle abhängig bleibt und damit weniger Autonomie erreicht.

Die Verhaltensbekräftigung also ist ein ganz nachhaltiges Element, das auf die Stabilität des Verhaltens wirkt. Je häufiger sich ein Klient selbst über einen Erfolg verstärkt, umso nachhaltiger verstärkt sich sein Verhalten, das diesen Erfolg gebracht hat. Maßnahmen nach dem Muster der *flexiblen* Kontrolle führen zu ungleich häufigeren Erfolgserlebnissen als Maßnahmen mit rigiden Einschränkungen, die die Gegenregulation und damit den Mißerfolg fördern. Darum ist auch unter dem Aspekt des Trainings in verstärkter Selbstkontrolle nochmals der Hinweis auf das *Prinzip der flexiblen Kontrolle* angebracht.

8.5 Ernährungsberatung ist Kommunikation

Das wesentliche *Werkzeug* der Ernährungsberatung (neben wichtigen Hilfsmitteln, wie Tagebuch, Listen, Rechenprogramme, etc.) ist die Sprache, also die sprachliche Kommunikation. Hier gilt es, einige Prinzipien zu bedenken, damit diese Kommunikation nicht durch Barrieren, Mißverständnisse und Fehlinterpretationen gestört wird (eine ausführliche Darstellung zur Methode der Ernährungsberatung als Kommunikationsprozeß findet sich bei PUDEL 1991).

8.5.1 Anspruch an die Beratungssprache

Die Anforderungen an die Sprache in der Ernährungsberatung sind vergleichsweise hoch, allein schon deshalb, weil die ernährungsphysiologischen Funktionszusammenhänge kompliziert und abstrakt sind und zudem in einer eigenen Fachsprache dargestellt werden. Die Ernährungsberatung hat daher im Beratungsprozeß mit dem Klienten die Aufgabe, eine eigene *Beratungssprache* zu benutzen, die auf die Voraussetzungen des Klienten abgestellt ist. Diese Beratungssprache muß folgende Forderungen erfüllen:

❑ KONKRET:
Weil essen und trinken Verhaltensweisen sind, die sich in konkreten Handlungen vollziehen. Diese Handlungen müssen Gegenstand des Gesprächs sein. Nicht über Nährstoffe, sondern über Lebensmittel muß gesprochen werden.

- KNAPP:
  Empfehlungen müssen sich einprägen. Daher knappe und eindeutige Formulierungen verwenden.
- EINFACH:
  Die "*Quintessenz*" des Beratungsgesprächs muß einfach, d.h. auf das Wesentliche beschränkt sein. Jedes "*wenn und aber*" verwässert und verringert den Behaltenseffekt.
- ERKLÄREND:
  Wirkungs- und Funktionszusammenhänge müssen erklärt werden. Dazu können auch einfache Modellvorstellungen genutzt werden, die ernährungsphysiologisch kaum haltbar sind, aber die den Wirkungsmechanismus richtig verstehen lassen.
- FREMDWORTFREI:
  Vor allem Fachausdrücke, die in der Umgangssprache ebenfalls, aber mitunter anders, zumeist unschärfer, verwendet werden, behindern den Informationstransport.
- GEGLIEDERT:
  Informationen und Empfehlungen müssen nach ihrer Wichtigkeit getrennt und erkennbar abgestuft sein. Die Rangreihe nach der Nützlichkeit von Ratschlägen ist dem Berater immer klar, nicht aber dem fachfremden Klienten.
- INTERESSANT:
  Nur bei ausreichender Motivation bildet sich die notwendige Aufnahmebereitschaft heraus. Interessante Sachverhalte schaffen Motivation.
- PERSÖNLICH:
  Aspekte, die persönlich betreffen, fordern zum Engagement heraus und schaffen erst die persönliche, gefühlsmäßige Bereitschaft, sich mit ihnen auseinander zu setzen.

Etwas erstaunt fragt sich die wissenschaftsorientierte Ernährungsberatung, warum manche Außenseiterautoren mit ihren Ernährungs- und Diätempfehlungen mitunter einen so großen Erfolg in der Bevölkerung haben. Eine Analyse solcher Bücher zeigt aber sehr schnell, daß die oben aufgeführten Kriterien in aller Regel umfassend erfüllt werden. Es werden einfache, konkrete Verhaltensanweisungen gegeben; sie werden verständlich (wenngleich auch falsch) erklärt; sie sind interessant geschrieben; einfach strukturiert; auch wenn die Bücher einen großen Umfang haben, so wird aber lediglich mit anderen Worten das gleiche Prinzip nochmals dargestellt (*erhöhte Redundanz*). Abgesehen vom Inhalt sind solche '*gegnerischen*' Vorlagen gelungene Beispiele für ernährungsbezogene Kommunikation.

8.5.2 Kausalitätsbedürfnis des Klienten

Das menschliche Bestreben nach ursächlichen Erklärungen von Vorgängen, die in der Welt beobachtet werden, ist vielfach als ein *Kausalitätsbedürfnis* des Menschen aufgefaßt worden, als ein *natürlicher Zwang*, die Veränderungen in uns und in unserer Umgebung als *Ursache-Wirkung-Zusammenhänge* verstehen zu wollen. Der Mensch stellt bereits als kleines Kind und offensichtlich auch später als Erwachsener immer die *Warum-Frage*. Dahinter verbirgt sich der Wunsch, irgendetwas als Ursache für die erlebten oder beobachteten Veränderungen oder Sachverhalte verantwortlich zu machen.

Einfache Vorgänge, die darum einfach sind, weil sie nur von ein oder zwei überschaubaren Faktoren abhängen, lassen sich auf ihre Ursachen zurückführen, wobei selbst hier *pseudokausale* Erklärungen im Alltag ausreichen: "*Warum springt das Brot aus dem Toaster?*" – "*Der Toaster läßt das Brot herausspringen, weil es fertig ist.*" Diese formal *kausale* Erklärung stellt zufrieden, obwohl natürlich der Toaster nicht *weiß*, wann das Brot fertig ist, und der Bimetallschalter, unabhängig vom Bräunungsgrad des Toasts, zeitabhängig den Stromkreis öffnet.

Es gibt Situationen, in denen sich der Mensch selbst eine *Idee* verschaffen muß, um sich etwas zu erklären, was er beobachtet hat und wofür er zunächst keine Erklärung hat. Die Alternative wäre zu sagen: "*Das weiß ich auch nicht.*" Doch entsprechend des Kausalbedürfnisses (und gemäß der *Theorie der kognitiven Dissonanz*) wird genau das, was man nicht weiß, und was darum verunsichert, selbst *erklärt*. So auch bei Ernährungsfragen, die emotional stark betreffen können.

Diese kausalen Schlußfolgerungen haben den Vorteil, sehr rasch und nachvollziehbar die subjektiv aufgeworfene *Warum-Frage* aus der Welt zu schaffen und mit einer einfachen *Darum-Antwort* Überblick und Durchblick wieder herzustellen. Erklärungsmodelle nach dem Muster *Warum? – Darum!* sind also entlastend, weil sie Antworten geben. Sie sind subjektiv wertvoll, weil sie für zukünftiges Verhalten herangezogen werden können, um Nachteile zu vermeiden.

Denken in Ursache-Wirkung

Dieser Punkt trifft den Nerv der Ernährungsberatung. Denn was kann in der Ernährungswissenschaft so eindeutig und kausal mit dem Anspruch auf Allgemeingültigkeit gesagt werden, wie es die klassische Physik mit den Fallgesetzen kann?

Und damit ist der *wunde Punkt* getroffen, der die Verwendung wissenschaftlicher Argumentation in der Ernährungsberatung problematisch macht. Die Art der wissenschaftlichen Beweisführung in der Ernährung unterliegt größtenteils nicht der gewohnten und geforderten einfachen Ursache-Wirkung-Denkweise. Es geht um korrelative, epidemiologisch gesicherte Beziehungen zwischen Kochsalz und Hochdruck, um Energiezufuhr und Übergewicht, um Ballaststoffe und Obstipation, um Cholesterin und Herzinfarkt, um Mahlzeitenfrequenz und Sättigungsgefühl. Es geht also auch um *Beziehungen.* Doch die Art dieser Beziehungen kann weder einfach, noch direkt kausal, noch allgemeingültig, noch sicher gefaßt werden.

Den ernährungswissenschaftlichen Argumenten liegen Studien zugrunde, die zunächst einmal Zusammenhänge aufgezeigt haben, die gleichzeitig nebeneinander existieren. Für den Wissenschaftler sind Statistiken und Signifikanzen aussagekräftig, für den Laien sind sie keine geeignete Antwort auf seine *Warum-Frage.* Das *Präventions-Paradoxon*, aber auch das *Risikofaktoren-Modell* sind typische Beispiele (näher dazu in Kap. 10), die die Legitimation für primäre Prävention abgeben, obschon ihre Grundannahmen auf einem Wahrscheinlichkeitsmodell beruhen, das der alltäglichen Erklärungsgewohnheit fremd ist. Wahrscheinlichkeitsaussagen widersprechen dem zuvor beschriebenen kausalen Erklärungsbedürfnis des Menschen.

Die von der Wissenschaft durch epidemiologische Studien festgestellten Wahrscheinlichkeiten sind objektive Wahrscheinlichkeiten. Der Mensch allerdings kalkuliert für

Zukunftsperspektiven, wenn keine kausal ableitbaren Erfahrungswerte vorliegen, mitunter auch in Wahrscheinlichkeiten, die allerdings sehr subjektiv *berechnet* werden. So wird von Millionen Lottospielern ein Gewinn für *wahrscheinlich* gehalten (sonst würde man nicht spielen), andererseits wird für *unwahrscheinlich* gehalten, daß man ermordet wird, obwohl die objektive Wahrscheinlichkeit für Mord *größer* ist als für den Lotto-Hauptgewinn.

Die auch in der Ernährungsberatung oft als beweisendes Argument angeführte "*Übersterblichkeit*" der Übergewichtigen wird durch jeden *Dicken* widerlegt, der mit erkennbar grauem Haar gebeugt von den Jahren seines Lebens, angetroffen wird. Genau damit hat die Ernährungsberatung, insbesondere die Glaubwürdigkeit ihrer Argumente, zu konkurrieren.

Lebendige Gegenbeispiele

Ihre wissenschaftliche Grundlage, also ihre Legitimation zu Empfehlungen, schöpft sie aus statistisch gesicherten Ergebnissen, die Wahrscheinlichkeiten angeben, und sie bietet sie an in einer Welt, in der *lebendige Gegenbeispiele* allenthalben anzutreffen sind. Selbst der Klient, der sich zur Gültigkeit wissenschaftlicher Erkenntnisse bekennen mag, kann anhand dieser lebendigen Gegendarstellungen leicht hoffen, auch selbst zu der berühmten *Ausnahme von der Regel* zu zählen.

Außerdem scheint es überhaupt ungünstig, in der Beratung von *Wahrscheinlichkeiten* zu sprechen. Dieser Begriff ist in der Wissenschaft anders definiert als er in der Umgangssprache genutzt wird. "*Ihre Wahrscheinlichkeit zu erkranken, steigt an, wenn Sie nicht abnehmen.*" Dieser Satz wird erlebnismäßig verstanden in dem Sinne: "*Ich werde bestimmt krank, wenn ich nicht abnehme.*" Denn das "*wahrscheinlich*" der Umgangssprache ist schon dicht an der Gewißheitsgrenze, denn üblicherweise behauptet kein Roulettspieler bei der Chance 1:36: "*Ich werde wahrscheinlich gewinnen*". Ein Student dagegen, der fast alle Prüfungen bereits gut bestanden hat, würde eher sagen: "*Ich werde wahrscheinlich bestehen.*"

Was im üblichen Sprachgebrauch also als *wahrscheinlich* bezeichnet wird, ist nahezu sicher. Dagegen, was *unwahrscheinlich* ist, ist auch eigentlich nicht zu erwarten. Doch den Begriff der *Unwahrscheinlichkeit* kennt die Wissenschaft nicht. In diesem Fall spricht sie von einer geringen Wahrscheinlichkeit. Das ist für Klienten schwer nachzuvollziehen.

Die *Überzeugungsstrategie* von Außenseitern berücksichtigt in hohem Maße das Bedürfnis nach Nachvollziehbarkeit der Argumente. Auch wenn dann "*Tatsachen bewiesen*" werden, die wissenschaftlich unhaltbar sind, so kommt doch die Art der Darstellung der *naiven* menschlichen Erfahrungsbildung recht nahe. Da wird weder mit Wahrscheinlichkeitsaussagen operiert, noch wird der Sachverhalt differenziert dargestellt. Die Aussagen haben einen sehr hohen Verbindlichkeitsgrad, sie sind allgemeingültig für alle formuliert, ihre Begründung wird zumeist an nachvollziehbaren Beispielen *aus dem Leben* oder *aufgrund der klinischen Erfahrung* vorgenommen, häufig geschieht dies per Analogieschluß. Das heißt, man stellt einen bereits bekannten Sachverhalt dar, der unzweifelhaft ist, und überträgt diese Wirkungsweise auf einen noch unbekannten Sachverhalt, womit dieser dann per Analogie geklärt wird[43].

43 Bekannte Beispiele von Außenseiterautoren sind: "Fett wird im Körper ebenso wenig zu Fett wie Spinat zu Spinat wird"; "Schweine scheuern sich am Baum. Darum erzeugt Schweinefleisch beim Menschen Juckreiz"; etc.

8.6 Gesprächsformen in der Ernährungsberatung

In der Ernährungsberatung sind im wesentlichen zwei Gesprächsformen von Bedeutung: das *Verhaltensgespräch* und das *klientenzentrierte* Gespräch.

8.6.1 Verhaltensgespräch

Das Verhaltensgespräch hat das Ernährungsverhalten zum Thema. Andere Lebensbereiche werden nur insoweit einbezogen, als sich Verbindungen zum Ernährungsverhalten ergeben. Darüber hinaus geht es um das Verhalten zum gegenwärtigen Zeitpunkt oder um Zeitspannen, die nur sehr kurz zurückliegen. *Verhalten* wird weit gefaßt und schließt auch Meinungen, Einstellungen, Wünsche und Überzeugungen mit ein.

Ziel des Verhaltensgesprächs ist es, eine umfassende, vor allem konkrete Bestandsaufnahme über das Ernährungsverhalten des Klienten zu erlangen. Dabei können auch andere methodische Hilfsmittel neben dem Gespräch, z.B. ein schriftliches Ernährungsprotokoll oder eine schriftliche Situationsbeschreibung erfolgreich zusätzlich angewendet werden.

Zu beachten bleibt in einem solchen Verhaltensgespräch, daß sich die Äußerung des Klienten als *Beobachtungen* darstellen und keine bereits vorgenommenen *Bewertungen* sind.

Der Klient soll also beschreiben, wie er z.B. sein Frühstück zubereitet, was er alles ißt und in welcher Situation er sich dabei befindet. Normalerweise würde eine solche Aufgabe nicht im Sinne eines Verhaltensgesprächs gelöst, denn die meisten Klienten würden spontan nach folgendem Muster berichten:

"Also, ich habe morgens immer wenig Zeit, darum esse ich nur etwas Toast und trinke eine Tasse Kaffee"

oder:

"Also mein Frühstück fällt meist knapp aus, weil ich nicht viel Zeit habe. Kaum eine Scheibe Toast mit Marmelade, eine Tasse Kaffee. Und dann muß ich auch schon gehen".

Hier sind keine direkten *Beobachtungen* mitgeteilt worden, sondern *Bewertungen*. Das Frühstück fällt "*knapp*" aus, er hat nicht "*viel Zeit*", ißt "*nur wenig Toast*".

"Berichten Sie bitte ganz genau..."

In einem Verhaltensgespräch würde das letzte Frühstück als Berichtsbeispiel genommen: *"Bitte berichten Sie doch einmal ganz genau, wie und was Sie heute morgen gefrühstückt haben. Fangen Sie ganz vorn an, nachdem Sie aufgestanden sind. Berichten Sie alles so genau wie möglich".*

Diese Aufforderung an den Klienten mit gelegentlichem Nachfragen ergibt eine Verhaltensbeschreibung. Das Verhaltensgespräch liefert somit konkrete Anhaltspunkte, die der Berater bewerten kann. Wäre es für diesen Klienten aus ernährungsphysiologischer Sicht angebracht, einen anderen Brotaufstrich zu verwenden, so weiß der Berater nun, daß dieses Problem nicht einfach darin besteht, die Empfehlung auszusprechen, ab morgen doch Käse zu verwenden, sondern es wird darum gehen, gemeinsam zu erörtern, welchen Stellenwert das *Marmeladenproblem* subjektiv hat.

Würde eine strenge Restriktion der Energieaufnahme beim Frühstück für diesen Klienten angezeigt sein, so müßte der Berater mit dem Klienten besprechen, wie diese Kontrolle trotz z.B. intensiven Zeitunglesens eingehalten werden kann. Das Verhaltensgespräch könnte ergänzt werden durch eine Feststellung der persönlichen Geschmackspräferenzen des Klienten, seine Vorstellungen über ein *gutes Frühstück* und seine Gedanken, wie er aus seiner Sicht mögliche Veränderungen beurteilt und welche Gründe er vermutet, die gegen solche Veränderungen wirken.

Das Verhaltensgespräch, das wirklich auf der Ebene von Beobachtungen und konkreten Feststellungen bleibt, eröffnet nicht selten Tatbestände, die der Berater aus einem beurteilenden Bericht des Klienten nicht entnehmen könnte.

Die häufige Feststellung: *"Ich esse nicht viel"* läßt zu mancher (unerfreulichen) Diskussion verleiten. Sinnvoller wäre, anhand eines konkreten Tages (z.B. des gerade vergangenen Tages) eine vollständige Aufstellung vorzunehmen.

Die Angabe: *"Ich kann das einfach nicht durchhalten"* sollte Anlaß zu einer beispielhaften Beschreibung einer solchen Situation sein, in der eine bestimmte Ernährungsempfehlung nicht durchgehalten werden konnte.

Der Wunsch: *"Ich möchte unbedingt abnehmen"* kann Gesprächsbeginn sein, über Situationen, in denen das Übergewicht als unangenehm erlebt wird; über Bemerkungen und Ansichten anderer, die der Klient gehört hat, zu sprechen; über seine Vorstellungen, welche Abnahme in welcher Zeit realistisch ist; welche Hinderungsgründe für eine Gewichtsabnahme er in seinem Leben befürchtet und welche Gedanken sich bei ihm mit *Übergewicht*, *Dicksein* und *Schlankheit* verbinden.

Immer dann, wenn es um konkrete Maßnahmen geht, die mit einem Klienten zusammen geplant werden sollen, bedarf es zuvor eines Verhaltensgesprächs, um fördernde und auch hemmende Faktoren kennenzulernen, die die Durchsetzung der geplanten Maßnahmen betreffen.

Ein Weg zur Verhaltensdiagnose

Das Verhaltensgespräch ist seiner Struktur nach eigentlich ein lenkendes Gespräch, recht ähnlich dem Diagnosegespräch. Doch hat der Berater im Verhaltensgespräch lediglich die Aufgabe, das Gespräch so zu lenken, damit es beim Thema, also beim Verhalten in der gegenwärtigen Situation bleibt. Inhaltlich greift er aber nicht ein, weil er einen möglichst breiten Einblick in die Verhaltenswirklichkeit des Klienten bekommen will, und um dem Klienten selbst Gelegenheit zu geben, im Sinne einer Bestandsaufnahme sein eigenes Verhalten auch vor sich selbst zu beschreiben.

Der Berater hat also nicht – wie beim Diagnosegespräch – eine bestimmte Hypothese *vorrätig*, die er anhand der Klientenäußerungen bestätigen oder verwerfen will. Es geht um die Abklärung einer zunächst nicht bekannten individuellen Lebenssituation, und aus der allgemeinen Lebenssituation interessiert bei diesem Verhaltensgespräch der Ausschnitt des Eßverhalten.

Zusammengefaßt hat die Ernährungsberatung mit dem Verhaltensgespräch also eine Methode zur Verfügung, die

- eine möglichst umfassende individuelle Situations- und Zustandsbeschreibung des Eßverhalten eines Klienten ergibt;
- den Klienten anregt, sich selbst eine Bestandsaufnahme vorzulegen und sein eigenes Verhalten in der Rolle eines Beobachters darzulegen;
- Möglichkeiten erkennen läßt, wo fördernde und hindernde Bedingungen in der individuellen Situation vorliegen, die bei der Planung von verändernden Maßnahmen bedacht werden müssen;
- Bedingungen feststellen läßt, warum das gegenwärtige Ernährungsverhalten so und nicht anders ist, also die stabilisierenden Faktoren erkennen läßt, die auch Grund zur Beratung sind.

Das Verhaltensgespräch ist Bestandteil der Verhaltensdiagnose. Es kann ergänzt und vereinfacht werden durch Fragebögen oder Protokolle. Damit ist die Voraussetzung für weitere Maßnahmen in der Ernährungsberatung geschaffen.

8.6.2 Das klientenbezogene Gespräch

Das Verhaltensgespräch hebt im wesentlichen auf Tatsachen ab, also auf *abrufbare Beobachtungen*. Diese sind "*vorgefertigt*" beim Klienten vorhanden. Daneben gibt es Situationen, in denen das Anliegen, die Fragestellung oder auch Zielvorgaben unbekannt sind.

Das Anliegen des Klienten besteht dann sozusagen in einer Art "*offenem Problem*", was zwar genannt, aber nicht weiter definiert werden kann. Die Problemlösung erscheint zunächst subjektiv blockiert, weil sich u.U. Hoffnungen und Befürchtungen gleichzeitig gegenüberstehen, oder weil Vorteile und Nachteile einander die Waage halten, oder es ist überhaupt nicht deutlich, was der Klient eigentlich will, er weiß nur, daß ihm etwas fehlt; Situationen also, in denen weder spontane Ratschläge vom Berater ausgesprochen, noch Informationen oder gar Maßnahmen beschrieben werden können, da es zunächst einer gemeinsamen Abklärung bedarf.

Subjektives Erleben im Vordergrund

In solchen "*offenen*" Situationen hat sich das *klientenzentrierte* Gespräch bewährt. In diesem Falle versucht der Berater die Mitteilung des Klienten zu verstehen, indem er in seiner Antwort herausstellt, wie er die subjektive Problemsicht des Klienten aufgefaßt hat. Er konfrontiert also den Klienten nochmals mit seiner eigenen Aussage, die aber zusammengefaßt und auf den wesentlichen Punkt gebracht wird. Dabei gilt, daß nicht versucht wird, das Problem in seinen *objektiven* Dimensionen abzuklären, sondern die *Erlebensweise* des Klienten bezüglich dieses Problems zu verstehen.

Die Gesprächshaltung des Beraters, möglichst gut den Klienten verstehen zu können, versetzt diesen in die Situation, abklären und ausdrücken zu müssen, was zunächst noch unklar ist. Konfrontiert mit seinen eigenen Darstellungen, die er dann bestätigt oder vielleicht verändert, kommt er so zu einer eigenständigen Problemanalyse und im weiteren Verlauf mitunter auch zu einer Problemlösung.

Für Beratungsgespräche, in denen nicht klar ist, worin das *"eigentliche Problem"* besteht, in denen widerstreitende Vor- und Nachteile bestimmter Maßnahmen erörtert werden müssen, in denen es um Fragen der Motivation zur Veränderung des Ernährungsverhaltens geht, in all jenen mehr offenen Situationen, die weder durch konkrete Informationsmitteilungen noch durch handfeste und bewährte Ratschläge zu bewältigen sind, und bei all jenen Gelegenheiten, bei denen geeignete Maßnahmen erarbeitet sind, die nun *"draußen"* umgesetzt werden müssen, in jenen Situationen erscheint eine Gesprächsphase nach diesem *klientenbezogenen* Vorgehen günstig.

Ein Beispiel: Wem hilft Ananas?

Ein Beispiel mag das Prinzip des klientenzentrierten Gesprächs veranschaulichen:

Klient:

"Das ist mir alles klar, was Sie gesagt haben. Ohne eine richtige Umstellung in der Ernährung kann ich nicht abnehmen. Aber man liest doch auch davon, daß Ananaspillen gut helfen können, wenn man abnehmen will."

Diese Klientenäußerung beinhaltet zwei Aspekte. Zum einen betont der Klient, daß er dem Berater recht gibt und daß er seinen Rat nicht in Frage stellen will. Er ist ein *gehorsamer* und *verständiger* Klient. Im zweiten Teil seiner Äußerung läßt er aber durchblicken, daß er auf andere Methoden hofft, die ihm die Gewichtsabnahme erleichtern. Eine kurze fachliche Belehrung, daß Ananasenzyme diese Wirkung nicht haben, würde nicht grundsätzlich auf die geheimen Hoffnungen nach irgendeiner hilfreichen Methode eingehen. Klientenzentriert zu antworten heißt, dem Klienten die Gelegenheit zu geben, seine Hoffnungen und Erwartungen zu präzisieren.

Berater:

"Sie empfinden die Ernährungsumstellung als eine zu große Aufgabe, die Sie sich noch nicht zutrauen. Sie hoffen darauf, daß ich Ihnen einen einfacheren Weg sage, wie Sie abnehmen können."

Allerdings kann auch eine als sehr sachlich formulierte Beratungsfrage gerade als *"Einstieg"* in die Beratung verkennen lassen, daß das *"eigentliche"* Anliegen anders gelagert ist. Klienten versuchen nämlich häufig, zunächst eine sachbezogene Frage vorzubringen, wenn sie der Auffassung sind, daß man mit so persönlichen Dingen einen Berater nicht *"belästigen"* darf. Auch kann mangelndes Vertrauen einen sachlichen Beratungsanlaß hervorbringen. Ein klientenbezogenes Gespräch wird in diesen Fällen sehr rasch zum eigentlichen Anliegen führen, das eben nur dem Klienten bekannt ist.

Klient:

"Ich wollte Sie fragen, ob es gesund ist, jeden Morgen einen Frischkornbrei zu essen".

Die sachliche Frage verlangt nach einer sachlichen Antwort. Es könnte sich aber auch um eine rational verpackte *Einstiegsfrage* handeln, hinter der ein ganz anderes Problem verborgen ist.

Berater (sachbezogen):

"Da ist nichts gegen zu sagen, das ist schon gesund".

Damit ist das Thema *abgehandelt*.

Berater (klientenzentriert):

"Ich vermute einmal, daß Sie sich überlegen, Ihre Ernährung auf Vollwertkost umzustellen und auch morgens einen solchen Frischkornbrei zu essen."

Klient:

"Nein, eigentlich nicht, ich meine, ich mag das gar nicht. Meine Frau spricht immer davon, und ich glaube gar nicht, daß das so gesund ist."

Diese *Wendung* im Gespräch wäre bei problembezogener Antwort nicht möglich.

8.6.3 Beraterreaktionen im Vergleich

An zwei weiteren Beispielen sollen die Prinzipien des klientenzentrierten Gesprächs im Vergleich zu anderen Beraterreaktionen veranschaulicht werden. Weitere Einzelheiten, Gesprächs- und Übungsbeispiele können Interessierte bei PUDEL 1991 finden.

Klient:

"Mein Cholesterinspiegel ist zu hoch, sagt der Arzt. Jetzt bin ich zu Ihnen gekommen, um 'mal nachzufragen, was ich alles Falsches esse."

1) Berater:

"Das ist gut, daß Sie kommen, denn mit richtiger Ernährung kann man tatsächlich den Cholesterinspiegel senken."

Bewertende Antwort, in dem das Klientenverhalten gelobt wird. Dann folgt eine problemzentrierte Teilantwort, die auf grundsätzliche Mechanismen zwischen Cholesterin und Ernährung abhebt.

2) Berater:

"Ihre Ernährung bietet sicherlich die Chance, Ihren Cholesterinspiegel zu senken."

Problemzentrierte Antwort mit helfendem, tröstenden, mutzusprechender Intention aufgrund von Berater-Optimismus.

3) Berater:

"Sie befürchten, daß Sie falsche Lebensmittel essen, ohne aber genau zu wissen, welche es sein könnten."

Eher *klientenzentrierte* Antwort, da die momentane Erlebensweise des Klienten reflektiert wird und damit auffordert, weiter darüber zu sprechen, welche Erwartungen der Klient hat.

4) Berater:

"Im Grunde hoffen Sie aber, daß es doch nicht an Ihrer Ernährung liegt."

Interpretierende Antwort, die auf eine vermeintlich "hintergründige" Absicht des Klienten abhebt. Wenig klärend, da sich der Klient eingeengt fühlt.

5) Berater:

"Wie hoch liegt denn Ihr Cholesterinwert?"

Sachliches *Nachfragen*, ohne daß das Gespräch dadurch vertieft wird, bringt für den Berater Informationen, wirkt zumeist aber nicht klärend für den Klienten.

Klient:

"Sie raten mir abzunehmen. Mmh, ob ich das schaffen werde? Ich habe mir das auch schon überlegt, aber so einfach geht das bei mir nicht."

1) Berater:

"Sie würden damit Ihre Risikofaktoren wirkungsvoll senken können."

Schiebt ein Argument nach, um sachlich stärker zu überzeugen. Geht dabei aber nicht auf das eigentliche Thema ein, nämlich das mangelnde Zutrauen des Klienten zu den eigenen Möglichkeiten.

2) Berater:

"Warum soll das bei Ihnen nicht gut gelingen, gibt es Gründe?"

Problemzentrierter Versuch, durch eine Nachfrage mehr über die Gründe zu erfahren, die hindern können. Leitet wahrscheinlich eine kontroverse Diskussion über die *Gewichtigkeit* solcher Gründe ein.

3) Berater:

"Sie trauen sich eine Gewichtsabnahme nicht so recht zu, obschon Sie selbst daran schon gedacht haben?

Klientenzentrierte Reflexion, um über die eigene Motivation zur Gewichtsabnahme nachzudenken. Regt an, über Selbstvertrauen und mögliche Schwierigkeiten nachzudenken.

4) Berater:

"Na, so pessimistisch dürfen Sie nicht sein. Es haben schon ganz andere Leute abgenommen"

Spricht Mut zu und will über die Erfolge anderer Menschen motivieren, ohne aber dem Klienten Gelegenheit zu geben, seine Befürchtungen klar zu formulieren. Isoliert den Klienten als Sonderfall, da er als anders als die anderen herausgestellt wird.

5) Berater:

"Sie sind innerlich gar nicht bereit abzunehmen und glauben deshalb, daß bei Ihnen ein Versuch auch nicht gelingen kann"

Interpretierende Mutmaßung, die weit über das hinausgeht, was der Klient verbalisiert hat. Blockt den Klienten ab, weil "über seinen Erfahrungshorizont hinaus" diskutiert wird.

Damit sind wesentliche Prinzipien der Ernährungsberatung angesprochen worden, die bereits in dieser Kürze deutlich werden lassen, daß Ernährungsberatung ein Kommunikationsprozeß ist, der relativ hohe und auch komplexe professionelle Anforderungen stellt.

8.7 Wer leistet Ernährungsberatung?

Zu dieser Frage und verwandten Aspekten liegen Ergebnisse repräsentativer Erhebungen vor (Agrarsoziale Gesellschaft 1988), die zunächst vorangestellt werden sollen.

8.7.1 Reflexion der öffentlichen Meinung

Zunächst wurde der *Verfügbarkeitsgrad* verschiedener Institutionen erhoben, in dem gefragt wurde, welche Stellen im Umkreis der Zielperson bekannt sind, an die sie sich wenden könne, "*gesetzt den Fall, Sie persönlich suchen Rat in Ernährungsfragen?*". Es wurden spontane Angaben erfragt (keine festen Vorgaben), Mehrfachnennungen waren zugelassen.

Die folgende Tab. 8/2 gibt mit der Prozentzahl in der rechten Spalte an, wieviel Befragte sich an diese Institution "*auch gerne wenden würden*", unabhängig davon, ob eine solche Stelle im Umkreis bekannt ist.

Die Resultate zeigen klar, daß für die Bevölkerung *Arzt* und *Apotheker* die Instanzen der Ernährungsberatung sind, denen die höchste Kompetenz zugebilligt wird. Im Vergleich der Nennungen hinsichtlich der beiden Aspekte "*Verfügbarkeit*" und "*Nutzen*" ergeben sich die größten Unterschiede bei *Arzt* und *Ernährungsberatung*. Während der Arzt – obschon verfügbar – von 14 % der Bevölkerung im konkreten Fall nicht aufgesucht würde, stiege die Inanspruchnahme der Ernährungsberatung um 14 %, die aber mangels Verfügbarkeit nicht in diesem Maße genutzt werden kann. Allerdings bleiben Arzt und Apotheker in absoluten Zahlen gemessen unangefochten an der Spitze der Kompetenzzuschreibung für die Ernährungsberatung.

Tab. 8/2: Verfügbarkeit von Institutionen für Ernährungsberatung

	ist bekannt	würde genutzt
Hausarzt	63,8 %	49,0 %
Apotheke	34,9 %	32,2 %
Reformhaus	24,4 %	20,9 %
Krankenkasse	20,7 %	17,9 %
Gesundheitsamt	19,9 %	14,0 %
Verbraucherberatung	18,7 %	24,9 %
Ernährungsberatung	14,5 %	28,2 %
Kinderarzt	11,4 %	15,6 %
Gesundheitsberater	3,5 %	15,6 %

8.7.2 Anforderungen an die Ernährungsberatung

Dieses Ergebnis kontrastiert in erheblichem Umfang mit dem tatsächlichen Ernährungswissen und der Kompetenz für Ernährungsberatung dieser Berufsgruppen. So wurde nach einer repräsentativen Untersuchung zum Ernährungswissen verschiedener Berufsgruppen festgestellt, daß im Vergleich zu Studenten der Ernährungswissenschaft der Wissensstand anderer Berufsgruppen deutlich relativiert werden muß. In dem Wissenstest, der ausschließlich praxisrelevante Fragen zu Nährstoffen, Eiweißbedarf, speziellen Nahrungsmitteln mit viel Vitamin C, Kalzium, Eiweiß, etc. enthielt, kamen die verschiedenen Berufsgruppen auf folgende Durchschnittswerte: Bevölkerung insgesamt 100, LM-Einzelhandelskaufleute 106, Grundschullehrer 109, Köche 109, Ärzte 118, Food-Journalisten 119, Apotheker 126 und schließlich Studenten der Ernährungswissenschaft im 5. Semester auf 147 Punkte (DGE 1980a).

Werden die Anforderungen eines *sozialen Managements* an Ernährungsberatung, die zuvor in diesem Kapitel beschrieben wurden, zu der Forderung nach einem fachkompetenten Wissen über ernährungswissenschaftliche Tatsachen hinzugerechnet, so wird davon auszugehen sein, daß es von der Ausbildung an Fachhochschulen oder Universitäten her *keine* Berufsgruppe gibt, die unmittelbar die Voraussetzungen für die *Praxis der Ernährungsberatung* mitbringt.

Den verhaltens- und sozialwissenschaftlichen Studiengängen fehlen die ausreichenden Fachgrundlagen der Ernährungswissenschaft, der Medizin und der Oekotrophologie fehlt in der Regel die Vertiefung in sozial- und verhaltenspsychologischem Theorien- und Erfahrungswissen. Die Strukturanalyse der Ernährungsberatung (AGRARSOZIALE GESELLSCHAFT 1988, Seite 160) schätzt: "*Der 'Allround-Spezialist' müßte somit Kenntnisse in mindestens sieben wissenschaftlichen Disziplinen aufweisen*", und wenig später heißt es dort: "*Die Alternative kann nur 'Kooperation' heißen ... In jedem Fall wird es zu einem Austausch zwischen den beteiligten Disziplinen kommen müssen, der eine eigene Aufgabe der Ernährungsberatung ist, und mit angemessenen Methoden initiiert, begleitet und unterstützt werden muß (Supervision)*".

Daraus ergibt sich, daß *Ernährungsberatung* als anwendungsorientierte Konsequenz der Ernährungswissenschaft mit den Methoden der Sozial- und Verhaltenswissenschaft auch ihre Wirkungen und Methoden selbst untersuchen muß.

Ernährungsberatung wird ausgehend von der Struktur der gegenwärtigen Hochschulausbildung in der Bundesrepublik Deutschland erst durch spezielle Aus- und Fortbildung zu leisten sein, indem der jeweils defizitäre Bereich der verschiedenen Grundstudien nachgeholt wird. Die andere Möglichkeit besteht darin, in das Studium der Ernährungswissenschaft und/ oder der Verhaltenswissenschaft anwendungsorientierte Schwerpunkte hinsichtlich der Ernährungspsychologie mitaufzunehmen. Dies aber darf – wie schon verschiedentlich geschehen – nicht durch ein bis zwei Semesterwochenstunden abgedeckt werden, die die notwendige Vertiefung und die Ausbildung der verlangten Fertigkeiten nicht leisten können.

8.8 Ernährungswissenschaft und Ernährungsberatung

Die typische Indikation für Ernährungsberatung war (vgl. Absatz 8.2) dadurch gekennzeichnet, daß aufgrund individueller Eßbedürfnisse eine Ernährungsweise resultiert, die den Bedarf des Organismus an z.B. Nährstoffen nicht ausreichend deckt. Auf den ersten Blick ist damit das Ziel der Ernährungsberatung eindeutig: Modifikation des Eßverhaltens, damit eine bedarfsgerechte Ernährung realisiert wird. Auf den zweiten Blick aber besteht in der Definition einer bedarfsgerechten Ernährung ein bislang nicht gelöstes Problem.

8.8.1 Die Empfehlungen als Zielgrößen

Die nationalen Ernährungsgesellschaften vieler Länder, aber auch die WHO und das Institute of Nutrition for Central America and Panama (INCAP) haben sogenannte *Empfehlungen für die Nährstoffzufuhr* herausgegeben, die auch dem Fortschritt wissenschaftlicher Erkenntnisse in Revisionsauflagen immer wieder angepaßt werden (einen Vergleich dieser nationalen Empfehlungen stellt der Ernährungsbericht 1988 zur Verfügung).

Doch diese *Empfehlungen*, die relativ übereinstimmend quantifiziert werden, da sie sich zumeist an den amerikanischen *Recommended Dietary Allowances* (National Research Council 1989) orientieren, beziehen sich im Grunde auf *die Bevölkerung*. Sie beschreiben also einen Soll-Zustand für die Nährstoffzufuhr, der als *Durchschnittswert* der Nährstoffaufnahme in einer Population zu erreichen ist.

In der Einleitung der vierten Überarbeitung[44] der *Empfehlungen für die Nährstoffzufuhr* der Deutschen Gesellschaft für Ernährung (1. überarbeiteter Nachdruck: 1986) heißt es daher auch folgerichtig: "*Die Empfehlungen sind also geeignet für die Planung einer bedarfsdeckenden Ernährung, als Orientierungshilfe bei der Beurteilung der Nährstoffversorgung in verschiedenen Bevölkerungsgruppen und zu verschiedenen Zeiten und schließlich als grober Hinweis auf eine Unterversorgung in Risikogruppen einer Bevölkerung*". Und dann heißt es weiter: ***"Der tatsächliche Versorgungszustand der einzelnen Person muß aber mit anderen Methoden überprüft werden".***

44 Mit der Publikation einer erneuten Überarbeitung der Empfehlungen für die Nährstoffzufuhr ist im Verlauf des Jahres 1991 zu rechnen.

Die Ernährungsberatung in dem hier definierten Aufgabenfeld hat aber grundsätzlich mit dem Einzelfall zu tun. Sie braucht also notwendigerweise eine Orientierung um festzulegen, welche Zielgrößen im Beratungsprozeß durch Verhaltensmodifikation anzustreben sind. Erfahrungsgemäß dienen in der gegenwärtigen Praxis der Ernährungsberatung die *Empfehlungen* als solche Zielgrößen[45], deren Gültigkeit aber zur Beurteilung des Einzelfalles explizit von den wissenschaftlichen Autoren der *Empfehlungen* in Frage gestellt wird[46]. Die *Empfehlungen* der DEUTSCHEN GESELLSCHAFT FÜR ERNÄHRUNG werden in der Praxis also mit dem *Nährstoffbedarf* gleichgesetzt. Dies ist unter verhaltenstheoretischen Aspekten problematisch, weil es dazu führt , die Anforderungen an die Ernährung sehr hoch zu schrauben, womit (möglicherweise) ein zu großer Verhaltensaufwand vom Klienten abverlangt wird, der objektiv nicht gefordert werden muß.

8.8.2 Definition der Bedarfsparameter

Grundsätzlich ist zwischen den *Feststellungen zum Nährstoffbedarf* und den *Empfehlungen für die Nährstoffzufuhr* zu unterscheiden, da sie unterschiedliche Zielrichtungen betreffen. Ein Überblick über diese Zusammenhänge findet sich im ERNÄHRUNGSBERICHT 1988 (Seite 259 ff). Die wesentlichen Schlußfolgerungen seien hier auszugsweise dargestellt.

Minimalbedarf

Als *Minimalbedarf* (minimum requirement) eines bestimmten Nährstoffes ist genau jene Zufuhrdosis definiert, die dazu geeignet ist, eine für diesen Nährstoff typische Mangelerscheinung zu verhindern. Bekannte ernährungsbedingte Mangelerscheinungen wie *Skorbut* (Vitamin C), *Rachitis* (Vitamin D), *Beriberi* (Vitamin $B_{1)}$) oder *Pellagra* (Nicotinamid) sind heute in den Industrienationen äußerst selten, da der Minimalbedarf grundsätzlich in mehr als ausreichendem Maße gewährleistet ist. Doch selbst die Bestimmung des *Minimalbedarfs* läßt große interindividuelle Unterschiede erkennen, d.h. es existiert kein einheitlicher Grenzwert, der für den menschlichen Organismus schlechthin festgelegt werden kann. Es bestehen also biologische Variationsbreiten, von denen – weil zumeist unbekannt – angenommen wird, daß sie der GAUSS'SCHEN Normalverteilung folgen.

Durchschnittsbedarf

Als *Durchschnittsbedarf* (average requirement) wird eine auf eine Bevölkerungsgruppe bezogene Nährstoffaufnahme bezeichnet, die dazu führt, daß 50 % dieser Bevölkerungsgruppe mit diesem Nährstoff ausreichend versorgt sind, d.h. aber auch, daß für 50 % keine ausreichende Versorgung gewährleistet ist. Der Durchschnittsbedarf für sich allein stellt demnach einen wenig brauchbaren Standard als Orientierungsgröße für die Praxis dar.

---

45 Auch die verfügbaren Softwaresysteme zur Nährstoffberechnung führen einen Abgleich der Nährstoffaufnahme eines Einzelfalles mit den "Empfehlungen" durch.

46 Die Recommended Dietary Allowances geben zu diesem Aspekt folgende Empfehlung ab: "Obwohl die RDAs in angemessener Weise auf Gruppen angewendet werden, erlaubt ein Vergleich der RDA mit dem individuellen Verzehr, wenn er über eine genügend lange Zeit gemittelt wird, eine Schätzung über mögliche Risiken einer Unterversorgung dieses Individuums" (S.9).

Gruppenbedarf

Als dritte Größe schließlich wird der *Gruppenbedarf* (group requirement) definiert. Der *Gruppenbedarf* basiert auf dem *Durchschnittsbedarf*, berücksichtigt aber die Verteilungsform, d.h. die Streuung um diesen Mittelwert. Ein Maß für die Streuung um einen Mittelwert ist die *Standardabweichung*. Diese ist so normiert, daß genau 68 % der Menschen in dem Bereich liegen, der durch eine Standardabweichung nach rechts bzw. links vom Mittelwert festgelegt ist. Der *Gruppenbedarf* wird – basierend auf dem Streuungsmaß der Standardabweichung – genau dort festgelegt, wo der Durchschnittsbedarf um zwei Standardabweichungen *überschritten* wird. Damit ist rechnerisch ein Punkt unter der Verteilungskurve definiert, der einen Grenzwert der Nährstoffzufuhr bezeichnet, bei dem 97,5 % der Bevölkerung ausreichend und nur noch 2,5 % unzureichend versorgt sind.

Festlegung der Empfehlungen

Da diese *Berechnungen* wegen unzureichender Kenntnis der interindividuellen biologischen Variationsbreiten, der tatsächlichen Verteilungsfunktion und ihrer Standardabweichung eher als *Schätzungen* aufgefaßt werden müssen, wird der *Gruppenbedarf* nochmals um einen *Sicherheitszuschlag* hochgesetzt, der je nach Nährstoff bei 20 % bis 30 % liegt, um zu den *Empfehlungen* zu gelangen. Damit ist die Basis kurz umrissen dargestellt, die den Empfehlungen für Nährstoffzufuhr zugrunde liegt[47].

Nahezu unlösbare Probleme ergeben sich natürlich dann, wenn sich Empfehlungen auf Parameter beziehen sollen, bei denen sowohl eine Unter- als auch eine Überversorgung riskant ist, wie z.B. bei der Energiezufuhr. Daher gibt die *Deutschen Gesellschaft für Ernährung* auch seit 1985 keine Empfehlungen für die Energiezufuhr, sondern nur *"Durchschnittswerte, die als Rechengrößen (z.B. für die Berechnung der Nährstoffdichte oder für die Planung von Großverpflegungen) notwendig sind"* (DGE 1986).

Konsequenzen für die Individualberatung

Die *Philosophie der Empfehlungen* basiert also immer auf der Betrachtung von *Bevölkerungsgruppen*. So kann im Hinblick auf die Ergebnisse der Nationalen Verzehrsstudie (NVS 1991) z.B. für die Gruppe der 19- bis 35jährigen Frauen, deren durchschnittliche Vitamin C Aufnahme bei 91 mg/d festgestellt wurde, eindeutig geschlossen werden, daß hier eine ausreichende Versorgung vorliegt, da die *Empfehlungen* bei 75 mg/d fordern. Die NVS stellte u.a. fest: *"Durchschnittlich 1/3 der untersuchten Probanden erreichten die Vitamin B_1-Empfehlung nicht"* (NVS 1991, S. 38). Diese Ergebnisse rechtfertigen ohne weitere Kenntnisse über die Verteilungsform der Thiaminaufnahme (= Vitamin B_1) nicht, bereits von einer *Unterversorgung* in dieser Gruppe zu sprechen.

47 Auf weitere Probleme, z.B. der Nährstoffverluste durch Zubereitung oder unterschiedliche Bioverfügbarkeit von Nährstoffen in verschiedenen Lebensmittel wird hier nicht eingegangen. Vgl. dazu Ernährungsbericht 1988, S. 264 ff

Die Referenzgröße der Empfehlungen für Thiamin bei 1,2 mg/d ist – wie oben beschrieben – zunächst um zwei Standardabweichungen über den Durchschnittsbedarf gesetzt und dann um einen Sicherheitszuschlag erhöht worden. Danach ist es *statistisch* betrachtet sogar *zulässig*, daß bis zu 50 % der Bevölkerung durchaus *unter* diesem Grenzwert liegen, ohne daß von einer *unzureichenden* Versorgung dieser Bevölkerungshälfte ausgegangen werden muß. Die *Empfehlungen*[48] nennen nämlich einen Wert, der als *Mittelwert* in der Bevölkerung erreicht werden sollte, um auf eine ausreichende Versorgung der nahezu gesamten Bevölkerung schließen zu können. Der 'Natur' von Mittelwerten zufolge teilen diese eine Verteilungskurve grundsätzlich bei etwa 50 % der Fläche (je nach Algorithmus der Mittelwerts). Somit liegen definitionsgemäß ca. 50 % der Bevölkerung unter dem Mittelwert, der andererseits aber anzeigt, daß eine zureichende Versorgung der Bevölkerung angenommen werden kann.

Die Konsequenzen für die Beurteilung des Einzelfalls in der Ernährungsberatung sind damit deutlich: Es erscheint unmittelbar unzulässig, die Referenzwerte der *Empfehlungen* als Sollkriterien für die Ernährung eines einzelnen Klienten anzuwenden. Damit steht die Ernährungsberatung vor einem ungelösten Problem, das die Ernährungswissenschaft bislang nicht ausreichend bearbeitet hat: Wo liegen die Grenzwerte, die die Ernährungsberatung im Einzelfall zur Bestimmung der Sollwerte für eine ausreichende Nährstoffaufnahme benutzen kann? Hier gibt es bislang keine Antworten!

Diese unbefriedigende Situation hat in der Praxis dazu geführt, daß die *Empfehlungen* (obschon für Bevölkerungsgruppen erstellt) schlichtweg als Meßlatte für den Einzelfall, mitunter zur Beurteilung einer einzelnen Mahlzeit, herhalten mußten. Dieses Vorgehen ist mindestens kritisch, wenn nicht gar wissenschaftlich unhaltbar.

Um aus dieser unbefriedigenden Situation bei der Beurteilung der Ernährung im Einzelfall *herauszukommen*, soll ein Vorschlag beschrieben werden, der zumindest in gewisser Weise die erwähnte *Philosophie der Empfehlungen* berücksichtigt. Bezugsgröße der Empfehlungen waren Bevölkerungs*gruppen*. Über die Beurteilung ihres Mittelwertes wird auf den Versorgungszustand der Gruppe geschlossen. Genau dieses Vorgehen ist analog auf den Einzelfall zu übertragen, wenn nicht ein einzelner Tag oder gar eine isolierte Mahlzeit, sondern eine *Gruppe von Ernährungsereignissen* betrachtet wird.

Technisch schwierig, biologisch nicht sinnvoll

Darauf weisen auch die *Recommended Dietary Allowances* (NATIONAL RESEARCH COUNCIL 1989, S. 22) ausdrücklich hin: *"Bei der Menüplanung ist es technisch schwierig und biologisch nicht notwendig, eine Tagesverpflegung so zu planen, daß alle RDAs für alle*

48 Mitunter darf kritisch nachgefragt werden, ob die Empfehlungen für die Nährstoffzufuhr tatsächlich ihrer Philosophie entsprechend definiert sind. Beim Kalzium z.B. wird von Osteologen betont, daß die Menge von 1200 mg/d von jedem jungen Menschen aufgenommen werden solle, um eine maximale Knochendichte zu erzielen. Damit wäre diese Dosis die Zielvorgabe für den Einzelfall. Der Philosophie der Empfehlungen entsprechend müßte nun der Mittelwert für die gesamte Bevölkerung so hoch festgesetzt werden, daß bei der Streuung in der Kalziumaufnahme kaum jemand mehr unter den Grenzwert von 1200 mg/d fällt, so daß sich als Empfehlung für den Durchschnitt der Bevölkerung (je nach Spreizung der Verteilungskurve) ein Wert zwischen 3 bis 5 Gramm/d ergeben müßte.

Nährstoffe enthalten sind. Darüberhinaus gibt es kein biologisches Argument zu fordern, daß jede Mahlzeit einen bestimmten Prozentsatz der RDAs für einen Nährstoff enthalten muß. Wie zuvor dargestellt, benennen die RDAs Zielgrößen, die über eine gewisse Zeit erreicht werden sollen – so erscheinen sogar drei Tage bei Nährstoffen, die einen schnellen Turn-over haben, ausreichend, während ein Monat oder mehrere Monaten für Nährstoffe angesetzt werden können, die langsamer metabolisiert werden. In der Praxis sollten Speisepläne für die Gemeinschaftsverpflegung so konzipiert sein, daß die RDAs in 5 bis 10 tägiger Abfolge erfüllt sind".

Die individuelle Nährstoffaufnahme unterliegt ebenso einer Variationsbreite wie die Nährstoffaufnahme von Person zu Person. Daher ist das einmalige Erfassen der Nährstoffzufuhr eines Tages bei einer Person ein mehr zufälliges Ergebnis, das kaum zuverlässig bewertet werden kann. Werden dagegen mehrtägige Ernährungsprotokolle erhoben (über 7 oder gar 14 Tage), dann lassen sich Mittelwert und Standardabweichung für die individuelle Nährstoffzufuhr berechnen.

Der Stichprobenfehler im Einzelfall

Je nach dem wie repräsentativ das erhobene Protokoll für das übliche Ernährungsverhalten des Klienten ist, gibt dieser Mittelwert einen mehr oder weniger gültigen Schätzwert über die durchschnittliche Nährstoffaufnahme ab. Grundsätzlich aber ist bei einer solchen Verhaltensmessung davon auszugehen, daß dem Mittelwert ein nicht abschätzbarer "*Stichprobenfehler*" anhaftet. Der "*Standardfehler des Mittelwertes*" (*Standard Error of Mean, SEM*) ist ein Maß für diesen Meßfehler und kann leicht geschätzt werden: die Standardabweichung ist durch die Quadratwurzel aus der Anzahl der Messungen (also der *Tage*) zu dividieren. Dieser Quotient wird verdoppelt, um dann ein Vertrauensintervall mit einer Verläßlichkeit von 95 % zu haben.

Der "*wahre*" Bereich der Nährstoffaufnahme pro Tag liegt dann mit etwa 95 %-Wahrscheinlichkeit im Bereich "*Mittelwert plus/minus dem Zweifachen des Standardfehlers*". Konkret an einem Beispiel heißt das:

Ein Klient führt über sieben Tage ein Protokoll. Für die Vitamin B_1-Zufuhr ergibt sich ein Mittelwert von 0,9 mg/d mit einer Standardabweichung von 0,3 mg. Der Standardfehler beträgt somit 0,3/(Wurzel 7) = 0,1. Multipliziert mit 2 (= 0,2), ergibt sich als Intervall für den "*wahren*" Mittelwert (0,9 +/- 0,2) ein Bereich zwischen 0,7 und 1,1 mg/d Thiaminaufnahme, der auch als Konfidenzintervall der Mittelwertschätzung bezeichnet wird. Es ist unschwer einzusehen, daß das Konfidenzintervall umso kleiner wird, je mehr Protokolltage für diese Berechnung zur Verfügung stehen. Stünden im Extremfall nur zwei Tage zur Verfügung, dann läge der "wahre" Mittelwert in obigem Beispiel im Intervall zwischen 0,5 und 1,3 mg/d, bei drei Tagen zwischen 0,5 und 1,3 mg/d.

Für die Ernährungsberatung gilt es nun, dieses errechnete Intervall zu bewerten und Konsequenzen für das Beratungsziel daraus zu ziehen. Hier sollten auch pragmatische Aspekte eine Rolle spielen, da es nicht nur um die *Definition* des Zieles, sondern – noch wichtiger – um die *Realisierungsmöglichkeiten* des Ziels geht:

Eine bestimmte, mittlere Nährstoffzufuhr, deren Konfidenzintervall mit seiner oberen Grenze die *Referenzwerte* erreicht, sollte im Hinblick auf den Sicherheitszuschlag der *Empfehlungen* als ausreichend angesehen werden. Vorausgesetzt, die untere Grenze des Konfidenzintervalls liegt nicht (aufgrund nur weniger Erfassungstage) um mehr als 30 % unterhalb der Referenzwerte der *Empfehlungen.*

Dieser Vorschlag läuft implizit darauf hinaus, daß die *Empfehlungen* der Deutschen Gesellschaft für Ernährung dennoch einen *Orientierungswert* für die Nährstoffaufnahme im Einzelfall darstellen, so wie dies von den *Recommended Dietary Allowances* (National Research Council 1989) vorgeschlagen wird. Durch die Beachtung des Stichprobenfehlers bei der Diagnose der individuellen Nährstoffaufnahme wird jedoch vermieden, daß zu hohe Forderungen an das Klientenverhalten gestellt werden, die sich letztlich nur auf den zu kleinen Ausschnitt seines Ernährungsverhaltens begründen, der zur Diagnose herangezogen wurde.

Bei diesen Überlegungen sollte zusätzlich bedacht werden, daß über die statistische Unsicherheit in Abhängigkeit der Stichprobengröße hinaus die Sicherheit der Abschätzung für die einzelnen Nährstoffe unterschiedlich *ist* und zudem unterschiedlich zu *bewerten* ist. Nährstoffe, wie Thiamin und Ascorbinsäure, werden nur in geringen Mengen vom Körper gespeichert, während Speicherkapazitäten für Vitamin B_{12} oder Vitamin A über sehr lange Zeit ausreichen. Außerdem ist die Abschätzung für die Energieaufnahme grundsätzlich präziser als die für die Vitamin A-Zufuhr, was allein schon von der Gültigkeit der Nährstoffdatenbanken und der Regelmäßigkeit der Aufnahme abhängt.

In einer grundlegenden Arbeit haben Basiotis et al. (1987) die Nahrungsaufnahme von 29 Personen über ein Jahr notieren lassen. Die Mittelwerte aus der Verrechnung von 365 Tagen wurden als die "*wahre*" Nährstoffaufnahme bewertet. Unter Berücksichtigung der Standardabweichung dieser Mittelwerte konnte berechnet werden, nach jeweils wievielen Einzeltagen bereits eine Schätzung des "*wahren*" Wertes mit einer Trefferquote von +/- 10 % gegeben war. Die Ergebnisse überraschen: Für die Energieaufnahme sind 27 Tage (Männer) und 35 Tage (Frauen) notwendig. Im Extremfall des Vitamin A sind 390 Tage (Männer) und 474 Tage (Frauen) erforderlich. Die anderen Nährstoffe liegen zumeist im Bereich zwischen 50 und 100 Tagen, wie Tab. 8/3 angibt. Im Vergleich dazu werden deutlich geringere Stichproben benötigt, wenn es um die Bestimmung der Nährstoffzufuhr von Gruppen geht. Dies ist ebenfalls aus Tab. 8/3 erkennbar. Dennoch werden auch hier Beobachtungszeiträume genannt, die in praktischen Erhebungen nur schwer zu realisieren sind.

Tab. 8/3 gibt die Anzahl der Protokolltage für ein Ernährungstagebuch an, die notwendig sind, um mit einer Schätzgenauigkeit von +/- 10 % die spezifische Nährstoffaufnahme zu erfassen (Tabelle wurde gekürzt, nach Basiotis et al. 1987).

Tab. 8/3 : Anzahl der Protokolltage für ein Ernährungstagebuch

Komponente	Mann	Frau	Gruppe Männer (n = 13)	Gruppe Frauen (n = 16)
Energie	27	35	3	3
Eisen	68	66	7	6
Vitamin A	390	474	39	44
Protein	36	48	4	4
Fett	57	71	6	6
Cholesterin	139	200	13	15
Ballaststoffe	82	86	9	9
Kalzium	74	88	10	7
Thiamin	138	198	13	16
Riboflavin	57	90	7	7
Vitamin C	249	222	33	19

Zusammenfassung

Zusammenfassend kann nochmals festgestellt werden, daß nicht jeder Tag oder gar jede Mahlzeit in der Nährstoffzusammensetzung die Referenzwerte der *Empfehlungen* erfüllen muß. Nur die *Mittelwerte* der Nährstoffzufuhr von Bevölkerungsgruppen sind geeignet, an diesen *Empfehlungen* direkt gemessen zu werden. Im Einzelfall können die Empfehlungen *hilfsweise* als Bezugsgrößen dienen, wenn hier eine Stichprobe von mehreren Tagen vorliegt, die eine mittlere Nährstoffzufuhr in einem bestimmten Konfidenzintervall schätzen lassen. Es ist anzustreben, daß das Konfidenzintervall die Referenzgröße überlappt, ohne daß in jedem Falle der Mittelwert diese Referenzgröße erreichen oder gar übersteigen muß, da ein *Sicherheitszuschlag* in den Referenzgrößen der Empfehlungen enthalten ist.

Natürlich spricht bei essentiellen Nährstoffen nichts dagegen, auch die mittlere Zufuhr im Einzelfall auf die Referenzgröße der Empfehlungen für die Bevölkerung "*hochzubringen*", wenn dies im Ernährungsverhalten des Klienten unschwer realisiert werden kann. Diese theoretisch und aus ernährungsphysiologischer Sicht absolut zutreffende Ansicht, auch im Einzelfall einen großzügigen Sicherheitszuschlag einzuplanen, widerspricht der verhaltenswissenschaftlichen Erkenntnis, bei der ohnehin nicht einfachen Modifikation des Eßverhaltens nicht die Ziele unnötig hochzuschrauben, was dann wegen des gesteigerten Verhaltensaufwandes den gesamten Erfolg der Ernährungsberatung gefährdet. Sind also Barrieren zu erkennen, die eine solche Maximal-Forderung behindern, dann wird ein gewisser *Spielraum* um die Referenzwerte der Empfehlungen zu berücksichtigen sein. Dieser *Spielraum* wird die Ernährungsberatung solange als ungewisse Zielgröße belasten wie keine verläßlichen Methoden zur Verfügung stehen, den tatsächlichen Nährstoffbedarf im Einzelfall konkret zu diagnostizieren.

Grundsätzlich muß deutlich erkannt werden, daß jede individuelle Bestimmung der Nährstoffzufuhr durch *Food-Recording-Methods* nur eine grobe Schätzung sein kann, die für die Nährstoffe höchst unterschiedlich sicher bzw. unsicher ist. Daher muß eine ernährungswissenschaftliche Bewertung im Einzelfall erfolgen, bevor scheingenaue Analysenergebnisse aus Ernährungsprotokollen vorschnell als defizitäre Versorgung gedeutet werden.

8.9 Empfohlene Literatur

Agrarsoziale Gesellschaft e.V.: Strukturanalyse der Ernährungsberatung in der Bundesrepublik Deutschland. ASG-Materialsammlung Nr. 179, Göttingen 1988

Deutsche Gesellschaft für Ernährung: Empfehlungen für die Nährstoffzufuhr. 4. erweiterte Überarbeitung. Umschau-Verlag, Frankfurt, 1. korrigierter Nachdruck 1986

Pudel, V.: Praxis der Ernährungsberatung. Springer: Berlin, Heidelberg, New York 1991

9

Soziales Marketing – Königsweg der Prävention ?

9.1 Ernährung bietet große Chance

Das Ernährungsverhalten der Bevölkerung in den westlichen Industrienationen drängt sich als Gegenstand für präventive Maßnahmen geradezu auf. Würde es nämlich gelingen, das Ernährungsverhalten der gesamten Bevölkerung so zu gestalten, wie es der derzeitige Kenntnisstand der Ernährungsmedizin nahelegt, würde damit ohne jeden Zweifel der sicher größte Schritt zu mehr Gesundheit erreicht werden, der durch irgendeine Verhaltensänderung gegenwärtig überhaupt noch möglich ist. Reduziert werden kann theoretisch durch Ernährungsfaktoren die Prävalenz von Hypertonie, Hyperlipidämien, Adipositas, Hyperurikämie, Diabetes und höchstwahrscheinlich auch für einige Krebsarten. Damit würde folgerichtig u.a. die Inzidenz für Herztod und Schlaganfall reduziert.

Die Epidemiologie hat nämlich überzeugend nachgewiesen, daß die ernährungsphysiologischen Parameter der durchschnittlichen Nahrungsaufnahme nicht den Kriterien genügen, die die Ernährungsmedizin als günstig für langfristiges Wohlbefinden und dauerhafte Gesundheit erkannt hat. Folgerichtig weisen auch die führenden Todesursachen den ernährungsabhängigen Erkrankungen eine dominante Rolle zu. Neben den epidemiologischen Beobachtungen liegen auch klinische Erkenntnisse vor, die die Wirkmechanismen zwischen bestimmten Ernährungsweisen und dem Entstehen von Risikofaktoren und Krankheiten erklären können (KASPER 1987). Diese Zusammenhänge sind verschiedentlich dokumentiert worden und müssen hier nicht wiederholt werden. Eine sehr umfassende Darstellung wurde vom U.S. DEPARTMENT OF HEALTH AND HUMAN SERVICES (1988) unter dem Titel: *The Surgeon General's Report on Nutrition and Health* herausgegeben.

Die Prävention im Bereich Ernährungsverhalten verfolgt den klassischen Grundsatz der Medizin "*Vorbeugen ist besser als Heilen*". Damit ist sie zumeist – in der Definition von CAPLAN (1964) – eine Maßnahme der *primären Prävention*, die daraufhin abzielt, die Zahl von Neuerkrankungen zu senken oder aber auch das Ersterkrankungsalter hinauszuschieben (BECKER 1990). Maßnahmen der *sekundären Prävention* zielen darauf ab, durch Früherkennung von Risikofaktoren und rechtzeitige Behandlung von Krankheiten eine Chronifizierung zu verhindern, während Maßnahmen der tertiären Prävention mit dem Begriff der Rehabilitation zu umreißen wären. Präventionsmaßnahmen beziehen sich zudem immer auf Bevölkerungs*gruppen*. Daher ist im Bereich der Ernährung zunächst an primärpräventive Konzepte zu denken, weil Maßnahmen im Bereich der sekundären und tertiären Prävention bereits stärker auf den individuellen Fall abgestellt sein müssen und daher – gegenwärtig zumindest – eher in den Bereich der Ernährungs- und Diätberatung hineinreichen.

Die Ausgangslage und die Zielvorstellung für präventive Maßnahmen im Ernährungsbereich sind konkret zu beschreiben (und werden seit Jahren in der immer wiederkehrenden Fassung auch beschrieben): *Die Deutschen essen zu fett, zu süß, zu salzig, zuviel, zu einseitig, zu wenig Ballaststoffe*. Daraus folgt die Zielbeschreibung: *weniger Fett, weniger Süßes, weniger überhaupt, ausgewogener, mehr Ballaststoffe*. Möglicherweise liegt schon in dieser Beschreibung der Ausgangslage und der Zielvorstellung ein Kardinalfehler für Präventionsbemühungen.

In diesem Kapitel sollen die ernährungspsychologischen Bedingungen diskutiert werden, die präventiven Maßnahmen im Bereich des Ernährungsverhaltens zu mehr Wirkung verhelfen können. Es wird auch zu klären sein, warum bisherige Anstrengungen nicht den gewünschten Erfolg gebracht haben.

9.2 Anforderung an Ernährungsprävention

Wenn das Ernährungsverhalten der Menschen zum Zielobjekt präventiver Maßnahmen wird, müssen einige Besonderheiten berücksichtigt werden, die typisch für den Verhaltensbereich *Ernährung* sind und nicht grundsätzlich für andere Präventionsaufgaben gelten.

1. Eine grundsätzliche Bedingung besteht darin, daß das *Abstinenzprinzip*, ein gebräuchliches Ziel präventiver Bemühungen um gesundheitsgerechtes Verhalten (beim Rauchen, Alkohol, riskantem Umgang mit Werkzeugen, etc.), beim Essen und Trinken nicht realisiert werden kann. Es geht also nicht um die *Alles-oder-Nichts-Frage*, sondern es kann nur um eine Modifikation des Verhaltens gehen. Damit besteht grundsätzlich die verhaltensverstärkende Wirkung, die durch Essen und Trinken unmittelbar ausgelöst wird, weiterhin fort und muß "*in Rechnung gestellt*" werden.
2. Essen und Trinken sind so elementare Verhaltensweisen mit hoher Frequenz und ständiger Wiederholung zumeist im sozialen Bezug, so daß allein dadurch von einer hohen Verhaltensstabilität (Habitualisierung) ausgegangen werden muß.
3. Das Eßverhalten steht in der Genußhierarchie an bevorzugter Stelle und besitzt im Vergleich zu anderen, lustvoll erlebten Verhaltensweisen, die auch häufiger erlebt werden können, den höchsten Genußwert. Auch dadurch besteht eine hohe Resistenz gegenüber Änderungen, da diese zu noch ungewissen Erlebnissen führen und dadurch leicht mit Genußeinbuße assoziiert werden.
4. Risiken, die durch ungünstiges Ernährungsverhalten entstehen können, sind im üblichen Erfahrungshorizont der Menschen nicht nachvollziehbar und auch nicht zuordnungsbar. Lerntheoretisch bestehen hier ungünstige *Kontingenzverhältnisse*. Die Beweiskraft der eigenen Erfahrung reicht zwar aus, den Zusammenhang zwischen Alkoholkonsum und morgendlichem "Kater" wahrzunehmen, wohl aber kaum, um Bluthochdruck und Kochsalzkonsum in ursächlichen Zusammenhang zu bringen.

5. Die gesundheitsrelevanten Kriterien der Ernährung definieren sich über die ernährungsphysiologischen Parameter. Diese sind aber mit den Sinnen nicht erfahrbar, sondern nur als kognitive Informationen an das Lebensmittel anzulegen. Somit setzt ein gesundheitsgerechtes Ernährungsverhalten fortlaufende kognitive Steuerung anhand abstrakter Kennwerte voraus.
6. Eine einfache Klassifikation in "gesunde" und "ungesunde" Lebensmittel ist per se nicht möglich. Es sind die Zusammenstellung und die Dosierung über eine Zeitspanne, die den gesundheitlichen Wert der Gesamternährung bestimmen.

Die Punkte 4, 5 und 6 verleiten dazu, Präventionsempfehlungen zur Veränderung des Ernährungsverhaltens informativ-kognitiv zu konzipieren. Broschüren, Faltblätter und Bücher bieten sich an, um die wissenschaftlichen Zusammenhänge zwischen Ernährung und Gesundheit zu erläutern, Speisepläne für eine richtige Ernährung zu begründen und allgemeingültige Tips zu geben nach dem Muster "*Essen Sie weniger Fett*!". Auch Nährwert- und Kalorientabellen werden als Hilfsmittel eingesetzt, um die nicht unmittelbar erfahrbaren Bewertungskriterien für Lebensmittel zu demonstrieren. Auch wird nicht selten nach der Einführung eines Unterrichtsfaches Ernährungslehre für alle Schüler gerufen. Dahinter verbirgt sich der implizite Ansatz des Rationalitätsprinzips, wonach die Kenntnis der ernährungsphysiologischen Funktionszusammenhänge zu einer adäquaten Verhaltenssteuerung führt.

Die Punkte 1, 2 und 3 dagegen lassen bereits die Vermutung aufkommen, daß solche kognitiv-argumentativen Konzepte wenig verhaltenswirksam sind, da das Eßverhalten nicht primär kognitiv, sondern emotional, auf Erfahrungen aufbauend, gesteuert wird. Sicher wird ein Einfluß von Information und konkreten Verhaltensvorschlägen nicht ohne jeden Einfluß sein, doch muß zusätzlich der Gesamtzusammenhang miteinbezogen werden, in dem Essen und Trinken stattfindet. Die Reduktion des Ernährungsverhaltens auf den Aspekt der Nährstoffaufnahme greift zu kurz.

9.3 Schwachstellenanalyse

Eine kommunikationstheoretische Schwachstellenanalyse mancher der bisher durchgeführten Präventionskonzepte im Ernährungsbereich müßte auf folgende Punkte hinweisen:

1. Prävention erfolgt zu wenig zielgruppenspezifisch, sondern orientiert sich an statistischen Bundesmittelwerten in ihren Aussagen. (Beispiel: Hinweise zur Gewichtsreduktion erfolgen zu breit und sind im Bevölkerungssegment figurbewußter Frauen eher kontraindiziert). Diese Mittelwertsorientierung stellt sicher ein besonderes Hindernis für die Identifikation des Einzelnen mit Präventionsempfehlungen da. So richtig solche Empfehlungen aufgrund statistischer Datenlage auch sein mögen, so falsch können sie im Einzelfall sein.
2. Prävention postuliert (aus ihrem eigenen Selbstverständnis heraus), daß das dominante Motiv für "*Essen und Trinken*" das Gesundheitsmotiv sei, dem man durch fachwissenschaftliche Argumente "*zum Durchbruch*" verhelfen müsse. Diese Ansicht verbaut den Konzepten ebenso den Weg, als wenn Automobilhersteller ihr Marketing allein auf den Aspekt des "*Sichfortbewegens*" abstellen.

3. Prävention fühlt sich mehr der epidemiologischen Fachwissenschaft als dem "Markt" verbunden und geht so den Weg rationaler Aufklärung zum Thema "Ernährung" und negiert dabei, daß "Essen und Trinken" weitgehend emotional gesteuerte Verhaltensweisen sind, also auf anderen Motiven basieren, als es die Motive sind, die zur Prävention Anlaß geben.
4. Präventionsempfehlungen erschöpfen sich häufig in der Beschreibung der ernährungsphysiologisch wünschbaren Ernährungsparameter, ohne konkrete Maßnahmen anzugeben, wie diese Ziele zu erreichen sind. Das Beispiel: "*Essen Sie weniger Fett*" ist ebenso richtig wie "*Fahren Sie mit weniger Reifenabrieb*", doch beide Ratschläge nennen keine Maßnahmen zur Zielerreichung. Dieser Aspekt wurde bereits bei der Einzelberatung in Kap. 8 besprochen.

9.4 Soziales Marketing: Grundzüge

Der Ansatz des sozialen Marketings (*Lexikon*) beschreibt einen anderen Weg als den der kognitiv-rationalen Ansprache. Soziales Marketing versucht die Rahmenbedingungen so zu gestalten, daß Menschen dazu motiviert werden, selbst Veränderungen zu wollen, von denen sie sich einen *Vorteil* versprechen. Damit ist im Konzept des sozialen Marketing immer die *Motivation der Zielgruppe* (und nicht die Motivation der Präventionsgestalter) der zentrale Ausgangspunkt für präventive Maßnahmen.

Lexikon

Marketing

Marketing bezeichnet in umfassender Weise die geplante Gestaltung aller Voraussetzungen und Maßnahmen, die geeignet sind, die Entscheidung eines Menschen gezielt zu beeinflussen. Im Produktmarketing geht es im wesentlichen um die Beeinflussung von Kaufentscheidungen. Eine wesentliche Erkenntnis des Marketings basiert darauf, daß weder Argumente und Überzeugungsstrategien in der Regel ausreichen, noch daß Entscheidungen herbeigeführt werden können, die an den Bedürfnissen des Menschen vorbeigehen. Eine gängige Definition beschreibt das Marketing-Ziel wie folgt: "*Dem richtigen Menschen zur richtigen Zeit das richtige Produkt zum richtigen Preis in der richtigen Situation anbieten*". Damit wird deutlich, daß Marketing weit mehr als nur Produktaussagen umfasst. Es wird auch deutlich, daß Marketing nicht jedes beliebige Produkt jedem beliebigen Menschen "*verkaufen*" kann, sondern daß es auch eine fundierte Marketing-Voraussetzung ist, ein Produkt auf das Bedürfnisprofil einer Zielgruppe hin zu entwickeln. Alle Elemente (Mix-Faktoren) zusammen ergeben die Marketing-Konzeption. Das soziale Marketing arbeitet im Prinzip vergleichbar – unterliegt aber einer wesentlich größeren ethischen Verantwortung bei der Absicherung der Marketingziele.

Im Ernährungsbericht 1988 (DGE 1988, S. 171 ff) wird bereits eindeutig darauf hingewiesen, daß *"man die Ebene gesundheitspolitischer Vorgaben verlassen und sich die Sichtweise des Verbrauchers zu eigen machen"* muß, um zu verstehen, warum sich weite Bevölkerungsteile nicht gesundheitsgerecht ernähren. Da ein gesundheitsgerechtes Ernährungsverhalten zu den Zielen der Gesundheits- und Ernährungspolitik gehört[49], *"wird häufig angenommen, der Verbraucher akzeptiere dieses Ziel im Grundsatz, wolle sich also gesund ernähren und sei nur z.B. durch Wissenslücken daran gehindert, es zu realisieren"*. Es wird weiter ausgeführt. *"Er kann nicht nur daran gehindert sein, sich gesundheitsgerecht zu ernähren, sondern er hat auch die Freiheit, andere als die Gesundheitsaspekte seines Ernährungsverhaltens nützlich zu finden und sie zur Grundlage seiner Ernährungsentscheidung zu machen"*.

9.4.1 Die wesentlichen Mix-Faktoren

Analog zum klassischen, absatzorientierten Marketing versucht auch das soziale Marketing die *Mix-Faktoren* im gesamten Kommunikationsprozeß zu definieren und zu gestalten. Diese sogenannten Mix-Faktoren sind die tragenden und jeweils unverzichtbaren Bestandteile der Gesamtkonzeption.

Die vier wesentlichen Faktoren im *Mix* des sozialen Marketings sind – natürlich im übertragenen Sinn: *Produkt, Preis, Public Relations, Distribution*.

Produkt

Das *"Produkt"*, welches jede Ernährungsprävention *"verkaufen"* möchte, heißt selbstverständlich *"gesunde"* oder *"vollwertige Ernährung"*. Die entscheidende Frage aber stellt sich dadurch, ob die entsprechende Zielgruppe, die für die Präventionsmaßnahme interessiert werden soll, dieses Produkt überhaupt *"kaufen"* möchte. Besteht in der Zielgruppe überhaupt ein Motiv für ein solches *"Produkt"*? Es ist zu fragen, ob der größte Teil jener Frauen, die eine Diät halten, über ihr Gesundheitsmotiv dazu veranlaßt werden (oder doch eher über den Wunsch nach gesellschaftskonformer Körperfigur). Steht bei Verbrauchern, die bevorzugt "Bio-Produkte" wählen, tatsächlich das Gesundheitsmotiv im Vordergrund oder ist es nicht vielmehr das Streben nach Sicherheit, ausgelöst durch Schlagzeilen über Lebensmittelrisiken?

Die Auswirkungen einer *vollwertigen Ernährung* auf die Gesunderhaltung und Leistungsfähigkeit des Organismus lassen sich, wie wissenschaftliche Erkenntnisse belegen, auch in andere *"Produktvorteile"* ummünzen: z.B. Fitneß, Schlankheit, Schönheit, ökologische Verantwortung, Potenz, Eßgenuß, Sicherheit, Könnerschaft, Kennerschaft, Sozialkontakte, etc. Die Wahl einer zutreffenden Produktbeschreibung wird in der entsprechend motivierten Zielgruppe zumindestens *Aufmerksamkeit* erzeugen. Das ist der erste, aber unverzichtbare Schritt auf dem langen Weg der Verhaltensänderung.

---

49 Auf die eher begrenzten Möglichkeiten, aber auch auf durchaus bestehende Risiken bei Versuchen, das Ernährungsverhalten durch staatliche Maßnahmen (so u.a. Agrar- und Finanzpolitik) zu beeinflussen, wird in diesem Kapitel des Ernährungsberichtes 1988 ausführlich eingegangen.

Preis

Der *Preis* ist im sozialen Marketing zumeist keine monetäre Größe, sondern er steht für die *Kosten*, die der Mensch aufbringen muß, wenn er das "Produkt" haben möchte. Diese Kosten sind *psychische Kosten*, die als Verzicht, Aufwand, Gewohnheitsänderungen, ungewohnte Erfahrungen, Lernen, Nachdenken, Enttäuschung, Ängste, Unsicherheit, etc. antizipiert werden und dann die *"psycho-ökonomische"* Bilanzierung einleiten, wenn es um die Entscheidung für das angebotene *"Produkt"* geht.

Es ist unmittelbar einsichtig, daß auch im sozialen Marketing die *Preis-Produktnutzen-Relation* die ausschlaggebende Rolle spielt, ob die Präventionsempfehlung letztendlich umgesetzt wird. Natürlich ist diese Kalkulation schwierig nachzuvollziehen, da es sich um subjektive Bewertungen handelt.

Allein die Formulierung vieler Ernährungsempfehlungen mit negativen oder limitierenden Begriffen wie *"nicht"*, *"nie"*, *"nicht so viel"*, *"nur einmal in der Woche"*, *"zuviel"*, *"weniger"* erweckt den Eindruck, als handele es sich bei der Realisierung einer ausgewogenen Ernährung um ein *hochpreisiges Produkt*.

Public Relations

Maßnahmen im sozialen Marketing *"verkaufen"* sich nicht selbst. Sie müssen von verschiedenen Seiten dargestellt, kommentiert und erläutert werden. Der Produktvorteil muß erklärt und attraktiv herausgestellt werden. Der Preis, der unvoreingenommen möglicherweise als zu hoch vermutet wird, sollte als vertretbar kommuniziert werden. Die PR-Maßnahmen dienen dazu, die Attraktivität des Angebots zu erhöhen, Bereitschaft zu verstärken, den Schritt zur Eigenbeteiligung zu erleichtern und nachfolgend auch das Interesse im Verlauf der Maßnahme zu unterstützen.

Distribution

Die Distribution ist letztlich entscheidend: Sie muß sicherstellen, daß sich Angehörige der angesprochenen, durch Produktgestaltung, Preiswürdigkeit und PR motivierten Zielgruppe auch tatsächlich aktiv an der Selbstausgestaltung der konzipierten Maßnahmen beteiligen können. Doch der Aspekt der Distribution ist erstaunlich oft nicht erfüllt. Beispiele: Attraktive Rezeptvorschläge benötigen Lebensmittel, die es in Kleinstädten oder auf dem Land nicht zu kaufen gibt. Oder: Eine Rundfunkkampagne wird nur zu den gewöhnlichen Arbeitszeiten ausgestrahlt. Oder: Nach einer motivierenden TV-Sendung über ein attraktives Schlankheitsprogramm wird die Adresse für die Anmeldung nicht eingeblendet. Oder: Eine mit finanzieller Unterstützung von Dritten erprobte und erfolgreiche Präventions-Kampagne wird zur *"Forschungsruine"*, weil bei der Konzeption nicht daran gedacht wurde, wie die Kosten für die Weiterführung nach Einstellung der Förderung zu decken sind. Oder: Die Propagierung ballaststoffreicher Brötchen oder einer mageren Wurst *"läuft leer"*, weil der Handel diese Produkte nicht flächendeckend anbietet.

9.4.2 Eine konkrete Aktion

An einer konkreten Aktion sollen diese Konzeptionsmerkmale des sozialen Marketings veranschaulicht werden.

In Niedersachsen war eine Präventions-Kampagne zur Verbesserung der ernährungsphysiologischen Qualität des Schulfrühstücks in Grundschulen zu planen. Mittel stellte zunächst der Minister für Ernährung, Landwirtschaft und Forsten zur Verfügung.

Die Analyse des Ist-Zustandes ergab, daß folgende unterschiedliche Sachverhalte zu berücksichtigen sind: Manche Kinder bekommen nur Geld mit. Manche Kinder bekommen ein zu großes Frühstück mit. Manche Kinder bekommen zu wenig mit. Manche Kinder essen nicht in der Pause, sondern wollen lieber spielen. Manche Kinder werfen ihr Pausenbrot weg. Manche Kinder bekommen ungünstige Pausenverpflegung von zuhause mit.

Die mehr kognitiv-rationale Aufklärungsstrategie besteht darin, Faltblätter für Eltern, Kinder und Lehrer zu verteilen, um auf die Vorteile eines vollwertigen Pausenfrühstücks hinzuweisen und Anleitungen zu geben, wie dies zusammengesetzt ist. Ein andere Möglichkeit, die häufiger praktiziert wird, besteht in einer Frühstückswoche in der Schule mit "*mustergültiger Pausenverpflegung*". Zumeist ist die Fortsetzung nicht gewährleistet (Distributionsaspekt). Diese beiden Wege wurden zugunsten einer Maßnahme nach dem sozialen Marketing-Konzept nicht bestritten.

Konzept des sozialen Marketings

Welches "Produkt" interessiert Kinder in diesem Zusammenhang? Es wurde nach Prüfung möglicher Varianten auf das *soziale Motiv* des gemeinsamen Essens mit dem Lehrer gesetzt. Der Slogan der Aktion heißt entsprechend: "*Gemeinsam schmausen in den Pausen*".

Welches "Produkt" interessiert Hausmeister in diesem Zusammenhang? Ein Vortest ergab, daß Hausmeister die Pausengetränke rationell verkaufen und möglichst wenig Aufwand bei der Entsorgung von Leergut und z.B. feuchten Strohhalmhüllen, die in den Pausenhallen auf dem Boden kleben, haben möchten. Das gemeinsame Frühstück in den Klassenräumen, mit klassenweiser Auslieferung der Schulmilch, kommt den Hausmeisterwünschen entgegen.

Welches "Produkt" interessiert Eltern in diesem Zusammenhang? Hier fanden sich keine eindeutigen Voraussetzungen, außer der Feststellung, daß viele Eltern eine Information durch Dritte über die Mitgabe eines vollwertigen Pausenbrotes als Einmischung in ihre Elternverantwortung empfinden.

Welches "Produkt" interessiert Lehrer in diesem Zusammenhang? Das war der schwierigste Punkt, der auch gegenwärtig immer noch über den Einsatz der Aktion entscheidet. Der Lehrer ist eher die Instanz, die die *Kosten* zu tragen hat, weil fünf Minuten seiner Pausenzeit abgehen. Eine Einbindung geschieht über das Sachgeschenk (siehe unten), über den Appell an sein Verantwortungsmotiv für seine Schüler und die soziale Situation, neben der Unterrichtszeit mit seinen Schülern täglich für zehn Minuten zusammen zu sein.

Die Aktion "*Gemeinsam schmausen in den Pausen*", die inzwischen mit einem Abdeckungsgrad von über 70 % der Grundschulen läuft, wird jährlich allen Schulen neu angeboten. Lehrer können kostenlos einen Klassensatz an Unterlagen abfordern. Die Finanzierung übernahm nach der ministeriellen Anfangsförderung die Landesvereinigung der Milchwirtschaft in Niedersachsen.

Jedes Kind erhält ein attraktiv bedrucktes, abwaschbares Frühstücksset, damit die Schreibfläche sauber bleibt. Ein Faltblatt mit der Beschreibung von Vor- *und* Nachteilen des gemeinsamen Frühstücks gibt es für Eltern und Lehrer. Die Klasse frühstückt mit dem Lehrer (fünf Minuten Unterricht plus fünf Minuten der folgenden Pause), anschließend beginnt die zehnminütige Spielpause. Als Effekt ist zu beobachten, daß die Kinder ihre mitgebrachten Pausenbrote vergleichen, austauschen, ihren Eltern Anregung geben, was sie selbst gerne haben möchten. Hier wird das soziale Selbstregulativ ausgenutzt, um eine ernährungsphysiologische Verbesserung des Schulfrühstücks zu erreichen.

Bleibt noch übrig, eine kleine verhaltenspsychologische Maßnahme zu erwähnen: Wenn die Klasse gemeinsam mit Lehrer 50 Frühstücke durchgeführt hat, gibt es ein Sachgeschenk in Form von kleinen Naturkundetafeln für jedes Kind zum sammeln und einer großen Wandtafel für die Klasse. Dies motiviert auch den Lehrer durchzuhalten, weil sonst die Belohnung für die Klasse ausbliebe.

9.5 Ausblick

Maßnahmen nach dem Muster des sozialen Marketings scheinen geeignet, das Ernährungsverhalten der Menschen nachhaltiger zu modifizieren, da sie das Eßverhalten, und nicht die Nahrungsaufnahme in den Vordergrund rücken. Außerdem geht soziales Marketing von realistischen Ansprüchen aus, weil nicht nur Ziel, sondern auch die *Kosten* der Zielerreichung in betracht gezogen werden. Im Zentrum allen Bemühens stehen die Bedürfnisse und Motive der Zielgruppen, die angesprochen werden sollen. Diese sind aber in aller Regel bei der Thematik "*Essen und Trinken*" kaum direkt einem ausschließlichen Gesundheitsmotiv zuzuordnen (außer bei Patientengruppen, die aber nicht Zielgruppe der primären Prävention sind). Darum setzt das soziale Marketing auch auf andere Motive, die mittelbar mit dem Eßverhalten in Beziehung stehen.

9.5.1 Dilemma Nr. 1

Eine besondere Schwierigkeit im Bereich der Ernährung besteht darin, daß sich die Zielvorgaben für eine als sinnvoll erachtete Verhaltensänderung zumeist aus epidemiologischen Befunden herleiten. Diese aber bieten für die Anwendung auf den Einzelfall selten eine stringente Überzeugung, noch lassen sie – nach erfolgreicher Modifikation des Ernährungsverhaltens – ihre positive Wirkung unmittelbar erkennen. Der immer wieder zitierte "*alte Urgroßopa, der mit Übergewicht, Rauchen und einigen Gläschen Wein 92 Jahre alt wurde*" ist für die alltägliche Erfahrungsbildung einfach wesentlich eindrucksvoller als jede epidemiologische Studie mit ihren abstrakten Kurvendarstellungen. Es ist ein Dilemma, daß vollwertige Ernährung nicht unmittelbar durch positive Erlebnisse beeindruckt.

9.5.2 Dilemma Nr. 2

Ein zweites Dilemma, nicht minder größeren Ausmaßes, beschreibt auch das "Paradoxon der Prävention" (eingeführt durch Rose, zit. nach Keil 1990): "*Eine präventive Maßnahme, welche für den einzelnen oft nur von geringem Nutzen ist, kann für die Bevölkerung einen großen Gewinn bringen*". Diese Ansicht stellt das soziale Marketing vor kaum lösbare Probleme, wenn es sich der Argumentation der Epidemiologie bedienen wollte.

Das Präventionsparadoxon kann als das wichtigste Charakteristikum der Prävention gelten: *"Auch beim Anlegen von Sicherheitsgurten im Auto oder beim Impfen ganzer Bevölkerungsgruppen gilt das Prinzip, daß sehr viele Menschen etwas tun müssen, um wenigen zu helfen* (KEIL 1990).

Diese beiden Beispiele sind zutreffend, doch unterscheiden sie sich von den Forderungen, die für das Ernährungsverhalten erhoben werden. Der Verhaltensaufwand ("Kosten") bei der Umstellung des Ernährungsverhaltens ist ungleich größer und Essen und Trinken sind deutlich stärker genußbesetzte Verhaltensweisen. Es muß daher gefragt werden, ob es überhaupt realistisch (und ethisch gerechtfertigt) ist, entsprechend des Präventionsparadoxons, große Bevölkerungsteile dazu zu motivieren, die von der Epidemiologie festgestellten *optimalen* Benefizparameter (z.B. beim Gewicht, beim Cholesterinspiegel) mit Ernährungsstrategien zu verwirklichen, die mit der absolut geringsten Morbidität und Mortalität korrespondieren, wenn der erzielbare Gewinn "*rein bevölkerungsstatistischer Natur*" und für das Individuum mit keiner "*Garantie auf Nutzen*" verbunden ist.

Die Abwägung von *Pro und Kontra* wird nicht zuletzt rein akademischer Natur bleiben, weil ein so hoch gestecktes Ziel bei zu hohen Verhaltenskosten nicht realisierbar ist. Für das soziale Marketing bleibt jedoch die Frage offen, ob mit dem Sachverhalt, der zutreffend als das Paradoxon der Prävention umschrieben wird, überhaupt eine aktionsfähige Basis gegeben ist.

9.5.3 Epidemiologie dient der ethischen Legitimation

Es sieht vielmehr so aus, als können die epidemiologischen Befunde für Präventionskampagnen zu ihrer ethischen Legitimation herangezogen werden. Diese Befunde aber als direkte Zielvorgaben zu kommunizieren und auf ihre Überzeugungskraft zur Motivation des Individuums zu vertrauen, erscheint wenig aussichtsreich. Damit würde sich die Prävention überdies wieder als Kommunikationsstrategie auf Zahlen, Argumente und Korrelationen einlassen, die wenig verhaltenswirksam sind.

Die Zukunft einer nachhaltigeren primären Prävention liegt in der konsequenten Anwendung der Prinzipien des sozialen Marketings. Dieses nutzt, wie ausgeführt wurde, auch emotionale Bereiche, indem es auf die Bedürfnisse der Zielgruppen eingestellt ist. Die Zielvorgaben werden realistisch bemessen, um die Verhaltensänderung in kleinen Schritten zu fördern. Die Kommunikationsstrategien sind frei von Angst und Drohung, da diese zumeist nur Reaktanz und Abwehr auslösen (RESCHKE 1990).

Die Propagierung neuer Eßstile ("die regionale Küche", die "neue deutsche Küche"), positive Imagegestaltung bei günstigen Lebensmittelgruppen, deutliche, klare und widerspruchsfreie Informationen über Ernährung, aber auch Produktinnovationen, schonende Gartechnologien, eine weitere Flexibilisierung der Eßgewohnheiten, etc. erscheinen geeigneter, das Ernährungsverhalten der Bevölkerung zu ändern. Die Kommunikation muß über das *Essen und Trinken* geführt werden, auch wenn dabei als Ziel im Hintergrund steht, den Konsum von Kohlenhydraten um ca. zehn Energieprozent zu steigern und den Fettkonsum um 5 % abzusenken.

Dieses ernährungsphysiologisch definierte Ziel, Schritt für Schritt im Kontext von *Essen und Trinken* umgesetzt, erscheint erreichbar und würde die gesundheitliche Situation (bevölkerungsrepräsentativ, aber auch individuell betrachtet) u.U. entscheidend verbessern, ohne dem Individuum "*zu hohe Verhaltenskosten*" aufzubürden.

9.6 Präventionspyramide

Abschließend soll kurz noch der Gedanke einer Präventionspyramide vorgestellt werden. Häufig überziehen Präventionskampagnen die gesamte Bevölkerung mit gleichen kommunikativen Strategien. Andererseits begreifen sich unterschiedliche Angebote im präventiven Bereich als konkurrierende Maßnahmen. Dabei wird vergessen, daß nicht jedermann angeboten werden soll, was nicht für jedermann richtig ist. Umgekehrt sollten nicht alle vor Risiken gewarnt werden, die nicht für jeden riskant sind. Schließlich ist in Rechnung zu stellen, daß Präventionsmaßnahmen unterschiedliche ökonomische Ressourcen verlangen, unterschiedliche Wirkungsgrade haben und nicht alle Menschen aufgrund ihrer Voraussetzungen eine vergleichbaren Aufwand an Intervention benötigen.

Dies führt dazu, von einer Pyramide der verschiedenen Möglichkeiten auszugehen, die an der Basis breit und ökonomisch vertretbare Angebote enthält, die zur Spitze hin aber spezieller, wirksamer, aber auch teuer werden. Am Beispiel der Angebote für eine Abnahmetraining soll dieses Modell erläutert werden.

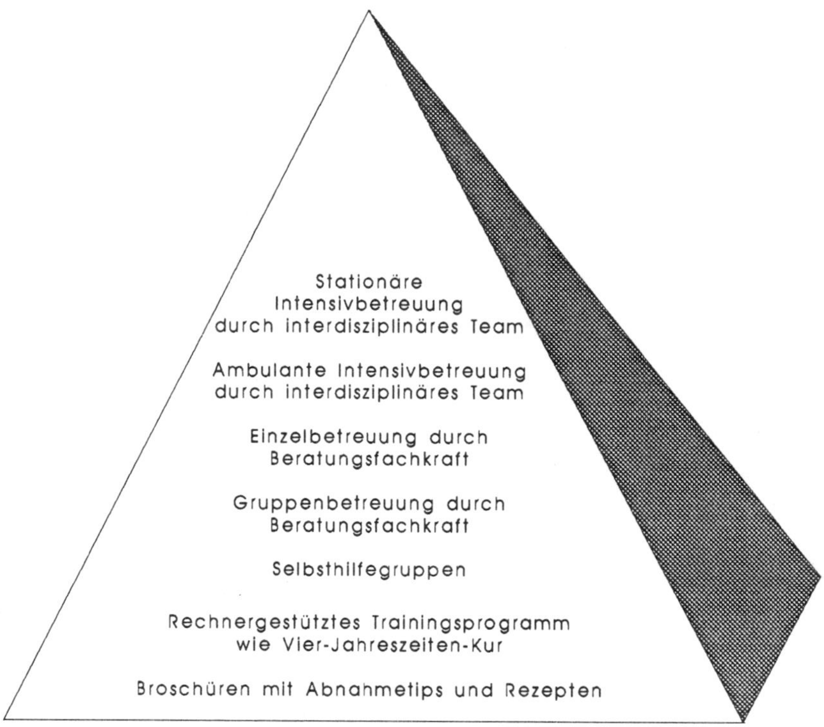

Diese Pyramide enthält Angebote, die eben keine konkurrierenden Interventionen darstellen. Es sollte nur sichergestellt sein, daß ein Mensch entsprechend seiner Ausgangslage möglichst treffsicher das Angebot der Stufe erhält, das er mindestens benötigt. Dazu müssen in Zukunft eine Reihe von Screening-Verfahren entwickelt werden, um die *"Eingangsvoraussetzungen"* besser erfassen zu können. So macht es wenig Sinn, einen 150 kg schweren, in den ständigen Streßsituationen gerne essenden Menschen die Vier-Jahreszeiten-Kur, oder gar nur Broschüren anzubieten. Selbst diese geringen Kosten wären vertan. Andererseits muß eine Frau mit sieben Kilogramm Übergewicht und einem relativ unauffälligem Eßverhalten nicht in die Einzelberatung bei einer Fachkraft, hier würde das Angebot von Selbsthilfegruppen oder der Vier-Jahreszeiten-Kur zureichend sein.

Damit ist abschließend noch eine Basisvoraussetzung des sozialen Marketings angesprochen, nämlich möglichst *"paßgenaue"* Angebote an bestimmte Zielpersonen anzubieten. Dies ist einerseits unter ökonomischen Aspekten sinnvoll, aber auch zur Vermeidung von Mißerfolgserlebnissen durch Angebot der falschen Maßnahme aus psychohygienischen Gründen notwendig. Doch solche Erkenntnisse, die eine Prognose für bestimmte Maßnahmen hinsichtlich der verschiedenen Problemsituationen zulassen, sind bisher kaum erarbeitet.

10

Nutritional Marketing – zwischen Ökonomie und Biologie ?

10.1 Biologische Regulation begrenzt Absatz

Es sind über 80.000 Milliarden Kalorien, die jährlich in der gesamten Bundesrepublik Deutschland konsumiert werden. Diese Zahl ist seit Jahrzehnten konstant und liegt – auf die Bevölkerung umgerechnet – auch in den anderen westlichen Industrienationen, die ein reichliches Lebensmittelangebot zur Verfügung haben, in gleicher Höhe. Auf jeden Menschen entfallen im Durchschnitt ca. 1 Million Kalorien per Jahr. Dies stellt offenbar eine biologische Begrenzung der Energieaufnahme beim Menschen dar, die bei *ad libitum* - Verzehr nicht überschritten wird. Wie in Kap. 4 dargelegt wurde, muß davon ausgegangen werden, daß die Energieaufnahme eine langfristig biologisch regulierte Größe ist, die nur bei verknapptem Angebot *herunterreguliert* wird.

Von dieser Tatsache ausgehend kann das Marketing nicht auf eine quantitative Steigerung des Absatzes auf dem Lebensmittelmarkt abzielen, da die auf die Energieaufnahme ansetzende biologische Regulation des Menschen den limitierenden Faktor bildet. So gesehen führt theoretisch jede Tafel Schokolade, die als Sonderangebot abgesetzt wird, zu einer Kompensation von ca. 500 Kalorien in anderen Lebensmittelsegmenten. Diese Begrenzung ist eine wesentliche Bedingung des Food-Marktes im Gegensatz zu Non-Food-Produkten, deren zusätzlicher Absatz durch Marketing prinzipiell gefördert werden kann.

Wenngleich auch die Nahrungsenergie implizit das Konsumvolumen bestimmt, so stellt sie als direkter kalkulatorischer Parameter für das Marktgeschehen keine Grundlage dar. Rechnerisch ergibt sich für eine *"Kalorie Lebensmittel"* im Durchschnitt ein Betrag von ca. 0,5 Pfennig, der erheblichen Schwankungen unterliegt. So kann Butter unter dem Kalorienaspekt für 0,1 Pfennig/kcal, Trinkmilch für 0,2 Pfennig/kcal gekauft werden bis hin zu *Light-Getränken* mit Preisen im Bereich von ein bis zwei Mark für 1 Kalorie. Auf die *Light-Variante* wird noch eingegangen, da sie paradoxerweise die Probleme der Ernährung im Überfluß zu lösen versucht.

10.2 Nutritional Marketing prägt Image

Die Orientierung des nutritional Marketings muß daher an einem anderen Kriterium erfolgen, das letztlich daraufhinausläuft, die Kalorie, die den begrenzenden Faktor darstellt, so attraktiv und umsatzstark wie möglich zu gestalten. Dabei unterliegt das nutritional Marketing weiteren Anforderungen, Begrenzungen und Verpflichtungen, wie sie gegeben werden

- durch das Lebensmittel- und Bedarfsgegenstände-Gesetz (LMBG), durch den Stand a) wissenschaftlich gesicherter Erkenntnisse und b) der verfügbaren Technologien,
- durch Anforderungen des Konsumenten an Genußwert, Convenience und Gesundheitserwartungen,
- durch ernährungsphysiologische Prinzipien wie u.a. Limitation durch Energieaufnahme, Verträglichkeit, Sättigungswert, etc.,
- durch die ökonomischen Rahmenbedingungen des Marktes.

Innerhalb dieser Spielräume greift das nutritional Marketing in ganz erheblicher Weise in die Ernährungsentscheidung der Konsumenten ein. Wie in Kap. 3 anhand des kognitiven Modells der Ernährungsentscheidung gezeigt und anhand von konkreten Beispielen simuliert wurde, spielt das *Image* eines Lebensmittels eine herausragende Rolle für den Konsum. Der Verbraucher hat – je nach Zielgruppe – eine konkrete Erwartung an bestimmte Funktionen und Qualitäten, die die Lebensmittel im Rahmen einer bestimmten Situation erfüllen sollen. Erfüllt ein Lebensmittel durch seine *Imagegestaltung* dieses *Anforderungsprofil*, wird seine Verwendung wahrscheinlich.

Am Beispiel der *Mousse au Chocolat* konnte gezeigt werden, daß eine Veränderung ihres Imageprofils allein in der Kategorie *"Exklusivität"* zu einer geänderten, situationsspezifischen Konsumwahrscheinlichkeit führt. Die Umgestaltung des Image in eine *Light-Variante* schließlich führte zu einer völlig geänderten situationsspezifischen Konsumwahrscheinlichkeit für bestimmte Konsumentensegmente.

Das nutritional Marketing sieht seine Zielgröße also in der Prägung von Lebensmittelimages, um durch Anpassung der Images an das Anforderungsprofil der Konsumenten die Verzehrswahrscheinlichkeit zu erhöhen. Dieses Anforderungsprofil allerdings ist keine feste Größe, sondern es unterliegt Veränderungen, die von gesellschaftlichen Strömungen, Informationen, Lebensstilvarianten, etc. abhängen. Hierauf jedoch hat das nutritional Marketing im engeren Sinne nur sehr bedingt einen Einfluß, da es sich primär um Aussagen in Produktnähe bemüht, aber z.B. keine grundsätzliche Kampagne zum Gesundheitsbewußtsein der Bevölkerung durchführt.

10.3 Soziales und nutritional Marketing

Diese Aufgabe wiederum entspricht dem sozialen Marketing (Kap. 10), dessen Ziel es ist, die Bedürfnisse und Motivationsstrukturen der Menschen, also ihr Anforderungsprofil an die Ernährung, zu modifizieren. Unter dieser Prämisse arbeiten im günstigen Fall soziales und nutritional Marketing zusammen. Diese *Zusammenarbeit* ist aber nicht zwangsläufig gegeben, zumal die übergeordneten Ziele von sozialem und nutritional Marketing nicht identisch sind.

Der Konfliktbereich ist immer dann berührt, wenn es um die Prägung von Images für Lebensmittel gibt, deren Aussageinhalte sich nicht mit der objektiv nachweisbaren Funktion dieses Lebensmittels decken. Konfliktreich insbesondere wird diese Divergenz dann, wenn z.B. positive gesundheitliche Attributionen durch das Lebensmittelimage signalisiert werden, die real nicht nachweisbar sind. Dazu werden Beispiele gegeben.

10.4 Meinung über Tatsachen

In der mehr theoretischen Betrachtung ist hiermit die Aufgabe des nutritional Marketing umrissen. Der Verbraucher hat innerhalb seines eigenen Erfahrungshorizontes nur relativen Zugang zu einigen wenigen Kriterien, die in seine Lebensmittelentscheidung einfließen, wie Preis und Geschmack. Andere, ebenfalls wichtige Entscheidungskriterien, wie Verpackung, Frische, Natürlichkeit, Gesundheitswert, Fett- und Vitamingehalt, Kalorien sowie Exklusivität sind Kriterien, die über die Modifikation des Lebensmittelimages mehr oder weniger stark zu beeinflussen sind, wie nachfolgend an wenigen Beispielen zu zeigen ist. Hier trifft die Formulierung von ALEXANDER VON HUMBOLDT: *"Nicht die Tatsachen selbst, sondern die Meinung, die sich Menschen* über *diese Tatsachen bilden, entscheiden ihr Verhalten"*.

➜ **Verpackung:**
Die Zweckmäßigkeit der Verpackung hinsichtlich ihrer ökologischen Verträglichkeit kann kommunikativ variiert werden, wie das Beispiel der Glasflasche für die Schulmilch zeigt, deren objektive ökologische Bilanz nach allen bisher vorliegenden Daten ungünstiger ausfällt als die des Kartons. Dennoch besitzt *der Karton* ein umweltunfreundliches, die Glasflasche ein umweltfreundliches Image.

➜ **Frische:**
Unverpackte Eier, die auf dem Markt angeboten werden, *sind* ihrem Image nach grundsätzlich frischer, als jene Eier, die im 6er Pack im Supermarkt zu kaufen sind. Auch ein leicht angewelkter Spinat auf dem Wochenmarkt gilt als frisch, wo hingegen ein tiefgekühlter Spinat kein Frische-Image besitzt (dazu ausführlich: Westenhöfer 1990).

➜ **Natürlichkeit:**
Dem Begriff der Natürlichkeit ist implizit ein höherer gesundheitlicher Wert bzw. eine geringere gesundheitliche Beeinträchtigung assoziativ zugeordnet worden. Die Imageausgestaltung für manche Lebensmittel unter der Vorsilbe "*Bio...*" nutzt den erhöhten Stellenwert im Anforderungsprofil mancher Verbraucher.

➜ **Gesundheitswert:**
Durch partielle Hervorhebung von wertgebenden, oft zugesetzten Inhaltsstoffen, insbesondere von Vitaminen, die der Verbraucher als paradigmatisches Kriterium für den Gesundheitswert von Lebensmitteln begreift, wird das Image von Softdrinks, Bonbons, Nußnougatcremes, etc. auf diesen Bereich des Anforderungsprofils des Konsumenten abgestellt.

➜ **Vitamin- und Fettgehalt:**
Diese Kriterien sind im Anforderungsprofil bestimmter Verbrauchersegmente hoch gewichtet. Durch Zusatz von Vitaminen, aber auch durch ungewöhnliche Deklaration des Fettgehaltes (nicht % i.Tr., sondern % Fett absolut, wo durch sich der Eindruck eines mindestens halbierten Fettgehaltes ergibt) wird das Image dieser Lebensmittel auf das Anforderungsprofil hin modifiziert.

➜ **Kaloriengehalt:**
Auch dieses Kriterium kann als Attribut des Images eines Lebensmittels modifiziert werden, wenn z.B. ein zunächst sehr energiereiches Dessert in neuer Variante als "*Light-Version*" angeboten wird, die immer noch beträchtlich mehr Kalorien besitzt als andere Desserts. Auch die Label "*leichte Küche*", "*leichte Kost*" sind dazu angetan, die Kalorien im Image des Lebensmittels zu reduzieren.

➔ **Exklusivität:**
Der Grad der Exklusivität eines Lebensmittels ist in direkter Weise von seinem Image abhängig. Die Premiumvarianten mancher Produkte, bei denen der Exclusiv-Anspruch bereits lediglich durch aufwendige Verpackung erzielt wird, sind Beispiele dafür, wie vergleichbare Produkte ein in diesem Punkt differenziertes Image erhalten können.

10.5 Begriffe bilden Realität ab

In diesem Zusammenhang scheint ein kurzer Exkurs in die Sprachpsychologie angebracht, denn imagebildende Maßnahmen basieren auf der Vermittlung und/oder Ausgestaltung von Begriffen. Kein Mensch hat je im Blattgemüse und in der Milch ein BECQUEREL sehen können. Geschmacklos, ohne Geruch, und trotzdem bedrohlich. Was eigentlich ist es, was den Verbraucher das BECQUEREL als so bedrohlich empfinden läßt. Er kann es nicht definieren, er weiß nicht, ob 10 wenig, 100 viel oder sehr viel ist, er weiß auch nicht, wie es wirkt. Er hat aber *Bauchschmerzen*, die durch diesen *Begriff* aktiviert werden, weil dieser wiederum eine Vielzahl negativer, bedrohlich wirkender Assoziationen auslöst. Dies ist kein Einzelbeispiel dafür, wie Begriffe das Ernährungsverhalten beeinflussen können.

Einstellungen bilden sich über Begriffe, die – im eigentlichen Sinne des Wortes – "*die Welt begreifen lassen*". Worte und Begriffe also dienen als Medium, um die Wirklichkeit denkerisch zu vermitteln. Oder auch umgekehrt, wie NIETZSCHE schreibt: "*Wir drücken unsere Gedanken immer mit den Worten aus, die uns zur Hand sind.*" Mit JASPERS ließe sich hinzufügen: "*Es ist keineswegs gleichgültig, wie man die Sachen nennt ... Der Name schon bringt eine Auffassungstendenz mit sich, kann glücklich treffen oder in die Irre führen. Er legt sich wie Schleier oder Fessel um die Dinge*".

Ascorbinsäure in Zitronen

Gerade in der Sprache über Ernährung wurden und werden durch Begriffsumdeutungen sprachliche Realitäten geschaffen, die sich mit der naturwissenschaftlichen Realität häufig nicht mehr decken. Die Verwendung von Fachtermini der Chemie, die bekanntermaßen unaussprechliche und befremdend klingende Worte enthält, wird häufig nicht mehr zur treffenden Kennzeichnung eines Sachverhaltes genutzt, sondern gezielt ausgenutzt, um assoziative Vermutungen zu aktivieren. Die fiktive Schlagzeile "*Jetzt auch in deutschen Zitronen Ascorbinsäure festgestellt*" wäre ein Beispiel, wie auf latente Befürchtungen aufbauend ein Fremdwort genutzt wird, um eine Vermeidungsreaktion auszulösen.

Wenn "*natürliche*" Lebensmittel wie *Rohmilch* und "*biologisch erzeugte*" Lebensmittel wie die *Öko-Kartoffel* erst einmal Begriffe sind, dann erhalten sie bald auch objektive Wirklichkeit, und dann wird die pasteurisierte Milch zum "*unnatürlichen*" und die gewohnte Acker-Kartoffel zum "*unbiologischen Nahrungsmittel*". Diese Sprachwirklichkeit geht in Ernährungsentscheidungen über den Bedürfnisfaktor "*Sicherheit*" ein. Es entsteht dann allein durch neue Sprachwirklichkeiten die eben beschriebene emotionale Bedrohung, insbesondere, wenn es dabei um so etwas alltägliches, aber notwendiges geht, wie das "*tägliche Brot*".

Nahrungs- kontra Lebensmittel

Die Argumente der Vollwertkost, der Vollwerternährung, die Begründungen vieler Außenseiterkostformen liefern anschauliche Beispiele, wie über die Neu-Schaffung von Begriffen oder eine Umdeutung bekannter Worte die begriffliche Realität umgestaltet und dadurch Sicherheitsmotive aktiviert werden, um den Verbraucher über die realitätsgebende Kraft der Worte zu anderen Ernährungsentscheidungen zu zwingen – eben über das Kommunikationswerkzeug der emotionalen Verunsicherung. Es ist sicher bedenklich, wenn diese Begriffsbesetzungen jetzt allmählich im wahrsten Sinne des Wortes "*Schule machen*", und die nachfolgende Generation nicht mehr anders denken kann als daß sie *Nahrungsmittel* und *Lebensmittel* unterscheiden. Da Meinungen die Wirklichkeit reflektieren, wird man sich beim täglichen Einkauf die Frage zu beantworten haben, ob man *Lebensmittel* beim Bauern abholen oder *Nahrungsmittel* im Supermarkt einkaufen will.

Diese Überlegungen reichen unmittelbar in den Bereich des nutritional Marketings hinein. Die Begriffe "*Light*" und "*leicht*", "*frisch*" und "*bio*" signalisieren Lebensmittelattribute allein über die dadurch ausgelösten Assoziationen. Sie zielen auf bestimmte Partitionen im Anforderungsprofil des Verbrauchers, um die Konsumwahrscheinlichkeit für genau diese Produkte zu steigern. Im weitesten Sinne signalisieren sie einen positiven gesundheitlichen Wert.

Verbot: Gesundheitswerbung

Nun mag es auf den ersten Blick paradox erscheinen, daß der deutsche Gesetzgeber mit seinem Verbot der gesundheitsbezogenen Werbung in § 18 LBMG eine Kommunikation über die wichtigste biologische Funktion der Ernährung, nämlich die Gesunderhaltung, untersagt. Im Einzelnen geht der § 18 LMBG in Absatz 5 sogar soweit, daß er bildliche Darstellungen von Personen in der Berufskleidung von Angehörigen der Heilberufe verbietet. So gesehen müßte es dem Kaufmann im Supermarkt verwehrt sein, einen "weißen Kittel" zu tragen.

Es bleibt zu prüfen, ob dieses generelle Werbeverbot mit Gesundheitsbezug für die Lebensmittelentscheidung des Verbrauchers eine sinnvolle Maßnahme ist. Denn manche Gesetze und Verordnungen, die einer besseren Information des Verbrauchers dienlich sein sollten, haben nicht ihren Zweck erfüllt. Beobachtbar ist ein immer gleicher Prozeß: Der Gesetzgeber will über Restriktionen der Werbung und Verpflichtungen zur Deklaration den Verbraucher schützen und ihm helfen. Dieser gute Wille wird alsdann in juristisch möglichst klare und unangreifbare Formulierungen gefaßt mit dem Resultat, daß Lösungen resultieren, die informationspädagogisch ihren Zweck kaum mehr erfüllen und mitunter ins Gegenteil, eine Desinformation, umschlagen.

Die Zutatenliste ist für viele Verbraucher wenig informativ, weil er bestimmte Begriffe nicht kennt und z.B. *Stabilisatoren* und *Emulgatoren* schlichtweg als *zugesetztes Gift* mißdeutet. Die dadurch nahegelegte, und inzwischen häufig anzutreffende Deklaration, "*frei von...*" reflektiert genau diesen Sachverhalt, den sich das nutritional Marketing zunutze macht. Die Einführung der Zutatenliste führt über ihre mögliche mißverständliche Deutung dazu, sie kurz zu halten und auf Zusatzstoffe zu verzichten, die im Sinne einer erhöhten Lebensmittelsicherheit aber angebracht wären.

So kann eine klare und konkrete Information des Verbrauchers häufig an der Möglichkeit ihrer juristischen Abgrenzung scheitern. So ist das Werbeverbot mit *Selbstverständlichkeiten* juristisch logisch, aber es impliziert, daß das, was Juristen im Gesetzeskontext als *selbstverständlich* definiert haben, auch dem Verbraucher ebenso selbstverständlich bekannt ist.[50] Das ist es aber in den meisten Fällen nicht, so daß diese Restriktion mitunter dazu führt, dem Verbraucher wichtige Information nicht vermitteln zu dürfen.

Weiterhin ist zu bedenken, daß mit der Informationsfülle auch die Wahrscheinlichkeit der Desinformation wächst. Je mehr Kriterien herausgestellt werden, die tatsächlich oder angeblich den Wert eines Lebensmittels bestimmen, umso schwerer fällt dem Verbraucher die Entscheidung. Wer für Joghurt rechts- und linksdrehende Milchsäuren herausstellt, für Wurst und Aufstrichfette auf gesättigte und ungesättigte Fettsäuren abhebt, beim Brot physikalische oder chemische Konservierungsmethoden zur Meßlatte der Qualität macht, wer die Abwesenheit von Substanzen überhaupt als wertgebenden Bestandteil bewirbt, *Omega-3* als Zauberwort für infarktverhütenden Fischverzehr (geschickt) in Umlauf bringt (weil es ein Verstoß gegen § 18 LMBG wäre), der erreicht mit solcher Information eher Desinformation.

Die Information *"frei von..."* gibt dem Lebensmittel ein positives Image, legt aber gleichzeitig für diesen Zusatzstoff negative Assoziationen nahe, unter denen andere Lebensmittel *"zu leiden"* haben, bei denen aus zwingenden Gründen auf diesen unbedenklichen Zusatzstoff nicht verzichtet werden kann.

Insgesamt gesehen findet über die verschiedenen Gestaltungsmöglichkeiten des Images von Lebensmitteln eine implizite gesundheitsbezogene Kommunikation statt, auch wenn diese dem Grunde nach vom Gesetzgeber untersagt ist.

10.6 Nutritional Marketing ändert Ernährungsverhalten

Nach dieser kurzen Abklärung wird ersichtlich, daß dem nutritional Marketing sicher eine ebenso bedeutende Rolle für die Beeinflußbarkeit des Ernährungsverhaltens zukommt wie dem sozialen Marketing. Letzteres bewirkt, wenn es effektiv eingesetzt wird, Einstellungsänderungen, Motivation und eine andere Gewichtung der Eßbedürfnisse. Das nutritional Marketing reflektiert diese Bedürfnisse im Sinne von Anforderungsprofilen an konkrete Lebensmittel durch paßgenaue Gestaltung von Images.

Die *Light-Produkte* sind ein klassisches Beispiel für das Ineinandergreifen dieser beiden Prozesse. Das sich seit Mitte der 60er Jahre in der Gesellschaft entwickelte Schlankheitsideal hat die "Kalorie" zu einer quasi *"nationalen Bedrohung"* an deutschen Tischen hochstilisiert. Die Ära der gezielten Blitz- und Crashdiäten, die intervallhaft durchgeführt und zumeist von Mißerfolgen beeinträchtigt wurden, löste die Tendenz zu einem *Lebensstil* ab, der permanent,

50 Die Angabe *"ohne Farbstoff"* auf dem Etikett einer kalorienarmen Brause ist untersagt. Begründung: Das wäre Werbung mit Selbstverständlichkeit. Logik: Ein Softdrink, gesüßt mit Süßstoff, kann nach LMBG entsprechend der Diätverordnung nur ein diätetisches Lebensmittel sein und darf wegen des "fehlenden Zuckers" nicht als *Limonade*, sondern als *Brause* bezeichnet werden. Der Zusatz von Farbstoffen ist bei diätetischen Lebensmittel grundsätzlich nicht erlaubt. Daher ist die Angabe "ohne Farbstoff" bei einer diätetischen Brause ein Werben mit Selbstverständlichkeiten.

dafür aber weniger drastisch auf eine Kontrolle der Kalorien setzt. Dieser Prozeß, der sicher als eine breit angelegte Maßnahme nach Muster des sozialen Marketings bezeichnet werden kann, veränderte die Motivation und die Einstellung weiter Teile der Bevölkerung, wie in Kap. 3 anhand der empirischen Typologie (Typ des Diätbewußten) gezeigt wurde.

Dadurch kam es zu einer besonderen Hervorhebung des Kriteriums "*Kaloriengehalt*" bei der Lebensmittelentscheidung. Folgerichtig reagierte das nutritional Marketing, in dem gezielt Lebensmittel, die einen hohen Genußwert bieten, aber wegen des attribuierten hohen Kaloriengehalts in ihrem subjektiven Wert für den kalorienbewußten Konsumenten abgewertet werden, mit einer Umgestaltung des Images. Aus "*schweren*" Lebensmitteln wurden nun "*leichte*" Lebensmittel.

Die hohen Marktanteile der *Light-Produkte* signalisieren, daß hier bedürfnisgerecht eine Imagegestaltung vorgenommen wurde. Aus ernährungsphysiologischer Sicht hingegen ist der Gesundheitswert der *Light-Produkte* nicht in jedem Fall günstiger geworden, zumal in der Regel gerade solche Lebensmittel zu *Light-Varianten* umgestaltet werden, die sich auch in ihrer *Normal-Variante* nicht durch gehobene Nährstoffdichte auszeichnen.

Die triviale Bemerkung, daß Lebensmittel mit gegebener hoher Nährstoffdichte ohne technologische Bearbeitung im eigentlichen Sinne bereits *Light-Produkte* sind (wie Gemüse, Kartoffeln, Obst, etc.), verhilft diesen Produktgruppen nicht zu einer erhöhten Konsumwahrscheinlichkeit, da hier der Aspekt der "*Kalorien*" als Entscheidungskriterium ohnehin nicht dominant ist. Die Akzeptanz dieser Lebensmittelgruppen könnte durch eine Imagegestaltung im Bereich "*Exklusivität*" sicher verbessert werden.

Diese *Innovation* des nutritional Marketing ist ein gutes Beispiel dafür, wie durch Produkt-, vor allem aber Imagegestaltung das Ernährungsverhalten verändert wird, in dem bei bekannten Lebensmitteln andere Kriterien für die Ernährungsentscheidung geboten werden. Kurz gesagt: nutritional Marketing präsentiert dem Verbraucher die Produktprofile, die seinen Einstellungen entsprechen.

Das bisher ungelöste Problem besteht darin, daß jede Nahrungsaufnahme langfristig zu günstigen und/oder ungünstigen gesundheitlichen Folgen führt. In keinem Fall bleibt sie ohne Folgen, da sie eine Basisfunktion des Lebens erfüllt. Daher darf und kann der Spielraum des nutritional Marketing nicht unbegrenzt sein. So kann zur Zeit, was die Light-Produkte betrifft, nur die Frage gestellt werden, ob denn tatsächlich mit diesen Produkten eine Gewichtsabnahme oder zumindest seine Stabilisierung erreicht werden kann. Wissenschaftliche Beweise sind spärlich, und tendenziell weisen sie eher in die andere Richtung (z.B. Rogers & Blundell 1989). Es bleibt abzuwarten, welche Auswirkungen in diesem Zusammenhang die neuen Fettersatzstoffe (wie *Olestra* oder *microparticulated protein*, d.h. feinste Zerteilung von Milch- und Hühnereiweiß, so daß der Eindruck entsteht, man esse etwas Fetthaltiges) auf das Sättigungsgefühl und die nachfolgende Nahrungsaufnahme haben (Drewnowski 1990). Es wäre zu fordern, daß zusätzlich zu der notwendigen Prüfung der toxikologischen Unbedenklichkeit bei solchen neuen Produkten auch ein Nachweis ihrer funktionellen Wirkung erbracht wird.

Light-Produkte vermarkten die Kalorie zum höchsten Preis. Doch wenn die biologische Regulation – wie zu Beginn dieses Kapitels beschrieben wurde – funktioniert, werden auch weiterhin pro Kopf und Jahr gut 1 Million Kalorien konsumiert. Auf die Einstellung der Menschen hat das nutritional Marketing Einfluß; Kunstfette und Süßstoffe können die Zunge überlisten, doch es bleibt abzuwarten, ob der Organismus die Kalorientäuschung bemerkt oder aber, ob er sich von ihr täuschen läßt. Das jedenfalls entzieht sich dem Einfluß des nutritional Marketings.

10.7 Signal für Nährstoffdichte

Das Lebensmittelangebot zwingt den Menschen wiederholt eine Entscheidung für oder gegen Lebensmittel auf. Die Entscheidungskriterien können durch Maßnahmen des sozialen Marketings verändert werden. Das nutritional Marketing prägt die Images für die Lebensmittel, damit ihre Wahl aufgrund der etablierten Entscheidungskriterien wahrscheinlicher wird.

In diesem Zusammenhang wäre zu überlegen, ob durch ein *Label,* das eine gewisse ernährungsphysiologische Qualität des Lebensmittels signalisiert, der Konsument nicht eine sehr hilfreiche Unterstützung erfahren würde. Als Qualitätskriterium für Lebensmittel gilt deren Nährstoffdichte (Nährstoffmenge relativiert zum Energiegehalt). So könnten gemittelte und entsprechend der durchschnittlichen Nährstoffaufnahme gewichtete Indizes berechnet werden, die ab einem festgesetzten Grenzwert dem entsprechenden Lebensmittel dieses *Label* verleihen. Damit wäre für Personen, die stärker gesundheitsorientiert sind, ein erkennbares Entscheidungskriterium geschaffen, das mindestens so eindeutig zu interpretieren ist wie der Preis.

11

Literaturverzeichnis

Agras, W.S. (1990). Is restraint the culprit? Appetite, 14, 111-112.
Agrarsoziale Gesellschaft e.V. (1988). Strukturanalyse der Ernährungsberatung in der Bundesrepublik Deutschland. ASG-Materialsammlung Nr. 179, Göttingen.
Aizen, I. & Fishbein, M. (1980). Unterstanding attitudes and predicting social behavior. Prentice-Hall: Englewood Cliffs.
American Psychiatric Association (1980). Diagnostic and statistical manual of mental disorders (3rd edition). Washington DC: American Psychiatric Association.
American Psychiatric Association (1987). Diagnostic and statistical manual of mental disorders (3rd edition, revised). Washington DC: American Psychiatric Association.
Anderson, G.H. (ed). (1990). Diet and Behavior: Multidisciplinary Approaches. Springer: London, Berlin, Heidelberg, New York, Paris, Tokyo, Hong Kong.
Antons-Brandi, V. (1972). Einstellungen zum Körpergewicht. Zeitschrift für psychosomatische Medizin, 18, 81-94.
Arbeitsgruppe "Übergewicht" der Deutschen Gesellschaft für Ernährung (1980). Stellungnahme zu den gesundheitlichen Auswirkungen des relativen Körpergewichts. Ernährungs-Umschau, 27, 322-323.

Bandura, A. (1977). Self-efficacy: Towards a unifying theory of behavioral change. Psychological Review, 84, 191-215.
Barnes, L. (1987). Hydrostatic weighing: accuracy challenged. Physician and Sports Medicine, 15, 41-42.
Barrett-Conner, E.L. (1985). Obesity, artherosclerosis, and coronary artery disease. Annals of Internal Medicine, 103, 1010-1019.
Basiotis, P.P., Welsh, S.O., Cronin, F.J. & Kelsay, J.L. (1987).Number of days of food intake records required to estimate individual and group nutrient intakes with defined confidence. Journal of Nutrition, 117, 1638-1641.
Baucom, D.H. & Aiken, P.A. (1981). Effect of depressed mood on eating among nonobese dieting and nondieting persons. Journal of Personality and Social Psychology, 41, 577-585.
Baumann, U. (1990).Klassifikation. In U. Baumann & M. Perrez (Hrsg.), Lehrbuch Klinische Psychologie. Band 1 Grundlagen, Diagnostik, Ätiologie. Bern: Hans Huber.
Beauchamp, G.K. & Cowart, B.J. (1985). Congenital and experimental factors in the development of human flavor preferences. Appetite 6, 357-372.
Becker, P. (1990). Prävention. In: R. Schwarzer (Hrsg.), Gesundheitspsychologie. Hogrefe: Göttingen, Toronto, Zürich.
Bellisle, F. & Lucas, F., Amrani, R., LeMagnen, J. (1984). Deprivation, palatability and the microstructure of meals in human subjects. Appetite, 5, 85-94.
Benn, R.T. (1971). Some mathematical properties of weight-for-height indices used as measures of adiposity. Brit. J. prev. soc. Med., 25, 42-50.
Bennett, G.A. (1988). Eating matters: why we eat what we eat. London
Bennett, W. & Gurin, J. (1982). The dieter's dilemma. Why diets are obsolet – the new setpoint theory of weight control. New York: Basic Books.
Bennett, W. (1987). Dietary Treatments of obesity. Annals of the New York Academy of Sciences 499, 250-63.

Benton, D., Roberts, G. (1988). Effect of vitamin and mineral supplementation on intelligence. Lancet 335, 1158-1160.

Bergmann, K.E., Menzel, R., Bergmann, E., Tietze, K., Stolzenberg, H. & Hoffmeister, H. (1989). Verbreitung von Übergewicht in der erwachsenen Bevölkerung der Bundesrepublik Deutschland. Aktuelle Ernährungsmedizin, 14, 205-208.

Beumont, P.J.V, George, G.C.W. & Smart, D.E. (1976). 'Dieters' and 'vomiters and purgers' in anorexia nervosa. Psychological Medicine, 6, 617-622.

Beumont, P.J.V., O'Connor, M., Lennerts, W. & Touyz, S.W. (1987). Ernährungsberatung in der Behandlung der Bulimia. In M.M. Fichter (Hrsg.), Bulimia nervosa (S. 262-273). Stuttgart: Enke.

Birbaumer, N. & Schmidt, R.F. (1989): Biologische Psychologie. Berlin: Springer.

Björntorp, P. (1985). Regional Patterns of fat distribution. Annals of Internal Medicine, 103, 994-995.

Björntorp, P. (1987). Classification of obese patients and complications related to the distribution of surplus fat. American Journal of Clinical Nutrition, 45, 1120-1125.

Björvell, H., Rössner, S. & Stunkard, A. (1986). Obesity, weight loss, and dietary restraint. International Journal of Eating Disorders, 5, 727-734.

Blair, A.J., Booth, D.A., Lewis, V.J. & Wainwright, C.J. (1989). The relative success of official and informal weight reduction techniques: retrospective correlational evidence. Psychology and Health, 3, 195-206.

Blundell, J.E. (1990a). Appetite disturbances and the problems of overweight. Drugs, 39 (Suppl. 3), 1-19.

Blundell, J.E. (1990b). How Culture undermines the biopsychological system of appetite control. Appetite, 14, 113-115.

Blundell, J.E., Hill, A.J. (1985). Analysis fo hunger: inter-relationship with palatability, nutrient composition and eating. In J. Hirsch, T.B. van Itallie (eds.), Recent advances in obesity research IV (pp. 118-129). London: Libbey.

Bollenbeck, G. (1985). Zur Bedeutung der Ernährung in den Arbeiterlebenserinnerungen. In: G. Hufnagel, A. Lüdtke et al. (Hrsg.), Hunger, Ernährung und Politik. Sozialwissenschaftliche Informationen für Unterricht und Studium 14, 2, Siegen.

Booth, D.A. (1977). Satiety and appetite are conditioned reactions. Psychosomatic Medicine, 39, 76-81.

Booth, D.A. (1988). Culturally corralled into food abuse: The eating disorders as physiologically reinforced excessive appetites. In K.M. Pirke, W. Vandereycken & D. Ploog (Eds.), The Psychobiology of Bulimia nervosa (pp. 18-32). Berlin: Springer.

Booth, D.A. (1989). Mood- and nutrient-conditioned appetites. Cultural and physiological bases for eating disorders. Annals of the New York Academy of Science, 575, 122-135/157-162.

Booth, D.A., Lee, M. & McAleavey, C. (1976). Aquired sensory control of satiation in man. British Journal of Psychology, 67, 137-147.

Booth, D.A., Lewis, V.J. & Blair, A.J. (1990). Dietary restraint and binge eating: pseudo-quantitative anthropology for a medicalised problem habit? Appetite, 14, 116-119.

Boskind-Lodahl, M. (1976). Cinderella's stepsisters: A feminist perspective on anorexia nervosa and bulimia. Signs: Journal of Women in Culture and Society, 2, 342-356.

Boskind-Lohdahl, M. & Sirlin, J. (1977, March). The gorging-purging syndrome. Psychology Today, S. 50-52, 82, 85.

Bouchard, C. & Tremblay, A. (1990). Genetic effects in human energy expanditure components. International Journal of Obesity, 14 (Suppl. 1), 49-55.

Bouchard, C., Tremblay, A., Després, J.-P., Nadeau, A., Lupien, P.J., Thériault, G., Dussault, J., Moorjani, S., Pinault, S. & Fournier, G. (1990). The response to long-term overfeeding in identical twins. New England Journal of Medicine, 322, 1477-1482.

Brand-Jacobi, J. (1984a). Bulimia nervosa: Ein Syndrom süchtigen Eßverhaltens. Psychotherapie, Psychosomatik, Medizinische Psychologie, 34, 151-186.

Brand-Jacobi, J. (1984b). Die Klassifikation von Anorexia nervosa und Bulimia nervosa als Syndrome gestörten Eßverhaltens. Aktuelle Ernährungsmedizin, 9, 20-24.

Bray, G. (1976). The obese patient. New York: Saunders.

Bray, G.A. (1978). Definition, measurement, and classification of the syndromes of obesity. International Journal of Obesity, 2, 99-112.

Bray, G.A. (1986). Effect of obesity on health and happiness. In K.D. Brownell & J.P. Foreyt (Eds.), Handbook of Eating Disorders (pp. 3-44). New York: Basic Books.

Bray, G.A., Gray, D.S. (1988a). Treatment of obesity: an overview. Diabetes/Metabolism Rev 4, 653-679.

Bray, G.A., Gray, D.S. (1988b). Obesity. Part II – Treatment. Western Journal of Medicine 149, 555-571.

Brillat-Savarin, J.A. (1971). The Physiology of Taste. (Transl. from French by Fisher, M.F.). New York: Knopf.

Brobeck, J.R. (1948). Food intake as a mechanism of temperature regulation. Yale Journal of biological Medicine, 20 , 545-568.

Brownell, K.D., Heckerman, C.L., Westlake, R.J. (1978). The effect of couples training and partner cooperativeness in the behavioral treatment of obesity. Behavior Research and Therapy 16, 323-33.

Brownell, K.D. & Wadden, T.A. (1986). Behavior therapy for obesity: Modern approches and better results. In K.D. Brownell & J.P. Foreyt (Eds.), Handbook of Eating Disorders (pp. 180-197). New York: Basic Books.

Brownell, K.D. & Foreyt, J.P. (eds.). (1986). Handbook of eating disorders. Physiology, psychology, and treatment of obesity, anorexia, and bulimia. New York: Basic Books.

Brownell, K.D., Kramer, F.M. (1989). Behavioral Management of Obesity. Medical Clinics of North America 73/1, 185-201.

Bruch, H. (1973). Eating Disorders. Obesity, anorexia nervosa, and the person within. New York: Basic Books.

Bruch, H. (1982). Der goldene Käfig. Das Rätsel der Magersucht. Frankfurt: Fischer Verlag.

Bruch, H. (1985). Four decades of eating disorders. In D.M. Garner & P.E. Garfinkel (Eds.), Handbook of psychotherapy for anorexia nervosa and bulimia (pp. 7-18). New York: Guilford Press.

Campos, A.C., Chen, M., Meguid, M.M. (1989). Comparison of body composition derived from anthropometric and bioelektrical impedance method. Journal of the American College of Nutrition, 8, 484-489.

Caplan, G. (1964). Principles of Preventive Psychiatry. New York: Basic Books

Cannon, W.B. (1932). The wisdom of the body. New York: Norton.

Casper, R.C., Eckert, E.D., Halmi, K.A., Goldberg, S.C. & Davis, J.M. (1980). Bulimia. Its incidence and clinical importance in anorexia nervosa. Archives of General Psychiatry, 37, 1030-1035.

Charnock, D.J.K. (1989a). A comment on the role of dietary restraint in the developement of bulimia nervosa. British Journal of Clinical Psychology, 28, 329-340.

Charnock, D.J.K. (1989b). Exercising restraint: A response to Polivy & Herman. British Journal of Clinical Psychology, 28, 343-346.

Chomé, J. (1984). Entwicklung und Analyse kognitiver Denk- und Wahrnehmungsstrukturen von sechs- bis zehnjährigen Kindern bezüglich der Ernährung. Forschungsbericht an ISFE. Göttingen.

Crisp, A.H. (1984). The psychopathology of Anorexia nervosa: Getting the "heat" out of the system. In: A.J. Stunkard & E. Stellar (eds.), Eating and its disorders (pp. 209-234). New York: Raven.

Connors, M.E. & Johnson, C.L. (1987). Epidemiology of bulimia and bulimic behaviors. Addictive Behaviors, 12, 165-179.

Cooper, P.J. & Charnock, D. (1990). From restraint to bulimic episodes: a problem of some loose connections. Appetite, 14, 120-122.

Cooper, P.J. & C.G. Fairburn (1983). Binge-eating and self-induced vomiting in the community. A preliminary study. British Journal of Psychiatry, 142, 139-144.

Council of Scientific Affairs: Treatment of obesity in adults. Journal of the American Medical Association 260(17), 2547-2551.

Cowart, B.J. (1981) Development of taste perception in humans. Sensivity and preference throughout the life span. Psychological Bulletin 90, 43-68.

Davis, C.M. (1928). Self selection of diet by newly weaned infants. American Journal of Diseases in Childhood 36, 651-679.

Desor, J.A., Maller, O., Turner, R.E. (1973). Taste acceptance of sugars by human infants. Journal of Comparative and Physiological Psychology, 84, 496-501.

Deutsch, J.A. & Tabuena, J.A. (1986). Learning of gastrointestinal satiety signals. Behavioral and Neural Biology, 45, 292-299.

DGE – Deutsche Gesellschaft für Ernährung (1980a). Ernährungsbericht 1980. Frankfurt: Druckerei Henrich.

DGE – Deutsche Gesellschaft für Ernährung (1980b). Material zum Ernährungsbericht 1980. Frankfurt: Druckerei Henrich.

DGE – Deutsche Gesellschaft für Ernährung (1984). Ernährungsbericht 1984. Frankfurt: Druckerei Henrich.

DGE – Deutsche Gesellschaft für Ernährung (1986). Empfehlungen für die Nährstoffzufuhr. 4. erweit. Aufl., 1. korrigierter Nachdruck, Frankfurt: Umschau-Verlag.

DGE – Deutsche Gesellschaft für Ernährung (1988). Ernährungsbericht 1988. Frankfurt: Druckerei Henrich.

DGE – Aus der Arbeit der DGE (1990). Stellungnahme des Arbeitskreises "Berufe in der Ernährungsberatung" zur Qualifikation von Berufsgruppen zur Ernährungsberatung des Gesunden. Ernährungsumschau 37, 250-252.

Diehl, J.M. (1991). Ernährungspsychologie. In: Th. Kutsch (Hrsg.), Ernährungsforschung. Wiss. Buchgesellschaft, Darmstadt.

Diehl, J.M. & Paul, T. (1985). Relativgewicht und Persönlichkeit. Analysen mit dem Freiburger Persönlichkeitsinventar. Aktuelle Ernährungsmedizin, 10, 14-23.

Diehl, J.M., Paul, T. & Daum, I. (1984). Relativgewicht und Persönlichkeit. Literaturübersicht. Aktuelle Ernährungsmedizin, 9, 220-232.

Ditschuneit, H. (1989). Adipositas. In: F. Krück, W. Kaufmann, H. Bünte, E. Gladtke, R. Tölle: Therapiehandbuch. Urban & Schwarzenberg: München, Wien, Baltimore.

Donahue, R.P., Abbott, R.D., Bloom, E., Reed, D.M. Yano, K. (1987). Central obesity and coronary heart disease in men. Lancet, 821-824.

Drenick, E.J., Gurunanjappa, S.B., Seltzer, F.S.A. & Johnson, D.G. (1980). Excessive mortality and causes of death in morbidly obese men. Journal of the American Medical Association, 243, 443-445.

Drewnowski, A. (1989). Sensory preferences for fat and sugar in adolescence and adult life. Annals of New York Academy of Sciences 561, 243-250.

Drewnowski, A. (1990). The new fat replacements. Postgraduate Medicine 87, 111-114, 117-118.

Ducimetiere, P., Avons, P., Combien, F., Richard, J.L. (1984). Corpulence history and fat distribution in CHD etiology – the Paris Prospective Study. European Heart Journal, 4, 8-17.

Eichenbaum, L. & Orbach, S. (1985). Feministische Psychotherapie. München: Kösel Verlag.

Ernährungsumschau (1991) Kurzberichte. Umsätze 1990, Diätprodukte. Ernährungs-Umschau 38, 204.

Fairburn, C.G. (1984). Bulimia: Its epidemiology and management. In A.J. Stunkard & E. Stellar (Eds.), Eating and its disorders (pp. 235-258). New York: Raven Press.

Fairburn, C.G. (1985). Cognitive-behavioral treatment for bulimia. In D.M. Garner & P.E. Garfinkel (Eds.), Handbook of Psychotherapy for Anorexia Nervosa and Bulimia (pp. 160-192). New York: Guilford Press.

Fairburn, C.G. & Beglin, S.J. (1990). Studies of the epidemiology of bulimia nervosa. American Journal of Psychiatry, 147, 401-408.

Fairburn, C.G. & Cooper, P.J. (1982). Self-induced vomiting and bulimia nervosa: an undetected problem. British Medical Journal, 284, 1153-1155.

Fairburn, C.G. & Cooper, P.J. (1984a). Binge-eating, self-induced vomiting and laxative abuse: a community study. Psychological Medicine, 14, 401-410.

Fairburn, C.G. & Cooper, P.J. (1984b). The clinical features of bulimia nervosa. British Journal of Psychiatry, 144, 238-246.

Fairburn, C.G., Cooper, Z. & Cooper, P.J. (1986). The clinical features and maintenance of bulimia nervosa. In K.D. Brownell & J.P. Foreyt (eds.), Handbook of eating disorders (pp. 389-404). New York: Basic Books.

Fairburn, C.G. & Garner, D.M. (1986). The diagnosis of bulimia nervosa. International Journal of Eating Disorders, 5, 403-419.

Fairburn, C.G., Kirk, J., O'Connor, M. & Cooper, P.J. (1986). A comparison of two psychological treatments for bulimia nervosa. Behavior Research and Therapy, 24, 629-643.

Fahrenberg, J., Selg, H. & Hampel, R. (1978). Das Freiburger Persönlichkeitsinventar FPI. 3. Aufl. Göttingen: Hogrefe.

Fahrenkamp, S. (1986). Die Kunst fit und nicht fett zu sein. Ein Weg durch den Irrgarten der Schlankheitskulte. München: Goldmann.

Faust, I.M. (1980). Nutrition and the fat cell. International Journal of Obesity, 4, 314-321.

Faust, I.M. (1984). Role of the fat cell in energy balance physiology. In A.J. Stunkard & E. Stellar (Eds.), Eating and its disorders (pp. 97-107). New York: Raven Press.

Faust, I.M., Johnson, P.R., Stern, J.S. & Hirsch, J. (1978). Diet-induced adipocyte number increase in adult rats: A new model of obesity. American Journal of Physiology, 235, E279-E286.

Feeling fat in a thin society (1984, February). Glamour Magazine, S. 198-201, 251-252.

Ferster, C.B., Nurnberger, J.I. & Levitt, E.E. (1962). The Control of Eating. Journal of Mathetics, 1, 87-109.

Fichter, M.M. (1989). Bulimia nervosa und bulimisches Verhalten. In M.M. Fichter (Hrsg.), Bulimia nervosa. Grundlagen und Behandlung (S. 1-9). Stuttgart: Enke Verlag.

Fichter, M.M. & Hoffmann, R. (1989). Bulimia beim Mann. In M.M. Fichter (Hrsg.), Bulimia nervosa. Grundlagen und Behandlung. (S. 76-86). Stuttgart: Enke Verlag.

Frost, R.O., Goolkasian, G.A., Ely, R.J. & Blanchard, F.A. (1982). Depression, restraint, and eating behaviour. Behaviour Research and Therapy, 20, 113-121.

Foreyt, J.P. (ed). (1977). Behavioral Treatment of Obesity. Pergamon-Press: Oxford-New York-Toronto

Garb, J.L., Stunkard, A.J. (1974). American Jornal of Psychiatry 131, 1204-1207.

Ganley, R.M. (1988). Emotional eating and how it relates to dietary restraint, disinhibition, and perceived hunger. International Journal of Eating Disorders, 7, 635-647.

Garfinkel, P.E. & Garner, D.M. (1982). Anorexia nervosa: a multidimensional perspective. New York: Brunner and Mazel.

Garfinkel, P.E., Moldofsky, H. & Garner, D.M. (1980). The heterogenity of anorexia nervosa: Bulimia as a distinct subgroup. Archives of General Psychiatry, 37, 1036-1040.

Garner, D.M. & Bemis, K.M. (1982). A cognitive-behavioral approach to anorexia nervosa. Cognitive Therapy and Research, 6, 123-150.

Garner, D.M. & Bemis, K.M. (1985). Cognitive therapy for anorexia nervosa. In D.M. Garner & P.E. Garfinkel (Eds.), Handbook of Psychotherapy for Anorexia nervosa and Bulimia (pp. 107-146). New York: Guilford Press.

Garner, D.M., Garfinkel, P.E. & O'Shaughnessy, M. (1985). The validity of the distinction between bulimia with and without anorexia nervosa. American Journal of Psychiatry, 142, 581-587.

Garner, D.M., Garfinkel, P.E., Schwartz, D., Thompson, M. (1980). Cultural expectations of thinness in women. Psychological Reports, 47, 483-491.

Garner, D.M. & Garfinkel, P.E. (eds.). (1985). Handbook of Psychotherapy for Anorexia nervosa and Bulimia. New York: Guilford.

Garner, D.M., Rockert, W., Olmsted, M.P., Johnson, C. & Coscina, D.V. (1985). Psychoeducational principles in the treatment of bulimia and anorexia nervosa. In D.M. Garner & P.E. Garfinkel (Eds.), Handbook of Psychotherapy for Anorexia Nervosa and Bulimia (pp. 513-572). New York: Guilford Press.

Garrison, R.J., Castelli, W.P. (1985). Weight and thirty-year mortality of men in the Framingham study. Annals of Internal Medicine, 103, 1006-1009.

Garrison, R.J., Feinleib, M., Castelli, W.P. & McNamara, P.M. (1983). Cigarette smoking as a confounder of the relationship between relative weight and long-term mortality. The Framingham heart study. Journal of the American Medical Society, 249, 2199-2203.

Gelobt sei, was Fit macht. Stern, 48, 186-200.

George, V., Tremlay, A., Despres, J.P., Landry, M., Allard, L., Leblanc, C., Bouchard, C. (1991). Further evidence for the presence of "small eaters" and "large eaters" among women. American Journal of Clinical Nutrition 53, 425-429.

Gottschalk, I. (1987). Gesundheitsinformation für Verbraucher. Asgard: St. Augustin.

Green, L.J., Desor, J.A., Maller, O. (1975). Journal of Comparative and Physiological Psychology, 89, 279-284.

Großklaus, R. (1990). Definition, Klassifikation und Prävalenz des Übergewichtes. Ernährungs-Umschau, 37, 275-282.
Grunert, S. (1989). Ein Inventar zur Erfassung von Selbstaussagen zum Ernährungsverhalten. Diagnostica, 35, 167-179.

Halmi, K.A., Stunkard, A.J., Mason, E.E. (1980). Emotional responses to weight reduction by three methods: gastric bypass, jejunoileal bypass, and diet. American Jornal of Clinical Nutrition 33, Suppl 446-451.
Halmi, K.A., Falk, J.R. & Schwartz, E. (1981). Binge-eating and vomiting: A survey of a college population. Psychological Medicine, 11, 697-706.
Harris, M.B., Green, D. (1982). Psychological effects of gastric reduction surgery for obesity. International Journal of Obesity 6, 527-539.
Hauner, H. (1987). Fettgewebsverteilung und Adipositasrisiko. Deutsche medizinische Wochenschrift, 112, 731-735.
Hauner, H. & Pfeiffer, E.F. (1989). Arteriosklerose. Bedeutung von Körperfettverteilung und Hyperinsulinämie. Deutsches Ärzteblatt, 86, B1484-1486.
Hautzinger, M. (1981). Klassische Verhaltenstherapie und ergänzende Maßnahmen zur Behandlung von Übergewicht. In W. Kappus, V. Pudel, M. Richter, I. Siegel & A. Weddige (Hrsg.), Möglichkeiten und Grenzen der Veränderung des Ernährungsverhaltens (S. 158-163). Göttingen: Arbeitsgemeinschaft für Ernährungsverhalten.
Hautzinger, M. (1989). Erklärungsansätze und Therapie der Adipositas. In C. Jacobi, T. Paul & J.C. Brengelmann (Hrsg.), Verhaltenstherapie bei Eßstörungen. Theorie und Praxis (S. 95-128). München: Gerhard Röttger Verlag.
Hawkins R.C. & Clement, P.F. (1980). Developement and construct validation of a self-report measure of binge eating tendencies. Addictive Behaviors, 5, 219-226.
Heatherton, T.F., Herman, C.P., Polivy, J., King, G.A. & McGree, S.T. (1988). The (mis)measurement of restraint: an analysis of conceptual and psychometric issues. Journal of Abnormal Psychology, 97, 19-28.
Herman, C.P. & Mack, D. (1975). Restrained and unrestrained eating. Journal of Personality, 43, 647-660.
Herman, C.P. & Polivy, J. (1975). Anxiety, restraint, and eating behavior. Journal of Abnormal Psychology, 84, 666-672.
Herman, C.P. & Polivy, J. (1980). Restrained eating. In A. Stunkard (ed.), Obesity (pp.208-225). Philadelphia: Saunders.
Herman, C.P. & Polivy, J. (1984). A boundary model for the regulation of Eating. In A.J. Stunkard & E. Stellar (eds.), Eating and Its Disorders (pp. 141-156). New York: Raven Press.
Herman, C.P. & Polivy, J. (1988). Restraint and excess in dieters and bulimics. In K.M. Pirke, W. Vandereycken & D. Ploog (Eds.), The Psychobiology of Bulimia Nervosa (pp. 33-41). Berlin: Springer.
Herman, C.P. & Polivy, J. (1990). From dietary restraint to binge eating: attaching causes to effects. Appetite, 14, 123-125.
Herzog, D.B. (1984). Are anorectic and bulimic patients depressed? American Journal of Psychiatry, 141, 1594-1597.
Hibscher, J.A. & Herman, C.P. (1977). Obesity, dieting, and the expression of "obese" characteristics. Journal of Comparative and Physiological Psychology, 91, 374-380.
Higgins, M., Kannel, W., Garrison, R., Pinsky, J. & Strokes, J. (1988). Hazards of obesity – the Framingham experience. Acta Medica Scandinavica, Suppl., 723, 23-36.
Hill, A.J. (1991). Fear and loathing of obesity: The rise of dieting in childhood. International Journal of Obesity, 15 (Suppl. 1), 90.
Holmes, M.D., Zysow, B., Delbance, T.L. (1989). An analytic review of current therapies for obesity. Journal of Family Practice 28, 610-616.
Hubert, H.B., Feinleib, M., McNamara, P.M. & Castelli, W.P. (1983). Obesity as an independent risk factor for cardiovascular disease: A 26-year follow-up of participants in Framingham heart study. Circulation, 67, 968-977.
Hudson, J.I., Pope, H.G., Jonas, J.M. & Yurgelun-Todd, D. (1983). Phenomenologic relationship of eating disorders to major affective disorder. Psychiatry Research, 9, 345-354.

Hufnagel, G., Lüdtke, A. (Hrsg). (1985). Hunger, Ernährung und Politik. Sozialwissenschaftliche Informationen für Unterricht und Studium 14, 2, Siegen.

Iglo-Forum (1989). Iglo-Forum-Studie '89 "Die Deutschen und ihre Einstellung zu Ernährungsfragen", Hamburg.

Iglo-Forum (1991). Iglo-Forum-Studie '91 "Genußvoll essen – bewußt ernähren", Hamburg.

James, G., Christakis, G. (1966). Current programs and research for the treatment of obesity. Journal of the American Dietetic Association 61, 399-404.

Jung, F., Pudel, V. (1977). Zur Auswirkung psychischer Aktivierung auf die Nahrungsaufnahme von Kindern. Praxis der Kinderpsychologie und Kinderpsychiatrie 26, 85-90.

Kanfer, F.H., Phillips, J.S. (1975). Lerntheoretische Grundlagen der Verhaltenstherapie. Kindler: München.

Kasper, H. (1987). Ernährungsmedizin und Diätetik. Urban und Schwarzenberg: München, Wien, Baltimore.

Keesey, R.E. & Corbett, S.W. (1984). Metabolic defense of the body-weight set-point. In A.J. Stunkard & E. Stellar (Eds.), Eating and its disorders (pp. 87-96). New York: Raven Press.

Keesey, R.E. & Powley, T.L. (1986). The regulation of body weight. Annual Review of Psychology, 37, 109-133.

Keil, U. (1990). Prävention der klassischen Risikofaktoren. Arzneimittel-Forschung/Drug Research 40:388-394.

Keys, A. (1980a). Overweight, obesity, coronary heart desease and mortality. Nutrition Reviews, 38, 297-307.

Keys, A. (1980b). Seven countries. A multivariate analysis of death and coronary heart disease. Cambridge, Mass.: Harvard University Press.

Keys, A., Brozek, J., Henschel, A., Mickelsen, O., Taylor, H.L. (1950). The Biology of Human Starvation. Minneapolis: University of Minnesota Press.

Keys, A., Fidanza, F., Karvonen, M.J., Kimura, N., Taylor, H.L. (1972). Indices of relative weight and obesity. Journal of Chronic Diseases, 25, 329-343.

Kinzl, J., Günther, V., Biebl, W. (1989). Adipositas – Prädiktoren für Therapieeffizienz bzw. Therapieresistenz. Aktuelle Ernährungsmedizin 1/14, 22-26.

Kissebah, A.H., Vydelingum, N., Murray, R., Evans, D.J., Hartz, A.J., Kalkhoff, R.K. & Adams, P.W. (1982). Relation of body fat distribution to metabolic complications of obesity. Journal of Clinical Endocrinology and Metabolism, 54, 254-260.

Kissileff, H.R., Nakashima, R.K., Stunkard, A.J. (1979). Effects of Jejunoileal bypass on meal patterns in genetically obese and lean rats. American Journal of Physiology 237, 217-224.

Kleiber, M. (1947). Body size and metabolic rate. Physiological Reviews, 27, 511-541.

Kleiber, M. (1975). The fire of life. New York: Krieger.

Köhle, K. & Simons, C. (1990). Anorexia nervosa. In T. von Uexküll (Hrsg.), Psychosomatische Medizin (S. 582-613). (4. neubearb. Aufl.). München: Urban & Schwarzenberg.

Koehler, K. & Saß, H. (1984). Diagnostisches und Statistisches Manual psychischer Störungen. DSM III. Weinheim: Beltz.

Köpp, W. (1989). Zum psychotherapeutischen Verständnis der Adipositas. Klinikarzt 18(6), 292-300.

Krotkiewski, M., Sjöström L., Björntorp, P., Carlgren, G., Garellick, G. & Smith, U. (1977). Adipose tissue cellularity in relation to prognosis for weight reduction. International Journal of Obesity, 1, 395-416.

Laessle, R.G. (1989). Affektive Störungen und bulimische Syndrome. In M.M. Fichter (Hrsg.), Bulimia nervosa. Grundlagen und Behandlung (S. 87-98). Stuttgart: Enke Verlag.

Laessle, R.G. (1990). Eßstörungen. In H. Reinecker (Hrsg.), Lehrbuch der Klinischen Psychologie. Modelle psychischer Störungen (S. 222-250). Göttingen: Hogrefe.

Laessle, R.G., Kittl, S., Fichter, M.M., Wittchen, H.U. & Pirke, K.M. (1987). Major affective disorder in anorexia nervosa and bulimia. British Journal of Psychiatry, 151, 785-789.

Laessle, R.G., Kittl, S., Fichter, M.M. & Pirke, K.M. (1988). Cognitive correlates of depression in patients with eating disorders. International Journal of Eating Disorders, 7, 681-686.

Laessle, R.G., Tuschl, R.J., Kotthaus, B.C. & Pirke, K.M. (1989a). Behavioral and biological correlates of dietary restraint in normal life. Appetite, 12, 83-94.

Laessle, R.G., Waadt, S. & Pirke, K.M. (1988). A structured behaviorally oriented group treatment for bulimia nervosa. Psychotherapy and Psychosomatics, 48, 141-145.

Lapidus, L., Bengtsson, C., Larsson, B., Pennert, K., Rybo, E. & Sjöström, L. (1894). Distributions of adipose tissue and risk of cardiovascular disease and death: a 12 year follow up of participants in the population study of women in Gothenburg, Sweden. British Medical Journal, 289, 1257-1261.

Larsson, B., Svärdsudd, K., Welin, L., Wilhelmsen, L., Björntorp, P. & Tibblin, G. (1984). Abdominal adipose tissue distribution, obesity, and risk of cardiovascular disease and death: 13 year follow up of participants in the study of men born in 1913. British Medical Journal, 288, 1401-1404.

Leibowitz, S.F. & Shor-Posner, G. (1986). Hypothalamic monoamine systems for control of food intake: Analysis of meal patterns and macronutrient selection. In M.O. Carruba & J.E. Blundell (eds.), Psychopharmacology of eatind disorders: Theoretical and clinical developments (pp. 29-49). New York: Raven.

Leitzmann, C. (1979). Ernährungsgewohnheiten von Oecotrophologiestudenten. Ernährungsumschau 26, 181-185.

LeMagnen, J. (1960). Effects d'une pluralité de stimuli alimentaires sur le determinime quantitatif de l'ingestion chez le rat blanc. Archives des Sciences Physiologiques, 14, 411-419.

LeMagnen, J. (1976). Interactions of glucostatic and lipostatic mechanisms in the regulatory control of feeding. In: D. Novin, W. Wyrwicka & G. Bray (eds.), Hunger – Basic mechanisms and clinical intervention. New York: Raven.

Lerman, R.H. & Cave, D.R. (1989). Medical and surgical management of obesity. Advances of Internal Medicine, 34, 127-164.

Leon, G.R. & Finn, S. (1984). Sex-role stereotypes and the development of eating disorders. In C. Spatz-Widomn (Ed.), Sex roles and psychopathology (pp. 317-338). New York: Plenum Press.

Leon, G.R. & Roth, L. (1977). Obesity: psychological causes, correlations, and speculations. Psychological Bulletin, 84, 117-139.

Lew, E.A. & Garfinkel, L. (1979). Variations in mortality by weight among 750,000 men and women. Journal of Chronic Diseases, 32, 563-576.

Lowe, M.R. & Kleifield, E.I. (1988). Cognitive restraint, weight suppression, and the regulation of eating. Appetite, 10, 159-168.

Lowe, M.R. & Maycock, B. (1988). Restraint, disinhibition, hunger and negative affect eating. Addictive Behaviors, 13, 369-377.

Loro, A.J. & Orleans, C.S. (1981). Binge eating in obesity: preliminary findings and guidelines for behavioral analysis and treatment. Addictive Behaviors, 6, 155-166.

Lüdtke, A. (1985). Essens-"Genuß" und Politik, 1919-1940. In: G. Hufnagel, A. Lüdtke et al. (Hrsg.), Hunger, Ernährung und Politik. Sozialwissenschaftliche Informationen für Unterricht und Studium 14, 2, Siegen.

Marcus, M., Wing, R.R. & Lamparski, D.M. (1985). Binge eating and dietary restraint in obese patients. Addictive Behaviors, 10, 163-168.

Marston, A.R., Criss, J. (1984). Maintainance of successful weight loss: Incidence and prediction. International Journal of Obesity 8, 435-39.

Maus, N., Pudel, V. (1989). Ernährung und Psyche. AID-Verbraucherdienst 24, 69-75.

Mayer, J. (1953). Glucostatic mechanism of regulation of food intake. New England Journal of Medicine, 249, 13-24.

McCluskey, S. (1990). Dietary restraint – a useful concept? Appetite, 14, 129-130.

Medico-Actuarial Motality Investigation. Volume 1 (1912). New York: Association of Life Insurance Medical Directors and the Actuarial Society of America [zit. nach Keys, 1980].

Medick, H. (1985). "Hungerkrisen" in der historischen Forschung. Beispiele aus Mitteleuropa vom 17. - 19. Jahrhundert. In: G. Hufnagel, A. Lüdtke et al. (Hrsg.), Hunger, Ernährung und Politik. Sozialwissenschaftliche Informationen für Unterricht und Studium 14, 2, Siegen.

Meermann, R. & Vandereycken, W. (1987). Therapie der Magersucht und Bulimia nervosa. Berlin: Walter de Gruyter.

Metropolitan Life Insurance Company (1959, Nov.-Dec.). New weight standards for men and women. Metropolitan Life Insurance Company Statistical Bulletin, 40, 1-5.
Minuchin, S., Rosman, B. & Baker, L. (1978). Psychosomatic families: Anorexia nervosa in context. Cambridge (Mass.): Harvard University Press.
Mitchell, J.E., Hatsukami, D., Pyle, R.L. & Eckert, E.D. (1986). The bulimia syndrome. Course of the illness and associated problems. Comprehensive Psychiatry, 27, 165-170.
Mitchell, J.E. & Pomeroy, C. (1989). Medizinische Komplikationen der Bulimia nervosa. In M.M. Fichter (Hrsg.), Bulimia nervosa. Grundlagen und Behandlung (S. 51-61). Stuttgart: Enke Verlag.

National Institutes of Health. Consensus Development Conference Statement. (1985). Health implications of obesity. Annals of Internal Medicine, 103, 1073-1077.
National Research Council (1989). Recommended Dietary Allowances: 10th Edition. National Adademic Press: Washington, D.C.
Nationale Verzehrsstudie 1991 – Ergebnisse der Basisauswertung. (1991). Schriftenreihe zum Programm der Bundesregierung, Forschung und Entwicklung im Dienste der Gesundheit. Band 18, Bonn.
Newmark, S.R., Williamson, B. (1983a). Survey of very-low-calorie weight reduction diets: I. Novelty diets. Archives of Internal Medicine 143, 1195-98.
Newmark, S.R., Williamson, B. (1983b). Survey of very-low-calorie weight reduction diets: II. Total fasting, protein-sparing modified fasts, chemically defined diets. Archives of Internal Medicine 143:1423-1427.
Nicholas, P. & Dwyer, J. (1986). Diets for weight reduction: Nutritional considerations. In K.D. Brownell & J.P. Foreyt (eds.), Handbook of eating disorders (Pp. 122-144). New York: Basic Books.
Nisbett, R.E. (1972). Hunger, obesity, and the ventromedial hypothalamus. Psychological Review, 79, 433-453.
Nisbett, R.E., Gurwitz, S.B. (1970). Weight, sex and eating behavior of human newborns. Journal of Comparative and Physiological Psychology, 73, 245-253.

Oberbeil, K. (1991). Der Diät-Test. Ein Wegweiser durch den Dschungel der Schlankmacher. Münster: Stedtfeld Verlag.
Oberwittler, W., Schulte, H., Papavassiliou, K. (1974). Vergleich verschiedener Indices zur Beurteilung des relativen Körpergewichtes. Medizinische Welt, 25, 1269-1271.
Ökotest: Ratgeber Diät (1989). Reinbek b. Hamburg: Rowohlt Taschenbuch.
Oetting, M. (1977). Die Regulation menschlicher Nahrungsaufnahme unter intern-externer Reizdiskrepanz. Unveröff. Diss., Georg-August-Universität, Göttingen.
Ohlsson, L.-O., Larsson, B., Svärdsudd, K., Welin, L., Eriksson, H., Björntorp, P. & Tibblin, G. (1985). The influence of body fat distribution on the incidence of diabetes mellitus. 13.5 years of follow-up of the participants in the study of men born in 1913. Diabetes, 34, 1055-1058.
Orbach, S. (1978). Fat is a feminist issue. London: Paddington Press.

Palmer, R.L. (1987). Bulimia: The nature of the syndrome, its epidemiology and its treatment. In R.A. Boakes, D.A. Poplewell & M.J. Burton (Eds.), Eating habits (Pp. 1-24). Chichester: Wiley.
Paul, O., Lepper, M.H., Phelan, W.H. et al. (1963). A longitudinal study of coronary heart disease. Circulation, 28, 20-31.
Paul, T., Becker, D., Pudel, V., Kroschel, M. (1984). Zephalische Insulinsekretion bei Anblick und Geruch von Speisen bei normalgewichtigen Probanden. Verhandlungen der Deutschen Gesellschaft für Innere Medizin, 90 1242-1245.
Paul, T., Brand-Jacobi, J. & Pudel, V. (1984b). Bulimia nervosa. Ergebnisse einer Untersuchung an 500 Patientinnen. Münchner Medizinische Wochenschrift, 126, 614-618.
Paul, T. & Jacobi, C. (1986). Ein ambulantes verhaltenstherapeutisches Gruppenprogramm bei Bulimia nervosa. Psychotherapie und medizinische Psychologie, 36, 232-239.
Paul, T. & Pudel, V. (1985). Bulimia nervosa: Suchtartiges Eßverhalten als Folge von Diätabusus. Ernährungsumschau, 32, 74-79.
Perri, M.G., McAdoo, W.G., McAllister, D.A. (1987). Effects of peer support and therapist contact on long-term weight loss. Journal of Consulting and Clinical Psychology 55, 615-617.

Perri, M.G., Shapiro, R.M., Ludwig, W.W. (1984). Maintainance strategies for the treatment of obesity. Journal of Consulting and Clinical Psychology 52, 404-413.
Pirke, K.M. (1989). Menstruationszyklus und neuroendokrine Störungen der Gonadenachse bei Bulimia. In M.M. Fichter (Hrsg.), Bulimia nervosa. Grundlagen und Behandlung (S. 219-228). Stuttgart: Enke Verlag.
Pirke, K.M., Pahl, J., Schweiger, U. & Warnhoff, M. (1985). Metabolic and endocrine indices of starvation in bulimia: a comparison with anorexia nervosa. Psychiatry Research, 15, 33-39.
Pirke, K.M. & Ploog, D. (1986). The psychobiology of anorexia nervosa. In R.J. Wurtman & J.J. Wurtman (eds.), Nutrition and the brain. New York: Raven.
Pliner, P. (1982). The effects of mere exposure on liking for edible substances. Appetite 3, 282-290.
Polivy, J. (1976). Perceptions of calories and regulation of intake in restrained and unrestrained subjects. Addictive Behavior, 1, 237-243.
Polivy, J. & Herman, C.P. (1983). Breaking the diet habit. New York: Basic Books.
Polivy, J. & Herman, C.P. (1989). Dietary restraint and binge eating: Response to Charnock. British Journal of Clinical Psychology, 28, 341-343.
Pope, H.G., Hudson, J.L., Yurgelun-Todd, D. & Hudson, M.S. (1984). Prevalence of anorexia nervosa and bulimia in the student populations. International Journal of Eating Disorders, 3, 45-51.
Pudel, V. (1982). Zur Psychogenese und Therapie der Adipositas. Untersuchungen zum menschlichen Appetitverhalten (2. Aufl.). Berlin: Springer.
Pudel, V. (1985a). Essen: Wenn das Selbstverständlichste zum Problem wird. In: Die Körper, die wir sind. Psychologie heute, Sonderband, 78-85.
Pudel, V. (1985b). Eßverhalten. In H.D. Basler & I. Florin (Hrsg.), Klinische Psychologie und körperliche Krankheit. (S. 63-79). Stuttgart: Kohlhammer.
Pudel, V. (1986). Psychologie der Ernährung. Monatsschrift für Kinderheilkunde 134, 393-396.
Pudel, V. (1989). Heranwachsende im Problemfeld sich ändernder Ernährungsgewohnheiten. Sozialpädiatrie in Praxis und Klinik, 11, 633-643
Pudel, V. (1991). Praxis der Ernährungsberatung. Springer: Berlin, Heidelberg, New York
Pudel, V., Metzdorff, M. & Oetting, M. (1975). Zur Persönlichkeit Adipöser in psychologischen Tests unter Berücksichtigung latent Fettsüchtiger. Zeitschrift für Psychosomatische Medizin und Psychoanalyse, 21, 345-361.
Pudel, V. & Westenhöfer, J. (1989a). Beeinflussung des Eßverhaltens im Hinblick auf Prävention der Adipositas. Aktuelle Ernährungsmedizin, 14, 125-130.
Pudel, V. & Westenhöfer, J. (1989b). Fragebogen zum Eßverhalten: Handanweisung. Göttingen: Hogrefe.
Pudel, V. & Westenhöfer, J. (1989c). Vier-Jahreszeiten-Kur. Eine rechnergestützte Strategie zur Beeinflussung des Ernährungsverhaltens und zur Gewichtsreduktion. Forschungsbericht zur Entwicklung und Evaluation. Göttingen: Ernährungspsychologische Forschungsstelle der Universität.
Pudel, V., Schlaf, G. (1991). Die Vier-Jahreszeiten-Kur, eine Evaluation. Bericht für den AOK-Bundesverband, Bonn
Pyle, R.L., Mitchell., J.E. & Eckert, E.D. (1981). Bulimia: A report of 34 cases. Journal of Clinical Psychiatry, 42, 60-64.
Pyle, R.L., Halvorson, P.A., Neuman, P.A. & Mitchell, J.E. (1986). The increasing prevalence of bulimia in freshman college students. International Journal of Eating Disorders, 5, 631-647.

Rabkin, S.W., Mathewson, F.A.L. & Hsu, P.-H. (1977). Relation of body weight to development of ischemic heart disease in a cohort of young north american men after a 26 year observation period: The Manitoba study. American Journal of Cardiology, 39, 452-458.
Reinberg, K. & Baumann, U. (1986). Gewichtskontrolle und Gewichtsregulation: Eine empirische Studie über die Häufigkeit einzelner Methoden. Psychotherapie, Psychosomatik, Medizinische Psychologie, 36, 392-398.
Reschke, K. (1990). Gestaltung gesundheitsrelevanter Informationen. In: R. Schwarzer (Hrsg.), Gesundheitspsychologie. Hogrefe: Göttingen, Toronto, Zürich.
Rhoads, G.G. & Kagan, A. (1983). The relation of coronary disease, stroke, and mortality to weight in youth and in middle age. Lancet, 1, 492-495.

Robertson T.L., Kato, H., Gordon, T., Kagan, A. Rhoads, G.G., Land, C.E., Worth, R.M., Belsky, J.L., Dock, D.S., Miyanishi, M., Kawamoto, S. (1977). Epidemiologic studies of coronary heart disease and stroke in japanese men living in Japan, Hawai and California. American Journal of Cardiology, 39, 244-249.

Rogers, P.R., Blundell, J.E. (1989). Separating the actions of sweetness and calories: effects of saccharin on hunger and food intake in human subjects. Physiology and Behavior, 45, 1093-1099.

Rogers, P.J., Pleming, H.C., Blundell, J.E. (1990). Aspartame ingested without tasting inhibits hunger and food intake. Physiology and Behavior, 47, 1239-1243.

Rosen, J.C. & Leitenberg, H. (1985). Exposure plus response prevention treatment of bulimia. In D.M. Garner & P.E. Garfinkel (Eds.), Handbook of Psychotherapy for Anorexia nervosa and Bulimia (Pp. 193-209). New York: Guilford Press.

Rosen, J.C. & Leitenberg, H. (1988). The anxiety model of bulimia nervosa and treatment with exposure plus response prevention. In K.M. Prike, W. Vandereycken & D. Ploog (eds.), The Psychobiology of Bulimia Nervosa (Pp. 146-151). Berlin: Springer.

Rossiter, E.M., Wilson, G.T. & Goldstein, L. (1989). Bulimia nervosa and dietary restraint. Behaviour Research and Therapy, 27, 465-468.

Rothwell, N.J. & Stock, M.J. (1979). A role for brown adipose tissue in diet-induced thermogenesis. Nature, 281, 31-35.

Rozin, P. (1976). The selection of foods by rats, humans und other animals, pp 21-76. In: Rosenblatt J, Hinde RA, Beer C, Shaw (eds). Advances in the study of behavior. Acad Press: New York

Ruderman, A.J. (1985). Restraint, obesity, and bulimia. Behavior Research and Therapy, 23, 151-156.

Ruderman, A.J. (1986). Dietary restraint: A theoretical and empirical review. Psychological Bulletin, 99, 247-262.

Ruderman, A.J. & Christensen, H.C. (1983). Restraint theory and its applicability to overweight individuals. Journal of Abnormal Psychology, 92, 210-215.

Russell, G. (1979). Bulimia nervosa: an ominous variant of anorexia nervosa. Psychological Medicine, 9, 429-448.

Russell, G. (1989). Diagnostik und klinische Meßverfahren bei Bulimia nervosa. In M.M. Fichter (Hrsg.), Bulimia nervosa. Grundlagen und Behandlung (S. 12-29). Stuttgart: Enke Verlag.

Russell, G.F.M., Szmukler, G.I., Dare, C. & Eisler, I. (1987). An evaluation of family therapy in anorexia nervosa and bulimia. Archives of General Psychiatry, 44, 1047-1056.

Saltzstein, E.C., Gutmann, M.C. (1980). Gastric bypass for morbid obesity. Archives of Surgery 115, 21-28.

Schachter, S. (1968). Obesity and Eating. Science, 161, 751-756.

Schachter, S. (1971). Some extraordinary facts about obese humans and rats. American Psychologist, 26, 129-144.

Schmidt, H.J., Beauchamp, G.K. (1990). Biological determinants of food preferences in humans. In: G.H. Anderson (ed). Diet and Behavior: Multidisciplinary Approaches. Springer: London, Berlin, Heidelberg, New York.

Schmidt., L.R. (1984). Klinische Klassifikation: Systeme und Probleme. In L.R. Schmidt (Hrsg.), Lehrbuch der Klinischen Psychologie (2. neu bearb. u. erw. Aufl.). Stuttgart: Enke.

Schoeller, D.A., Ravussin, E., Schutz, Y., Acheson, K.J., Baertschi, R. & Jequier, E. (1986). Energy expenditure by doubly labeled water: validation in humans and proposed calculation. American Journal of Physiology, 250, R823-830.

Schwarzer, R. (1990). Gesundheitspsychologie: Einführung in das Thema. In: R. Schwarzer (Hrsg.), Gesundheitspsychologie. Hogrefe: Göttingen, Toronto, Zürich.

Sclafani, A., Koopmans, H.S., Vasselli, J.R. (1978). Effects of intestinal bypass surgery on appetite, food intake and body weight in obese and lean rats. American Journal of Physiology 234, 389-398.

Seligman, M.E.P. (1975). Learned helplessness. San Francisco: Freeman.

Selvini-Palazzoli, M. (1982). Magersucht: Von der Behandlung einzelner zur Familientherapie. Stuttgart: Klett-Cotta.

Seidenschwanz, A., Zeller, D. (1983). Wissen und Einstellungen zum Thema “Ernährung” bei Kindern im Grundschulalter. Psychologische Diplom-Arbeit, Göttingen

Shrager, E.E., Wadden, T.A., Miller, D., Stunkard, A.J. & Stellar, E. (1983). Compensatory intra-meal responses of obese women to reduction in the size of food units. Society of Neuroscience, Abstracts, 201, Abstract No. 62.8.

Sichert, W., Oltersdorf, U., Winzen, U. & Leitzmann, C. (1984). Ernährungs-Erhebungs-Methoden. Methoden zur Charakterisierung der Nahrungsaufnahme des Menschen. Schriftenreihe der Arbeitsgemeinschaft Ernährungsverhalten, Band 4. Beiheft der Zeitschrift Ernährungsumschau, Jg. 31. Frankfurt: Umschau Verlag Breidenstein.

Silverstone, T. (ed).(1975). Appetite and Food Intake. Report of the Dahlem Workshop on Appetite and Food Intake, Berlin: Abakon

Sims, E.A.H. (1976). Experimental obesity, dietary-induced thermogenesis, and their clinical implications. Clinics in Endocrinology and Metabolism, 5, 377-395.

Sims, E.A.H., Danforth, E. Jr., Horton, E.S., Bray, G.A., Glennon, J.A. & Salans, L.B. (1973). Endocrine and metabolic effects of experimental obesity in man. Recent Progress in Hormon Research, 29, 457-496.

Sims, E.A.H., Goldman, R.F., Gluck, C.M., Horton, E.S., Kelleher, P.C. & Rowe, D.W. (1968). Experimental obesity in man. Transactions of the Association of American Physicians, 81, 153-170.

Sjoberg, L. & Persson, L. (1979). A study of attempts by obese persons to regulate eating. Addictive Behavior 4, 349-59.

Sjöström, K., Kvist, H., Cederblad, A. & Tylen, U. (1986). Determination of total adipose tissue and body fat in women by computed tomography, 40K, and tritium. American Journal of Physiology, 250, E736-E745.

Society of Actuaries. (1960). Build and blood pressure study, 1959. Chicago: Society of Actuaries [zit. nach Bray, 1986].

Society of Actuaries and Association of Life Insurance Medical Directors of America. (1979). Build study, 1979. Chicago: Society of Actuaries [zit. nach Bray, 1986].

Spencer, J.A. & Fremouw, W.J. (1979). Binge eating as a function of restraint and weight classification. Journal of Abnormal Psychology, 88, 262-267.

Spiegel, T.A. (1983). Caloric regulation of food intake in man. Journal of Comparative and Physiological Psychology, 84, 24-37.

Spitzer, L. & Rodin, J. (1981). Human eating behavior: a critical review of studies in normal weight and overweight individuals. Appetite, 2, 293-329.

Steiner, J.E. (1979). Human facial expressions in response to taste and smell stimulation. Advances of Child Development and Behavior, 13, 257-295.

Striegel-Moore, R. & Rodin, J. (1986). The influence of psychological variables in obesity. In K.D. Brownell & J.P. Foreyt (Eds.), Handbook of Eating Disorders (Pp. 99-121). New York: Basic Books.

Stuart, R.B. (1967). Behavioral control of overeating. Behavior research and Therapy, 5, 357-365.

Stunkard, A.J. (1959). Eating patterns and obesity. Psychiatric Quarterly, 33, 284-292.

Stunkard, A.J. (1975a). Presidential adress – 1974: From explanation to action in Psychosomatic Medicine: The case of obesity. Psychosomatic Medicine, 37, 195-236.

Stunkard, A.J. (1975b). Satiety is a conditioned reflex. Psychosomatic Medicine, 37, 383-387.

Stunkard, A.J. (1982). Obesity. In A.S. Bellack, M. Hersen & A.E. Kazdin (Eds.), International handbook of behavior modification and therapy (pp. 535-573). New York: Plenum Press.

Stunkard, A.J. (1986). Regulation of body weight and its implications for the treatment of obesity. In M.O. Carruba & J.E. Blundell (Eds.), Pharmacology of eating disorders. Theoretical and clinical developments (pp. 101-116). New York: Raven Press.

Stunkard, A.J. (1988). The Salmon Lecture – Some Perspectives on Human Obesity: Treatment. Bulletin of the New York Academy of Medicine 64/8, 924-40.

Stunkard, A.J. & Messick, S. (1985). The three-factor eating questionnaire to measure dietary restraint, disinhibition and hunger. Journal of Psychosomatic Research, 29, 71-83.

Stunkard, A.J., Stinnett, J.L. & Smollerm J.W. (1986). Psychological and social aspects of the surgical treatment of obesity. American Journal of Psychiatry 143, 417-429.

Stunkard, A.J., Sörensen, T.I.A., Hanis, C., Teasdale, T.W., Chakraborty, R., Schull, W.J. & Schulsinger, F. (1986b). An adoption study of human obesity. New England Journal of Medicine, 314, 193-198.

Stunkard, A.J. & Pudel, V. (1989). Adipositas. In: Uexküll Th. v. (Hrsg.), Psychosomatische Medizin. 4.Auflage, Urban & Schwarzenberg: München.

Stunkard, A.J., Harris, J.R., Pedersen, N.L. & McClearn, G.E. (1990). The body-mass index of twins who have been reared apart. New England Journal of Medicine, 322, 1483-1487.

Teuteberg, H.J. & Wiegelmann, G. (1972). Der Wandel der Nahrungsgewohnheiten unter dem Einfluß der Industrialisierung. Vandenhoeck & Ruprecht: Göttingen

Tuschl, R.J. (1990a). From dietary restraint to binge eating: Some theoretical considerations. Appetite, 14, 105-109.

Tuschl, R.J. (1990b). Response to commentaries. Appetite, 14, 142-143.

Tuschl, R.J., Laessle, R.G., Kotthaus, B. & Pirke, K.M. (1988). Vom Schlankheitsideal zur Bulimie: Ursachen und Folgen willkürlicher Einschränkungen der Nahrungsaufnahme bei jungen Frauen. Verhaltensmodifikation und Verhaltensmedizin, 9, 195-216.

Tuschl, R.J., Laessle, R.G., Platte, P. & Pirke, K.M. (1990a). Differences in food-choice frequencies between restrained and unrestrained eaters. Appetite, 14, 9-13.

Tuschl, R.J., Platte, P., Laessle, R.G., Stichler, W. & Pirke, K.M. (1990b). Energy expenditure and everyday eating behavior in healthy young women. American Journal of Clinical Nutrition, 52, 81-86.

U.S. Department of Health and Human Services (1988). The Surgeon General's Report on Nutrition and Health. DHHS (PHS) Publication No. 88-50210. U.S. Government Printing Office: Washinton DC

Vague, J. (1947). La differenciation sexuelle. Facteur déterminant des formes de l'obésité. Presse med., 55, 339-340

Vague, J. (1950). The degree of masculine differenciation of obesities. A factor determining predisposition to diabetes, artherosclerosis, gout, and uric calculous disease. American Journal of Clinical Nutrition, 4, 20-34

Vandereycken, W. & Meermann, R. (1984). Anorexia nervosa. A clinicians's guide to treatment. Berlin, New York: De Gruyter.

Vandereycken, W. & Pierloot, R. (1983). The significance of subclassification in anorexia nervosa: a comparative study of clinical features in 141 patients. Psychological Medicine, 13, 543-549.

van Itallie, T.B. (1984). The enduring storage capacity for fat: Implications for treatment of obesity. In A.J. Stunkard & E. Stellar (Eds.), Eating and its disorders (pp. 109-119). New York: Raven Press.

van Itallie, T.B. & Vanderweele, D.A (1981). The phenomena of satiety. In P. Björntorp et al. (eds.), Recent advances in obesity research III (pp. 278-289). London: Libbey.

van Strien, T., Frijters, J.E.R., Bergers, G.P.A. & Defares, P.B. (1986a). The Dutch Eating Behavior Questionnaire (DEBQ) for assessment of restrained, emotional and external eating behavior. International Journal of Eating Disorders, 5, 295-315.

van Strien, T., Frijters, J.E.R., van Staveren, W.A., Defares, P.B. & Deurenberg, P. (1986b). The predictive validity of the dutch restrained eating scale. International Journal of Eating Disorders, 5, 747-755.

Vorderbrügge, D. & Groth, A. (1981). Anorexia nervosa als frauenspezifische Störung: Diskussion feministischer Erklärungs- und Therapieansätze. In R. Meermann (Hrsg.), Anorexia Nervosa (S. 179-190). Stuttgart: Enke Verlag.

Wadden, T.A., Stunkard, A.J. & Brownell, K.D. (1983). Very low calorie diets: Their efficacy, safety, and future. Annals of Internal Medicine 99, 675-84.

Wadden, T.A. & Stunkard, A.J. (1986). Controlled trial of very low calorie diet, behavior therapy, and their combination in the treatment of obesity. Journal of Consulting and Clinical Psychology 54, 482-88.

Wallis, H. (1975). Psychosomatische Behandlungskonzepte der Adipositas im Kindesalter. Monatsschrift für Kinderheilkunde 123, 264-272.

Walsh, B.T., Roose, S.P., Glassman, A.H., Gladis, M.A. & Sadik, C. (1985). Depression and bulimia. Psychosomatic Medicine, 47, 123-131.

Wardle, J. (1980). Dietary restraint and binge eating. Behavioural Analysis and Modification, 4, 201-209.

Wardle, J. (1987). Compulsive eating and dietary restraint. British Journal of Clinical Psychology, 26, 47-55.

Wardle, J. (1990). Overeating: A regulatory behaviour in restrained eaters. Appetite, 14, 133-136.

Wardle, J. & Beales, S. (1986). Restraint, body image and food attitudes in children from 12 to 18 years. Appetite, 7, 209-217.

Wardle, J. & Beales, S. (1987). Restraint and food intake: an experimental study of the eating patterns in the laboratory and in normal life. Behavior Research and Therapy, 25, 179-185.

Wardle, J. & Beinart, H. (1981). Binge eating: A theoretical review. British Journal of Clinical Psychology, 20, 97-109.

Weissenburger, J., Rush, A.J., Giles, D.E. & Stunkard, A.J. (1986). Weight change in depression. Psychiatry Research, 17, 275-283.

Weisz, G. & Bucher, B. (1980). Involving husbands in the treatment of obesity: Effects on weight loss, depression, and marital satisfaction. Behavior Therapy 11, 643-50.

Westenhöfer, J. (1990). Frische verkaufen: Was ist Frische? Lebensmittel-Zeitung-Journal, 33, 17.08.1990, S. J12

Westenhöfer, J. (1991a). Dietary restraint and disinhibition: Is restraint a homogeneous construct? Appetite, 16, 45-55.

Westenhöfer, J. (1991b). Gezügeltes Essen und Störbarkeit des Eßverhaltens. Göttingen: Hogrefe.

Westenhöfer, J. & Pudel, V. (1989). Verhaltensmedizinische Überlegungen zur Entstehung und Behandlung von Eßstörungen. In R. Wahl & M. Hautzinger (Hrgs.), Verhaltensmedizin. Konzepte, Anwendungsgebiete, Perspektiven. (S. 149-162). Köln: Deutscher Ärzte-Verlag.

Westenhöfer, J. & Pudel, V. (1990a). Einstellungen der deutschen Bevölkerung zum Essen. Ernährungsumschau, 37, 311-316.

Westenhöfer, J. & Pudel, V. (1990b). Gesellschaftliche Aspekte von Eßstörungen. Praxis der klinischen Verhaltensmedizin und Rehabilitation, 3, 151-159.

Westenhöfer, J., Pudel, V. & Maus, N. (1990). Some restrictions on dietary restraint. Appetite, 14, 137-141.

Westenhöfer, J., Pudel, V., Maus, N. & Schlaf, G. (1987). Das kollektive Diätverhalten deutscher Frauen als Risikofaktor für Eßstörungen. Aktuelle Ernährungsmedizin, 32, 74-79.

Westerterp, K.R., Nicolson, N.A., Boots, J.M.J., Mordant, A. & Westerterp, M.S. (1988). Obesity, restrained eating and the cumulative intake curve. Appetite, 11, 119-128.

Wittchen, H.-U., Saß, H., Zaudig, M. & Koehler, K. (1989). Diagnostisches und statistisches Manual psychischer Störungen DSM-III-R. Weinheim: Beltz.

Wolfram, G. (1990). Fettsucht: Neubewertung des Risikos. Abhängigkeit vom relativen Körpergewicht, Lebensalter und Fettgewebsverteilung. Ernährungs-Umschau, 37, 347-354.

Woody, E.Z., Costanzo, P.R., Liefer, H. & Conger, J. (1981). The effects of task and caloric perceptions on the eating behavior of restrained and unrestrained subjects. Cognitive Therapy and Research, 5, 381-390.

Wooley, O.W. (1971). Long-term food regulation in obese and nonobese. Psychosomatic Medicine, 33, 436-437.

Ziegler, E.E. (1984). Die Bedeutung der Saccharose für die Ernährung des Kindes. Symposium 19.10.1983, München. Nestlé Wissenschaftlicher Dienst, München.